すべての臨床医が
知っておきたい

リウマチ・膠原病の診かた

これならわかる！
主要徴候から導く鑑別診断のポイント

橋本　求，神野定男

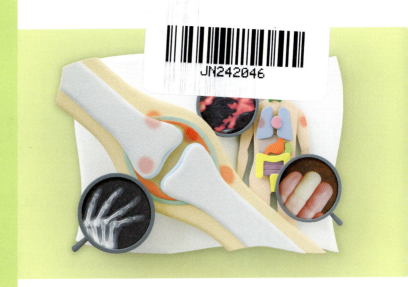

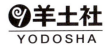
羊土社
YODOSHA

謹告 ───

　本書に記載されている診断法・治療法に関しては，発行時点における最新の情報に基づき，正確を期するよう，著者ならびに出版社はそれぞれ最善の努力を払っております．しかし，医学，医療の進歩により，記載された内容が正確かつ完全ではなくなる場合もございます．

　したがって，実際の診断法・治療法で，熟知していない，あるいは汎用されていない新薬をはじめとする医薬品の使用，検査の実施および判読にあたっては，まず医薬品添付文書や機器および試薬の説明書で確認され，また診療技術に関しては十分考慮されたうえで，常に細心の注意を払われるようお願いいたします．

　本書記載の診断法・治療法・医薬品・検査法・疾患への適応などが，その後の医学研究ならびに医療の進歩により本書発行後に変更された場合，その診断法・治療法・医薬品・検査法・疾患への適応などによる不測の事故に対して，著者ならびに出版社はその責を負いかねますのでご了承ください．

❖ **本書関連情報のメール通知サービスをご利用ください**

メール通知サービスにご登録いただいた方には，本書に関する下記情報をメールにてお知らせいたしますので，ご登録ください．
- 本書発行後の更新情報や修正情報（正誤表情報）
- 本書の改訂情報
- 本書に関連した書籍やコンテンツ，セミナーなどに関する情報

※ご登録の際は，羊土社会員のログイン／新規登録が必要です

はじめに

　リウマチ膠原病の症状は非常に多岐にわたります．そのため，多くの臨床医の先生方や医学生さんたちは，「膠原病って何だか難しそう...」とのイメージをおもちかもしれません．でも，リウマチ膠原病を専門とする医師にとっては，少し印象が異なります．リウマチ膠原病学は，一定のパターンさえ身につけてしまえば，そこからすらすらと診断を導くことができ，勉強すればするほど世界が広がっていくのです．そのうちにあなたもきっとこう思うようになるでしょう．「こんなにおもしろい学問はない！」と．

　リウマチ膠原病の専門医は決して，個々の疾患の診断基準を読み上げて，これが当てはまる，当てはまらない，と判断しているわけではありません．「主要徴候」からスタートし，そこからいくつかの疾患に共通するパターンをもとに，自分なりの鑑別診断の系統樹をつくり上げ，診断を絞り込んでいるのです．例えば「関節の腫れ」ひとつをとり上げたとしても，その腫れ方は疾患群により微妙に異なっています．それを意識して観察をくり返すことにより，主要徴候からいわば反射的に鑑別診断をあげられるようになるのです．本書は，そんなリウマチ専門医の頭のなかを，1冊の本にまとめたものです．

　この「主要徴候からアプローチする」という考え方は，本邦でも総合診療はじめあらゆる分野の診断学で行われていることではありますが，とりわけ，欧米の内科学のレジデントが徹底的に叩き込まれる考え方です．この考え方を軸とした教科書を作成するために，本書では最適な共著者である神野定男先生とタッグを組むことになりました．神野先生は，米国で10年間にわたりRheumatologyの専門医として診療に携わり，それを実践してこられました．一方，私は，海外で学んだわけではありませんが，三森経世先生をはじめとする本邦の膠原病学の権威の先生方から，リウマチ学を学んできたという自負があります．こうして，日米のリウマチ専門医が火花を散らしあいながらつくったこの本を，ぜひご覧いただければと思います．

　また，本書ではもう1つの特徴として「なぜそうなるのか？」を考えることにも重きをおきました．例えば，皆さんは，医学部の講義で「リウマチは骨を食む，SLEは骨をかすめる」という説明を受けたことがあるもしれません（関節リウマチでは骨破壊をきたすが，SLEの関節炎では骨破壊をきたさないことの例え）．以

前の教科書では，ただそうなっているとの記述にとどまると思いますが，現代のリウマチ膠原病学や免疫学の進歩を踏まえれば，「なぜそうなるのか？」を理論的に説明することが可能になっています．この本を通じて，近年のリウマチ膠原病学の華々しい進歩を，肌で感じていただければと思います．

最後に，本書の作成にあたり，珠玉のような写真をご提供いただきましたすべての先生方に御礼を申し上げます．特に大阪公立大学整形外科の岡野匡志先生と皮膚科の鶴田大輔先生，廣保 翔先生からは，数多くの写真をご提供・ご監修いただきました．当科スタッフや研修医からも幅広く意見をいただくことができ，皆様のおかげで「膠原病学がカラフルで楽しい学問である」ことを伝えられる本になったと思います．

本書を手にとっていただいた先生が，一人でも，リウマチ膠原病学に魅力を感じていただき，この不思議な世界の探検に一緒に加わっていただけるならば，筆者にとってこれ以上の喜びはありません．

2024 年 9 月

大阪公立大学大学院医学研究科 膠原病内科学

橋本　求

執筆協力者

岡野匡志	大阪公立大学大学院医学研究科 高齢者運動器変性疾患制御講座	特任教授
鶴田大輔	大阪公立大学大学院医学研究科 皮膚病態学	教授
廣保　翔	大阪公立大学大学院医学研究科 皮膚病態学	講師
楠原仙太郎	神戸大学大学院医学研究科外科系講座 眼科学分野	講師
山田真介	大阪公立大学大学院医学研究科 膠原病内科学	准教授
渡部　龍	大阪公立大学大学院医学研究科 膠原病内科学	講師
福本一夫	大阪公立大学大学院医学研究科 膠原病内科学	講師
勝島將夫	大阪公立大学大学院医学研究科 膠原病内科学	病院講師
藤澤雄平	大阪公立大学大学院医学研究科 膠原病内科学	病院講師
野口貴志	京都大学大学院医学研究科 整形外科学	助教
石原龍平	大阪公立大学大学院医学研究科 膠原病内科学	大学院生
桑本智弘	大阪公立大学大学院医学研究科 膠原病内科学	後期研修医
富樫　救	大阪公立大学大学院医学研究科 膠原病内科学	後期研修医

すべての臨床医が知っておきたい
リウマチ・膠原病の診かた

これならわかる！
主要徴候から導く鑑別診断のポイント
contents

◆ はじめに …………………………………………………… 3

◆ 略語一覧 …………………………………………………… 8

◆ 関節の名称 ………………………………………………… 12

第1部　「関節炎」を鑑別しよう

1） リウマチ膠原病の疾患概念 ……………………………… 14

2） 関節炎のグループ分類 …………………………………… 20

3） 各関節炎グループの鑑別
　① 関節炎の発症様式 ……………………………………… 26
　② 関節炎の性状 …………………………………………… 33
　③ 関節炎の部位分布 ……………………………………… 42
　④ 関節外症状 ……………………………………………… 50
　⑤ 血液検査（自己抗体，炎症反応など） ……………… 65
　⑥ 画像検査：X線 ………………………………………… 86
　⑦ 画像検査：エコー ……………………………………… 109
　⑧ 画像検査：MRI ………………………………………… 120
　⑨ 関節液検査（細胞数，結晶，培養） ………………… 127

4） 各関節炎の特徴まとめ …………………………………… 130

5） その他の関節炎疾患 ……………………………………… 143

6） 各関節の診察法 ……………………………………………………… 149

7） ケースシリーズ

① 急性の左膝の痛みと腫れ！鑑別診断は？ ……………………… 177

② 急性単関節炎　～emergencyを見逃さない ………………… 180

③ 急性の下肢の痛み　～現病歴が不明瞭な関節痛には要注意！ 183

④ 慢性の左肩の痛み，非典型例にご注意を ……………………… 186

⑤ 高齢発症の多関節炎，まず疑うべきは？ ……………………… 190

⑥ 急性多関節炎，渡航歴含めた病歴聴取を忘れずに …………… 194

⑦ 入院中の高齢者における急性多関節炎 ………………………… 197

⑧ 蜂窩織炎疑い，でも抗菌薬が効いていない？ ………………… 202

⑨ RF陽性だと関節リウマチ？ ……………………………………… 206

⑩ 非対称性の慢性多関節炎といえば？ …………………………… 211

⑪ 高齢者の多関節炎　～全身消耗症状に要注意！ ……………… 214

⑫ 若年発症の慢性関節炎　～炎症性腰背部痛の評価をしよう … 217

⑬ 先行感染症状のある慢性多関節炎，鑑別すべきは？ ………… 221

⑭ 慢性多関節炎，関節外症状に着目しよう ……………………… 224

⑮ RAの悪化じゃなかった？次の一手は ………………………… 227

第2部　よくある主要徴候から鑑別しよう

1） 全身症状

① 発熱・不明熱 ……………………………………………………… 232

2） 皮膚症状

① レイノー現象 ……………………………………………………… 240

② 結節性紅斑 ………………………………………………………… 247

③ 紫斑 ………………………………………………………………… 254

④ 皮膚潰瘍 …………………………………………………………… 262

3） 眼症状

① ぶどう膜炎・強膜炎 ……………………………………………… 268

② 視力・視野障害 …………………………………………………… 279

contents

4）耳鼻咽喉症状
　① 中耳炎・副鼻腔炎 ………………………………………………………… 285

5）口腔症状
　① 口内炎・口腔内潰瘍 ……………………………………………………… 291
　② 唾液腺腫脹 ………………………………………………………………… 297

6）胸部症状
　① 漿膜炎 ……………………………………………………………………… 303
　② 間質性肺炎 ………………………………………………………………… 308
　③ 肺高血圧症 ………………………………………………………………… 318

7）神経・筋症状
　① 手足のしびれ，痛み，脱力 ……………………………………………… 323
　② 筋痛・筋力低下 …………………………………………………………… 329

8）泌尿器症状
　① 腎病変 ……………………………………………………………………… 337

第3部　なぜ分子標的薬の奏効性が重要か？　344

◆ おわりに ………………………………………………………………… 374

◆ 巻末付録：診断基準，分類基準，治療アルゴリズム ……… 376

◆ 索引 ……………………………………………………………………… 409

略語一覧

A

AAION arteritic anterior ischemic optic neuropathy
動脈炎性前部虚血性視神経症

AAV ANCA-associated vasculitis
ANCA関連血管炎

ACE阻害薬 angiotensin converting enzyme inhibitor　アンジオテンシン変換酵素阻害薬

ACPA anti-cyclic citrullinated peptide antibody
抗環状シトルリン化ペプチド抗体

ACR American college of rheumatology
米国リウマチ学会

ADA adenosine deaminase
アデノシンデアミナーゼ

ADI atlanto-dental interval
環椎歯突起間距離

ADL actives of daily living　日常生活動作

ADM amyopathic dermatomyositis
筋無症候性皮膚筋炎

AION anterior ischemic optic neuropathy
前部虚血性視神経症

ANA antinuclear antibody　抗核抗体

ANCA anti-neutrophil cytoplasmic antibody
抗好中球細胞質抗体

AOSD adult onset Still's disease
成人スチル病

ARS aminoacyl tRNA synthetase
アミノアシル tRNA 合成酵素

AS ankylosing spondylitis
強直性脊椎炎

ASAS assessment of spondyloarthritis international society
国際脊椎関節炎評価学会

ASO anti-streptolysin O antibody
抗ストレプトリジン-O抗体

ASO arteriosclerosis obliterans
閉塞性動脈硬化症

axial SpA axial spondyloarthritis
体軸型脊椎関節炎

AZA azathioprine　アザチオプリン

B

BD Behçet's disease　ベーチェット病

bDMARDs biological disease-modifying antirheumatic drugs
生物学的疾患修飾性抗リウマチ薬

BNP brain natriuretic peptide
脳性ナトリウム利尿ペプチド

BUC bucillamine　ブシラミン

C

CADM clinically amyopathic dermatomyositis
臨床的筋無症候性皮膚筋炎

CAPS cryopyrin-associated periodic syndrome
クリオピリン関連周期熱症候群

CCP cyclic citrullinated peptide
環状シトルリン化ペプチド

CHP chronic hypersensitivity pneumonitis
慢性過敏性肺炎

CIDP chronic inflammatory demyelinating polyneuropathy
慢性炎症性脱髄性多発ニューロパチー

CK (CPK) creatine kinase (creatine phosphokinase)
クレアチンキナーゼ（クレアチンホスホキナーゼ）

CMC関節 carpometacarpal joint
母指手根中手骨関節

CMV cytomegalovirus
サイトメガロウイルス

COVID-19 coronavirus disease 2019
新型コロナウイルス感染症

CPPD calcium pyrophosphate
ピロリン酸カルシウム

CRP C-reactive protein　C-反応性タンパク質

CsA cyclosporin A　シクロスポリンA

csDMARDs conventional synthetic disease-modifying antirheumatic drugs
古典的（従来型）合成疾患修飾性抗リウマチ薬

CTD connective tissue disease　結合組織病

CTD-ILD connective tissue diseases-associated interstitial lung disease
膠原病に合併する間質性肺疾患

CTLA-4 cytotoxic T lymphocyte antigen-4
細胞傷害性Tリンパ球抗原-4

CYC cyclophosphamide　シクロホスファミド

8　すべての臨床医が知っておきたいリウマチ・膠原病の診かた

略語一覧

D

DAD diffuse alveolar damage
びまん性肺胞傷害

dcSSc diffuse cutaneous systemic sclerosis
びまん皮膚硬化型全身性強皮症

DIC disseminated intravascular coagulation 播種性血管内凝固症候群

DIP 関節 distal interphalangeal joint
遠位指節間関節

DISH diffuse idiopathic skeletal hyperostosis
びまん性特発性骨増殖症

DM dermatomyositis 皮膚筋炎

DMARDs disease-modifying antirheumatic
drugs 抗リウマチ薬

DLH diffuse lymphoid hyperplasia

E

EBV Epstein-Barr virus EBウイルス

ECU extensor carpi ulnaris 尺側手根伸筋

EGPA eosinophilic granulomatosis with
polyangiitis
好酸球性多発血管炎性肉芽腫症

ELISA 法 enzyme-linked immunosorbent assay
酵素免疫測定法

ESR erythrocyte sedimentation rate
赤血球沈降速度

ETN etanercept エタネルセプト

EULAR European league against rheumatism
欧州リウマチ学会

F・G

FA 法 fluorescent antibody method
間接蛍光抗体法

FLS fibroblast-like synoviocytes
滑膜線維芽細胞

FMF familial mediterranean fever
家族性地中海熱

GBM glomerular basement membrane
糸球体基底膜

GC glucocorticoid グルココルチコイド

GCA giant cell arteritis 巨細胞性動脈炎

GPA granulomatosis with polyangiitis
多発血管炎性肉芽腫症

GRAPPA group for research and assessment of
psoriasis and psoriatic arthritis
乾癬および乾癬性関節炎の研究と評価グループ

H

HCQ hydroxychloroquine ヒドロキシクロロキン

HIV human immunodeficiency virus
ヒト免疫不全ウイルス

HLA human leukocyte antigen
ヒト白血球抗原

HOA hypertrophic osteoarthropathy
肥大性骨関節症

HRCT high resolution computed tomography
高分解能CT

HR-PQCT high resolution peripheral
quantitative CT
高解像度末梢骨用定量的CT

HSV herpes simplex virus
単純ヘルペスウイルス

HUS hemolytic uremic syndrome
溶血性尿毒症症候群

I

IBD inflammatory bowel disease
炎症性腸疾患

IBD-SpA inflammatory bowel disease related
spondyloarthritis
炎症性腸疾患関連関節炎

IE infectious endocarditis
感染性心内膜炎

IFX infliximab インフリキシマブ

IGU iguratimod イグラチモド

IgG4RD IgG4 related disease
IgG4関連疾患

IIM idiopathic inflammatory myopathy
特発性炎症性筋疾患

ILD interstitial lung disease 間質性肺疾患

IMNM immune-mediated necrotizing myopathy 免疫介在性壊死性ミオパチー

iNSIP Idiopathic nonspecific interstitial
pneumonia 特発性非特異性間質性肺炎

IP 関節 interphalangeal joint 母指の指節間関節

irAE immune-related adverse event
免疫関連有害事象

IPF Idiopathic pulmonary fibrosis
特発性肺線維症

ITP idiopathic thrombocytopenic purpura
特発性血小板減少性紫斑病

IVCY intravenous cyclophosphamide
シクロホスファミド静注療法

略語一覧 9

J・K・L

JIA juvenile idiopathic arthritis
若年性特発性関節炎

JSN joint space narrowing　関節裂隙狭小化

KD Kawasaki disease　川崎病

LEF leflunomide　レフルノミド

LIP lymphoid interstitial pneumonia
リンパ球性間質性肺炎

LV-GCA large-vessel giant cell arteritis
大血管型巨細胞性動脈炎

M

MCP関節 metacarpophalangeal joints
中手指節関節

MCTD mixed connective tissue disease
混合性結合組織病

MDA-5 melanoma differentiation-associated
gene 5

MDS myelodysplastic syndrome
骨髄異形成症候群

MHC major histocompatibility complex
主要組織適合遺伝子複合体

MMF mycophenolate mofetil
ミコフェノール酸モフェチル

MMP-3 matrix metalloproteinase
マトリックスメタロプロテイナーゼ-3

MMT manual muscle testing
徒手筋力テスト

MPA microscopic polyangiitis
顕微鏡的多発血管炎

MPGN Mesangial proliferative glomerulone-
phritis　メサンギウム増殖性糸球体腎炎

MPO-ANCA myeloperoxidase-anti-neutro-
phil cytoplasmic antibodies
抗好中球細胞質抗体（ミエロペルオキシダーゼ
に対する抗体）

MRA malignant rheumatoid arthritis
悪性関節リウマチ

MRSA methicillin-resistant Staphylococcus
aureus
メチシリン耐性黄色ブドウ球菌

MTP関節 metatarsophalangeal joints
中足趾節関節

mTSS modified total sharp score

MTX methotrexate　メトトレキサート

N

NAION nonarteritic ischemic optic neuropathy
非動脈炎性前部虚血性視神経症

NMOSD neuromyelitis optica spectrum disor-
der　視神経脊髄炎

NPSLE neuropsychiatric systemic lupus
erythematosus
神経精神性全身性エリテマトーデス

nr-axSpA non radiographic axial spondyloar-
thritis
X線基準を満たさない体軸性脊椎関節炎

NSAIDs non-steroidal anti-inflammatory drugs
非ステロイド性抗炎症薬

NSIP nonspecific interstitial pneumonia
非特異性間質性肺炎

NTM nontuberculous mycobacterium
非結核性抗酸菌

O・P

OA osteoarthritis　変形性関節症

OMAAV Otitis Media with ANCA-Associated
Vasculitis　ANCA関連血管炎性中耳炎

OP organizing pneumonia　器質化肺炎

PAN polyarteritis nodosa　結節性多発動脈炎

PAO pustulotic arthro-osteitis
掌蹠膿疱症性骨関節炎

PDE4 phosphodiesterase 4
ホスホジエステラーゼ4

PFAPA症候群 periodic fever, aphthous stoma-
titis, pharyngitis, and cervical adenitis
周期性発熱，アフタ性口内炎，咽頭炎，頚部リ
ンパ節炎症候群

PFPAS Palmar fasciitis and polyarthritis syn-
drome

PIP関節 proximal interphalangeal joint
近位指節間関節

PION posterior ischemic optic neuropa-
thy　後部虚血性視神経症

PM polymyositis　多発性筋炎

PMR polymyalgia rheumatica
リウマチ性多発筋痛症

POCY per os cyclophosphamide
シクロホスファミド経口療法

PPP palmoplantar pustulosis　掌蹠膿疱症

PR3-ANCA proteinase-3-anti-neutrophil
cytoplasmic antibodies
抗好中球細胞質抗体（プロテイナーゼ3に対す
る抗体）

PsA psoriatic arthritis　乾癬性関節炎

PSO psoriasis　乾癬

PSL prednisolone　プレドニゾロン

PTI peritenon extensor tendon inflammation

10　すべての臨床医が知っておきたいリウマチ・膠原病の診かた

PTU	propylthiouracil プロピルチオウラシル

R

RA rheumatoid arthritis 関節リウマチ

RA-ILD rheumatoid arthritis-associated interstitial lung disease RAに伴う間質性肺炎

RANKL receptor activator of NF-κB ligand 受容体活性型NF-κBリガンド

ReA reactive arthritis 反応性関節炎

RF rheumatoid factor リウマトイド因子

RLV renal-limited vasculitis 腎限局型血管炎

RP relapsing polychondritis 再発性多発軟骨炎

RS3PE remitting seronegative symmetrical synovitis with pitting edema

RTA renal tubular acidosis 尿細管性アシドーシス

RTX rituximab リツキシマブ

S

SAPHO synovitis, acne, pustulosis, hyperostosis, and osteitis

sJIA systemic juvenile idiopathic arthritis 全身型若年性特発性関節炎

SLE systemic lupus erythematosus 全身性エリテマトーデス

SpA spondyloarthritis 脊椎関節炎

SS Sjögren's syndrome シェーグレン症候群

SSc systemic sclerosis 全身性強皮症

SSZ sulfasalazine サラゾスルファピリジン

T

TA takayasu arteritis 高安動脈炎

TAC tacrolimus タクロリムス

TCZ Tocilizumab トシリズマブ

TRAPS TNF receptor-associated periodic syndrome TNF受容体関連周期熱症候群

TRPG tricuspid regurgitation pressure gradient 三尖弁逆流圧較差

tsDMARDs targeted synthetic disease-modifying antirheumatic drugs 分子標的合成疾患修飾性抗リウマチ薬

TTP thrombotic thrombocytopenic purpura 血栓性血小板減少性紫斑病

U・V

UIP usual interstitial pneumonia 通常型間質性肺炎

USpA undifferentiated spondyloarthritis 分類不能型脊椎関節炎通常型間質性肺炎

VEXAS症候群 vacuoles, E1 enzyme, X-linked, autoinflammatory, somatic syndrome

関節の名称

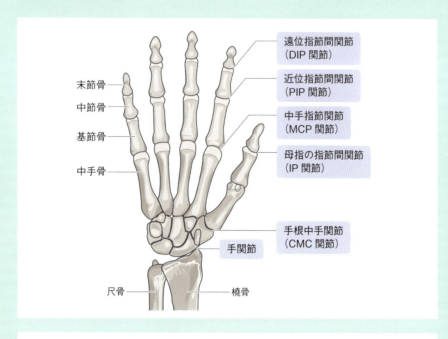

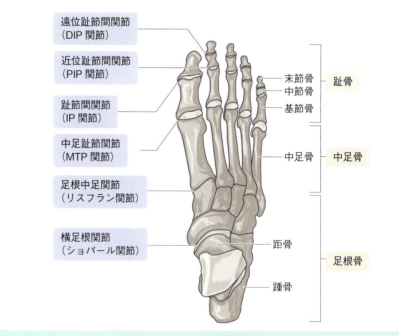

第1部
「関節炎」を鑑別しよう

1 リウマチ膠原病の疾患概念 ……… 14

2 関節炎のグループ分類 ……… 20

3 各関節炎グループの鑑別 ……… 26

4 各関節炎の特徴まとめ ……… 130

5 その他の関節炎疾患 ……… 143

6 各関節の診察法 ……… 149

7 ケースシリーズ ……… 177

第1部 「関節炎」を鑑別しよう

1) リウマチ膠原病の 疾患概念

今さら聞けないリウマチ膠原病の定義

「**膠原病**」とは，皮膚や内臓の結合組織や血管に炎症・変性を起こし，さまざまな臓器に影響を及ぼす疾患の総称です．代表的な膠原病である関節リウマチを頭に付けて，「**リウマチ膠原病**」と総称されますが，「**リウマチ性疾患**」や「**全身性自己免疫疾患**」という呼び名もあるようです．これらの呼称はどのように使い分けられているのでしょうか？

1 リウマチ膠原病を3つの側面から考えよう

リウマチ膠原病には，以下の3つの側面があります（**図1**）．

◆ リウマチ膠原病の3つの側面
①リウマチ性疾患・・・・・・臨床徴候からみた呼称
②結合組織疾患・・・・・・・病理組織学的な所見からみた呼称
③全身性自己免疫疾患・・・病因からみた呼称

リウマチ膠原病の第一の側面は，臨床徴候からみた特徴であり，**関節・筋・腱などに痛みを伴う疾患**といえます．この観点からの呼び名を「**リウマチ性疾患**」といいます．次に，病理組織学的な特徴からみると，**結合組織に原因不明の炎症をきたす疾患**といえます．この場合の呼び名は，「**結合組織疾患（膠原病）**」あるいは，（狭義の）「**膠原病**」になります．そして最後に，疾患の原因から考えると，リウマチ膠原病は全身性の自己免疫によって起きていることから，「**全身性自己免疫疾患**」と呼ばれます．このリウマチ性疾患，結合組織疾患，全身性自己免疫疾

14　すべての臨床医が知っておきたいリウマチ・膠原病の診かた

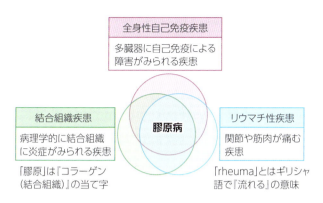

図1 リウマチ膠原病の3つの側面

患という3つの特徴を併せもつ疾患群を，リウマチ膠原病と総称しています．

1）リウマチ性疾患（rheumatic diseases）

　リウマチ（rheumatism）という言葉の由来は，ギリシャ語の「流れる（rheuma）」という言葉からきています．そして，リウマチ性疾患とは，「痛みの原因になる物質が体の中を流れる病気」，すなわち，関節・筋・腱・皮膚・粘膜などに痛みを伴う疾患を意味します．

　なかでも関節リウマチは強い痛みを伴いますので，「関節リウマチをはじめとするリウマチ性疾患」のように呼ばれることが多いです．

2）結合組織疾患（connective tissue diseases）

　膠原病の「膠原」という文字は，「コラーゲン（collagen）」に対する当て字からきています．結合組織の病気であるcollagen diseaseという言葉を訳す際に，病気のイメージから，粘着剤として使われる膠（にかわ）の文字がふさわしいということで，発音もあわせて「膠原（こうげん）病」と呼ばれるようになりました．

　膠原病という呼び名は，もともとは1962年にKlempererにより提唱されました．Klempererは，全身性エリテマトーデス，強皮症，多発性筋炎／皮膚筋炎，結節性多発動脈炎，関節リウマチ，リウマチ熱という6つの疾患（古典的膠原病）の病理学的所見を調べたときに，病像や罹患臓器はそれぞれ異なるものの，**いずれも共通して結合組織にフィブリノイド変性という組織所見を認めることを見出し，これを膠原病（古典的膠原病）と定義しました．**

　全身のさまざまな臓器を傷害するという観点から，「全身性エリテマトーデス

（SLE）をはじめとする膠原病」と呼ばれることが多いです．関節リウマチも，関節だけでなく肺や皮膚も侵されますのでれっきとした膠原病の一疾患ですが，他の膠原病に比べて症状が比較的関節に限局しているようにみえることから，関節リウマチと膠原病を分けて，リウマチ・膠原病のように呼ばれることもあるのです．

3）全身性自己免疫疾患（systemic autoimmune diseases）

リウマチ膠原病は，**免疫システムが全身の自分自身の組織を攻撃する自己免疫**によって起きています．この**病因から考えた呼び方**が，全身性自己免疫疾患です．

自己免疫疾患には，**臓器特異的自己免疫疾患**と**全身性自己免疫疾患**があります（**図2**）．臓器特異的自己免疫疾患の例は，1型糖尿病やバセドウ病で，特定の臓器が免疫の標的となり傷害されます．一方，全身性自己免疫疾患の代表例が，SLEなどの膠原病です．全身のさまざまな臓器が免疫の標的となって傷害されるのです．

1型糖尿病やバセドウ病などの**臓器特異的自己免疫疾患**では，血中に膵島細胞や抗甲状腺刺激ホルモン受容体抗体など，**特定の臓器を標的とする自己抗体**が存在します．一方，**全身性自己免疫疾患**では，全身に存在する分子，例えば，イムノグロブリンに対する自己抗体（リマトイド因子）や，細胞核成分に対する自己抗体（抗核抗体）などが検出されます．このような**全身に存在する分子を標的とする自己抗体**が検出されることが，膠原病が全身性自己免疫疾患であることの証拠の1つとなっています．

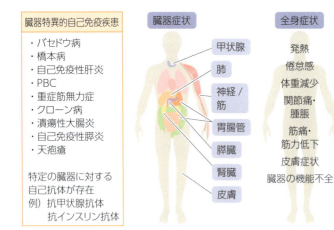

図2　全身性自己免疫疾患と臓器特異的自己免疫疾患
文献1をもとに作成．

第1部 「関節炎」を鑑別しよう

② リウマチ膠原病を2つに分類するとすれば？

　リウマチ膠原病は，全身性自己免疫疾患であり，自己抗体が存在することがその根拠の1つとされてきました．ところが，リウマチ膠原病のなかには，**自己抗体が存在しない膠原病**が存在します（ベーチェット病や成人スチル病，脊椎関節炎など）．これらは，かつては「まだ自己抗体がみつかっていない自己免疫疾患」と考えられていましたが，最近の研究結果から，これらは自己抗体とは別のメカニズムが主として働いている疾患群であることがわかってきました．

　そこで近年，（広義の自己免疫疾患である）リウマチ膠原病を自己抗体の有無によって2つに分け，自己抗体が陽性の膠原病を（狭義の）**自己免疫疾患**，自己抗体が陰性の膠原病を**自己炎症性疾患**と呼ぶようになりました．

　自己免疫疾患と自己炎症性疾患とは，後述するようにその病像が若干異なっています．ただし，この2つの分類は明確に分けられるものではありません．リウマチ膠原病は多因子疾患ですので，いずれの膠原病も，**自己免疫疾患としての要素と，自己炎症性疾患としての要素を併せもっている**，ということに留意が必要です（**図3**，**表**）．

◆ リウマチ膠原病の2つの分類
①自己抗体が陽性の膠原病・・・自己免疫疾患
②自己抗体が陰性の膠原病・・・自己炎症性疾患

1）自己免疫疾患

　自己免疫疾患では，T細胞・B細胞・自己抗体という獲得免疫系が主としてその病態に関与します．代表的疾患は，SLEやシェーグレン症候群などの自己抗体が陽性となる膠原病です．これらの疾患では，自己抗体の種類により，それぞれ特徴的な臨床症状を示します．臓器特異的自己免疫疾患を合併することもあります．疾患による症状は多くの場合慢性的な経過をたどり，血清学的には高γグロブリン血症や低補体血症を伴います．T細胞やB細胞を標的とする治療が奏効します（**第3部**参照）．

2）自己炎症性疾患

　自己炎症性疾患では，好中球や自然リンパ球などの自然免疫系が主として関与します．代表的疾患は，脊椎関節炎やベーチェット病，成人スチル病などの自己

1）リウマチ膠原病の疾患概念　　17

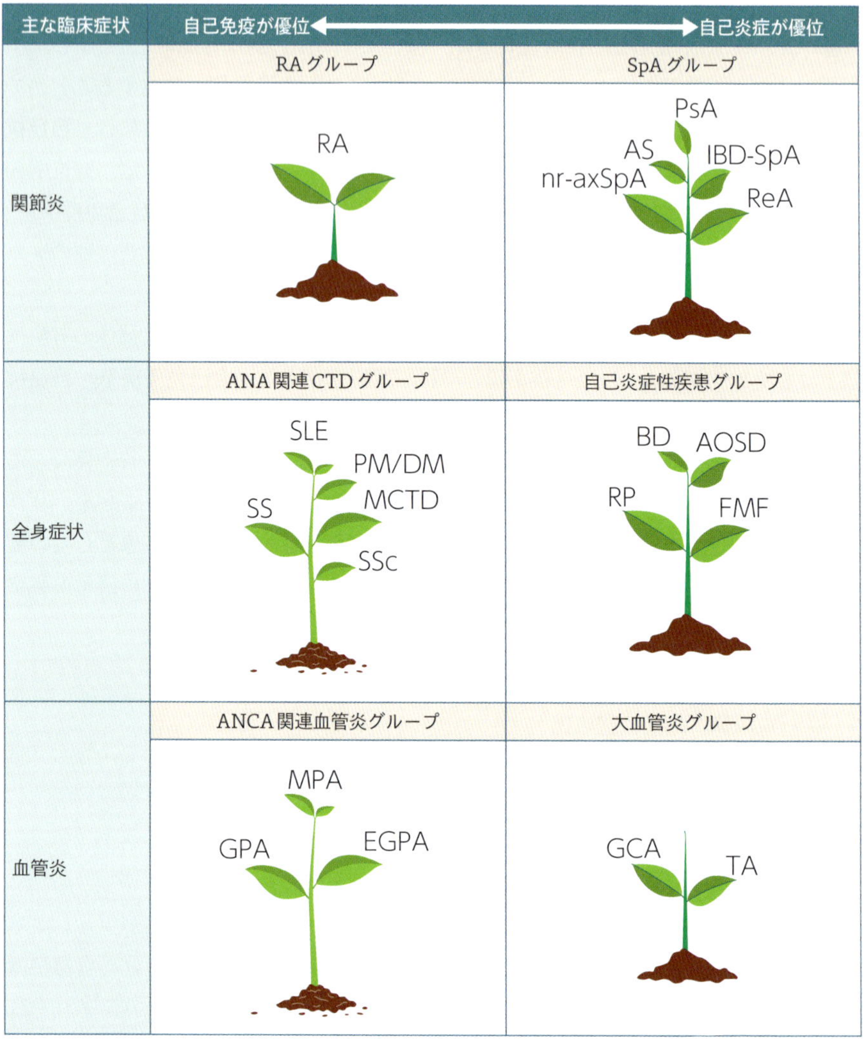

図3 自己免疫疾患と自己炎症性疾患の臨床症状の特徴

RA：関節リウマチ，PsA：乾癬性関節炎，AS：強直性脊椎炎，ReA：反応性関節炎，IBD-SpA：炎症性腸疾患関連関節炎，SLE：全身性エリテマトーデス，SS：シェーグレン症候群，PM/DM：多発性筋炎 / 皮膚筋炎，SSc：全身性強皮症，MCTD：混合性結合組織病，BD：ベーチェット病，AOSD：成人スチル病，RP：再発性多発軟骨炎，FMF：家族性地中海熱，MPA：顕微鏡的多発血管炎，GPA：多発血管炎性肉芽腫症，EGPA：好酸球性多発血管炎性肉芽腫症，GCA：巨細胞性動脈炎，TA：高安動脈炎．

自己免疫疾患と自己炎症疾患は，自己抗体の有無によって大別することができる．自己免疫が優位な病態として，RAグループは抗CCP抗体（ACPA），ANA関連CTDでは抗核抗体（ANA），ANCA関連血管炎グループはANCAをはじめとする自己抗体が陽性となるが，自己炎症が優位な病態では一般に自己抗体が陰性である．

第1部 「関節炎」を鑑別しよう

表　自己免疫と自己炎症の観点から考えたリウマチ膠原病の分類

	自己免疫疾患	自己炎症性疾患
代表的な疾患	RA ANA関連CTD ANCA関連血管炎	SpA BD，AOSD GCA，TA
自己抗体	陽性	陰性
免疫系	獲得免疫＞自然免疫	自然免疫＞獲得免疫
遺伝的因子	MHC class II遺伝子 T/B細胞シグナル関連遺伝子	MHC class I遺伝子 IL-17/IL-23関連遺伝子
単一原因遺伝子の同定	少ない	多い
免疫細胞	T細胞，B細胞など	好中球，自然リンパ球など
免疫システム	自己抗体産生など	インフラマソームなど
発症・悪化のきっかけ	ウイルス感染など	メカニカルストレスなど
炎症の出かた	慢性持続性	発作性
特徴的な臨床症状	レイノー現象 リンパ節腫脹，脾腫 高γグロブリン血症，低補体 臓器特異的自己免疫疾患の合併	周期性発熱 好中球性皮膚炎 肉芽腫性疾患 漿膜炎
奏効しやすい治療薬	T，B細胞を標的とする薬剤	炎症や白血球の遊走を標的とする薬剤

抗体が検出されない膠原病です．これらは，①メカニカルストレス※をきっかけに，（②）好中球性の炎症が，③高い炎症反応や発熱を伴いながら，④発作的に起きる，などの特徴があります．このような炎症が炎症を呼ぶ形で病状が悪化することから，自己炎症性疾患と呼ばれるのです．NSAIDsや好中球の遊走を抑える薬剤が効果を示します．自己炎症性疾患の極端な例が，家族性地中海熱などの単一遺伝子異常により幼少期から周期性発熱をきたす遺伝性の自己炎症性疾患（自己炎症症候群）です．これらは厳密には多因子疾患である膠原病とは区別されますが，本書では膠原病と連続性をもつ自己炎症性疾患の1つとして紹介します．

〈文献〉

1）Gaitskhoki VS, et al：Polyribosomes and messenger RNA from rat liver mitochondria. Mol Cell Biochem, 14：101-108, 1977（PMID：857143）

（橋本　求）

※メカニカルストレスとは，生体活動により，体内の細胞に物理的な力（伸展，圧縮，ねじり，曲げ，擦れなど）が加わることによる機械的刺激．

1）リウマチ膠原病の疾患概念　　19

第1部 「関節炎」を鑑別しよう

2) 関節炎のグループ分類

1 「関節炎」の主要徴候からアプローチしよう

　本書では，リウマチ膠原病について「病名」からではなく「主要徴候」からアプローチします．そして，第1部ではそのなかで「関節炎」という主要徴候について解説します．

　リウマチ膠原病科の外来には，さまざまな主訴の患者さんが来院しますが，そのなかでも**「関節が痛い，もしくは，腫れている」**というのは，最も多い主訴になります．したがって，この主訴に対して的確な鑑別診断を行えるようになることは，リウマチ膠原病診療に携わる医師にとって，まず最初に求められる能力になります．

　関節炎をきたす疾患は無数に存在します．日本リウマチ学会のホームページをみても，関節リウマチと鑑別を要する疾患が37種類もあげられています（**表1**）．しかし，関節痛を主訴に来院した患者さんを診察するたびに，いちいちこれらの疾患をすべて思い浮かべ，それぞれに必要な検査を考えていたら，どうしても抜け落ちてしまうものがでてきてしまいます．それでは，関節炎をきたす患者さんを，どのように鑑別診断していったらよいでしょうか？

　本書では，**関節炎をきたす疾患を7つのグループに分け，7つのポイントから鑑別していくやり方**を提案します．

20　すべての臨床医が知っておきたいリウマチ・膠原病の診かた

第1部 「関節炎」を鑑別しよう

表1 関節リウマチとの鑑別を要する疾患

鑑別難易度	
高	1. ウイルス感染に伴う関節炎（パルボウイルス，風疹ウイルスなど） 2. 全身性結合組織病（シェーグレン症候群，全身性エリテマトーデス，混合性結合組織病，皮膚筋炎・多発性筋炎，強皮症） 3. リウマチ性多発筋痛症 4. 乾癬性関節炎
中	1. 変形性関節症 2. 関節周囲の疾患（腱鞘炎，腱付着部炎，肩関節周囲炎，滑液包炎など） 3. 結晶誘発性関節炎（痛風，偽痛風など） 4. 血清反応陰性脊椎関節炎（強直性脊椎炎，反応性関節炎，炎症性腸疾患関連関節炎） 5. 掌蹠膿疱症性骨関節炎 6. 全身性結合組織病（ベーチェット病，血管炎症候群，成人スチル病，結節性紅斑） 7. その他のリウマチ性疾患（回帰性リウマチ，サルコイドーシス，RS3PEなど） 8. その他の疾患（更年期障害，線維筋痛症）
低	1. 感染に伴う関節炎（細菌性関節炎，結核性関節炎など） 2. 全身性結合組織病（リウマチ熱，再発性多発軟骨炎など） 3. 悪性腫瘍（腫瘍随伴症候群） 4. その他の疾患（アミロイドーシス，感染性心内膜炎，複合性局所疼痛症候群など）

文献1より転載.

2 関節炎をきたす疾患を，7つにグループ分けする

　まず，関節炎をきたす疾患群を下記の7つのグループに分類してみましょう（**表2**）.

◆**関節炎をきたす7つの疾患グループ**

1. 関節リウマチ（RA）
2. 変形性関節症（OA）
3. 脊椎関節炎（SpA）
4. 結合組織疾患（CTD）
5. リウマチ性多発筋痛症（PMR）
6. 結晶誘発性関節炎（Crystal）
7. 感染性関節炎（Infectious）

　関節炎をきたす疾患グループのうち，まず1つ目のグループは**関節リウマチ（RA）**です．人口の0.5〜1％を占めるという頻度から考えても，炎症性関節炎疾患の代表例であることは間違いありません．

　次に，非炎症性の関節炎の代表例として**変形性関節症（OA）**がきます．これ

2）関節炎のグループ分類　　21

表2　それぞれの関節炎グループに含まれる疾患

①RAグループ			RA
②OAグループ			OA
③SpA グループ	Peripheral SpA		PsA，IBD-SpA，ReA
	Axial SpA		AS，non-radiographic axial SpA
	その他		undifferentiated SpA，（PAO/SAPHO）
④CTD グループ	ANA-CTD		SLE，SS，MCTD，PM/DM，SSc
	自己炎症性疾患		BD，AOSD，RP，FMF
	血管炎症候群	小血管炎	AAV（MPA，GPA，EGPA），IgA血管炎，クリオグロブリン血管炎
		中血管炎	PAN，Kawasaki
		大血管炎	GCA，TA
		二次性血管炎	RA-vasculitis，BD，その他
⑤PMRグループ			PMR，RS3PE，（GCA）
⑥Crystalグループ			痛風，偽痛風
⑦Infectiousグループ			ウイルス性関節炎，化膿性（細菌性）関節炎，結核性関節炎，非結核性抗酸菌性関節炎，真菌性関節炎，その他

PAO：掌蹠膿疱症性骨関節炎，SAPHO：SAPHO症候群，RA-vasculitis：リウマトイド血管炎，BD：ベーチェット病，RP：再発性多発軟骨炎．

も一般人の関節痛の原因としてきわめて頻度が高いです．

　次の**脊椎関節炎（SpA）**は，血清反応陰性脊椎関節症とも呼ばれ，自己抗体が陰性で脊椎炎を呈することのある疾患群で，乾癬性関節炎，強直性脊椎炎，クローン病や潰瘍性大腸炎などの炎症性腸疾患関連関節炎，反応性関節炎，などが該当します．これらは，RAとは異なる共通した臨床的特徴を示します．

　その次の**結合組織疾患（CTD）**はいわゆる膠原病ですが，ここでは，**RA以外の膠原病**に伴う関節炎を意味します．そのなかを，①**抗核抗体関連膠原病**（ANA関連CTD：全身性エリテマトーデスや混合性結合組織病，シェーグレン症候群，皮膚筋炎・多発性筋炎，強皮症など），②**自己炎症の特徴を併せもつ膠原病**（ベーチェット病，成人スチル病，再発性多発動脈炎，遺伝性自己炎症性疾患），③**血管炎症候群**（ANCA関連血管や結節性多発動脈炎，高安動脈炎など）の3つに分けたいと思います．

　次の**リウマチ性多発筋痛症（PMR）**は，PMRやRS3PE症候群などの「高齢者に起きる」ことを特徴とする関節炎疾患をグループ化しました．

　結晶誘発性関節炎（Crystal）は，尿酸やピロリン酸カルシウムなどの結晶によ

り誘発される関節炎です.

感染性関節炎（Infectious）は，微生物の感染によって起きる関節炎で，原因となる微生物の種類によってウイルス性関節炎，細菌性（化膿性）関節炎，それ以外の感染微生物による関節炎に分類されます.

③ 関節炎をきたす疾患を，7つのポイントから鑑別する

次に，関節炎をきたす7つの疾患グループに対して，以下の7つのポイントに着目して，鑑別をすすめていきます.

◆ 関節炎を鑑別するための7つのポイント

1. 関節炎の発症様式 ⎫
2. 関節炎の性状　　⎪
3. 関節炎の部位分布 ⎬ 問診・身体所見
4. 関節外症状　　　⎭
5. 血液検査 ⎫
6. 画像検査 ⎬ 検査所見
7. 関節液検査 ⎭

7つのポイントのうちの最初の4つは問診・身体所見にかかわるポイントで，残りの3つが検査所見になります．鑑別診断のためには，まず，問診・身体所見をしっかりととることが重要です.

1）問診・身体所見にかかわる4つのポイント

関節炎の発症様式というのは，関節炎が「急性に発症したのか，それとも，慢性に発症したのか？」そして，「単関節炎で発症したのか？ それとも，多関節炎で発症したのか？」という質問を組み合わせてできる2×2の分類になります（**第1部3-1**参照）.

次の**関節炎の性状**は，関節炎が「熱をもっていて柔かく，安静時にも痛みのある炎症性関節炎なのか，それとも，硬く，安静時には痛みのない非炎症性関節炎なのか？」という点，あるいは，関節炎が「滑膜・腱付着部・滑液包・結合組織など，どの部位の炎症を反映した腫れ方をしているのか？」という点に着目した分類です（**第1部3-2**参照）.

関節炎の部位分布とは，関節炎が「小関節優位なのか，大関節優位なのか，あるいは荷重関節に起こりやすいのか？」などの分布の特徴です（**第1部3-3**参照）.

2）関節炎のグループ分類　　23

関節外症状とは，レイノー現象や口腔内乾燥症状など，関節炎以外のリウマチ膠原病を疑う症状があるか，ということです（第1部3-4参照）．この4つのポイントに着目して問診・身体所見をとることによって，関節炎の原因疾患をかなり的確に絞り込むことができます．

2) 検査所見にかかわる3つのポイント

問診・身体所見が終われば検査を行います．**血液検査**では，自己抗体の有無と種類，炎症所見などを評価します（第1部3-5参照）．**画像検査**では，①X線検査（第1部3-6参照），②関節エコー検査（第1部3-7参照），③MRI検査（第1部3-8参照）を行い鑑別します．これらの検査にはそれぞれ強みと弱みがありますので，その特徴をとらえて検査することが重要です．**関節液検査**では，関節液を穿刺し，関節液の細胞数，結晶の有無，培養の有無，を精査し鑑別します（第1部3-9参照）．特に，単関節炎の鑑別診断において力を発揮します．

3) 7つの関節炎グループとポイントで考えよう

7つの関節炎グループは，この7つのポイントについてそれぞれ特徴的な所見を示します（表3）．したがって，本書でこれからご紹介する7つのポイント（4つの問診・身体所見と3つの検査所見）に沿って鑑別をしていくことによって，ほとんどの関節炎疾患は確定診断に至ることが可能です．

もちろん，前述の7つの関節炎分類に当てはまらない稀な関節炎も存在しますし，7つの関節炎グループであったとしても，病初期であったり非定型的な経過の場合は，診断に至らない場合も存在します．そのような場合は，未分類関節炎として分類し，前述の7つの関節炎グループ，7つのポイントからの鑑別を意識しながら経過観察を続けることで，いずれ確定診断に至ることができるでしょう．

それでは次ページからは，7つのポイントに従って，関節炎をきたす疾患の鑑別診断を進めていきましょう．

第1部 「関節炎」を鑑別しよう

表3 ７つのポイントからみた７つの関節炎グループの臨床的特徴

	RA	OA	SpA	CTD ※	PMR	Crystal	Infectious
①発症様式	慢性多	慢性単 慢性多	慢性多	慢性多	急性多	急性単 急性多	急性単 急性多
②性状	滑膜炎	骨棘	付着部炎	結合組織	滑液包炎 筋腱炎	結晶	感染
③部位分布	対称性 小関節優位	負荷関節	非対称 少数関節	対称性 小関節優位	大関節優位	第1MTP 膝	細菌性とウイルス性で異なる
④関節外症状	皮下結節 肺病変 強膜炎 血管炎	なし	乾癬 腸炎 虹彩炎	レイノー現象 間質性肺炎 血管炎	側頭動脈炎	なし	ウイルス性発疹，淋菌，IEに注意
⑤血液検査	自己抗体 +, − 炎症反応 +	自己抗体 − 炎症反応 −	自己抗体 − 炎症反応 +	自己抗体 +, − 炎症反応 +	自己抗体 − 炎症反応 ++	自己抗体 − 炎症反応 ++	自己抗体 − 炎症反応 ++
⑥画像検査	骨破壊 骨粗鬆症	骨棘 骨硬化	骨破壊 骨新生	骨破壊なし	滑液包炎	痛風結節	細菌性：骨破壊あり ウイルス性：骨破壊なし
⑦関節液検査	WBC+	WBC+/−	WBC+	穿刺は困難	WBC+	WBC+ 結晶	WBC++ 培養陽性
サイトカイン依存性	TNF IL-6	−	TNF IL-17/23	1型IFN	IL-6	IL-1	−

※この表におけるCTDは，SLEやシェーグレン症候群などのANA関連のCTDを意味する．

〈文献〉

1) 日本リウマチ学会：新基準使用時のRA鑑別疾患難易度別リスト. 2016
https://www.ryumachi-jp.com/information/medical/news120115/
https://www.ryumachi-jp.com/info/161114_table1.pdf（2024年6月閲覧）

（橋本　求）

2）関節炎のグループ分類　　25

第1部 「関節炎」を鑑別しよう

3) 各関節炎グループの鑑別

①関節炎の発症様式

関節炎の4つの発症様式

関節炎の患者が来院したら，まず「その関節炎が急に起こったのか，それとも慢性的に続いているのか」，「関節炎が1カ所だけなのか，それとも複数の関節が罹患しているのか」という2つのシンプルな問診を行います．それにより，関節炎を4つの発症様式（急性単関節炎 / 急性多関節炎 / 慢性単関節炎 / 慢性多関節炎）に分類することができます．

それでは，第1部-2で述べた7つの関節炎グループが4つの発症様式のどの区分に分類されやすいかを，順に考えていきましょう．

1 関節リウマチ（RA）

RAは，**慢性多関節炎**の発症様式をとる関節炎の代表例です．四肢末梢の小関節または大関節に多発性に起こり，しかも慢性に持続します．もちろん，発症早期には「急性多関節炎」として認識される場合もあるでしょう．しかし，発症してまだ数週間しか経っていない急性多関節炎の場合は，後述するようにウイルス性関節炎などの他の関節炎疾患を除外する必要があります．「慢性単関節炎」でRAと診断されることはほとんどありませんが，抗CCP抗体が陽性で，滑膜生検でもRAに特徴的な病理学的所見（滑膜増生とリンパ濾胞の発達など）を認めた場合などは，RAと診断されるときもあります．しかし，基本的には，RAの発症様式は慢性多関節炎です．

26 すべての臨床医が知っておきたいリウマチ・膠原病の診かた

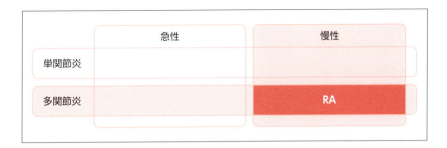

> [point]
> ● RAは慢性多関節炎の代表例である.

2 変形性関節症（OA）

　OAの発症様式は，**慢性単関節炎**または**慢性多関節炎**です.「慢性単関節炎」の例としては，例えば膝関節のOAを思い浮かべるとよいでしょう.「慢性多関節炎」の例は，例えば手指の複数のDIP関節が腫れるヘバーデン結節，あるいは，複数のPIP関節が腫れるブシャール結節です（第1部-3-2 図3参照）.OAが「急性関節炎」に分類されることはなく，OA患者のある関節が急に腫れて「急性単関節炎」をきたした場合には，後述する結晶性関節炎や細菌性関節炎など，他の関節炎疾患の合併を考慮する必要があります.

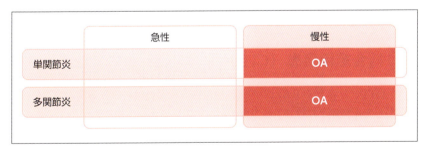

> [point]
> ● OAは慢性単関節炎または慢性多関節炎をきたす.

3 脊椎関節炎（SpA）

　SpAの発症様式は，**慢性多発関節炎**です．したがって，発症様式からはSpAとRAとは区別することができません．ただし，RAが典型的な**多関節炎（poly-arthritis）** を示すのに対して，SpAでは罹患関節数がそれに比べてやや少ないため，**少関節炎（oligo-arthritis）** と呼ばれることもあります．また，SpAでは，罹患関節が少ないために罹患関節が非対称性にみえることも多いです．そのため，RAでは**対称性の多関節炎（symmetrical poly-arthritis）** であるのに対し，SpAでは**非対称性の少関節炎（asymmetrical oligo-arthritis）** で発症するとの考え方もあります．すなわち，どちらも同じ「慢性多関節炎」ですが，RAとSpAとでは罹患関節の数や対称性が異なっているのです．

	急性	慢性
単関節炎		
多関節炎		**SpA**

> **point**
> ● SpAの方がRAよりも罹患関節数が少なく非対称である．

4 結合組織疾患（CTD）

　CTD，すなわちRA以外の膠原病に伴う関節炎は，**慢性多関節炎**を呈します．もちろん発症早期は「急性多関節炎」にみえる場合がありますが，その場合はウイルス性関節炎など他の可能性を除外する必要があります．慢性多関節炎という発症様式からは，CTDとRA・SpAは区別することはできません．ただし，関節炎の性状においては，RAでは著明な関節腫脹を伴うのに対し，CTDでは関節圧痛はあってもRAよりは腫脹に乏しい，という特徴があります（**第1部-3-2**）．また，関節炎の部位特徴からも，RAでは小関節も大関節も同様に罹患しますが，CTDでは手指の小関節に炎症が起きることが多いです．つまり，RAとCTDとでは，発症様式は同じでもその性状や分布が異なっているのです．

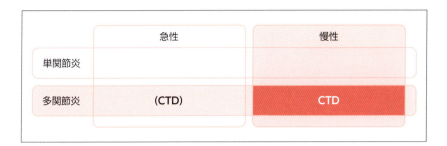

> **point**
> ● CTDに伴う関節炎は，腫脹の乏しい慢性多関節炎を呈する．

5 リウマチ性多発筋痛症（PMR）

　PMRは，頚肩部や腰・大腿の筋痛を主症状とする疾患ですが，しばしば関節炎も合併します．発症様式としては，肩や股関節などの大関節が主体の**慢性多関節炎**を呈しますが，ここではRAとの発症様式の違いとして**亜急性に発症する**という点に着目して，**急性多関節炎**に分類したいと思います．実際に多くのPMR患者が，その発症様式について問診を行うと「何月何日から症状が起きるようになった」と訴えることが多いです．すなわち，**RAは緩徐に発症**（insidious onset）するのに対して，**PMRは亜急性に発症**（subacute onset）するところにその特徴があります．

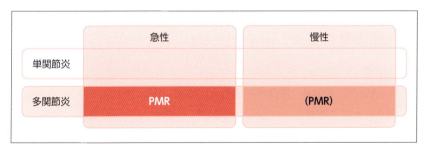

> **point**
> ● PMRは亜急性に発症する．

3）各関節炎グループの鑑別　①関節炎の発症様式

6 結晶誘発性関節炎（Crystal）

　結晶誘発性関節炎の基本的な発症様式は**急性単関節炎**です．結晶誘発性関節炎は，ある関節で，尿酸またはピロリン酸カルシウムが新たに結晶化して析出するときに炎症が惹起されます．ただし，結晶の析出が同時に複数の関節で起きれば**急性多関節炎**となりえます．さらに，発作が複数カ所に再発性に起こる場合は**慢性多関節炎**に分類されます．例えば，痛風では高尿酸血症が長期に持続し皮下に痛風結節が存在するような場合（慢性痛風結節性関節炎：chronic tophaceous gout）や，偽痛風ではピロリン酸カルシウム結晶がつくられやすい代謝異常が存在する場合などは**慢性多関節炎**となります．しかし，基本的な特徴は急性単関節炎であると理解しておくことで，発症様式だけでもかなり診断に近づくことができます．

	急性	慢性
単関節炎	Crystal	
多関節炎	(Crystal)	

> **point**
> ● 結晶誘発性関節炎は急性単関節炎をきたしやすい．

7 感染性関節炎（Infectious）

　感染性関節炎は，その原因となる感染微生物の種類によって，ウイルス性関節炎（Viral），化膿性（細菌性）関節炎（Bacterial），および，その他の関節炎に大別されます．それらは，感染する微生物の種類によって発症様式が異なります．感染性関節炎はいずれも急性関節炎として発症しますが，**ウイルス性関節炎は急性多発関節炎，化膿性関節炎は急性単関節炎**を呈します．

　ウイルス性関節炎では，ウイルスがそこに局在するわけではなく，ウイルスに対する免疫反応（炎症性サイトカインなど）が関節に炎症を起こすため，その影響が多関節に及ぶのです．

　一方，化膿性関節炎はある特定の関節腔内で細菌が繁殖することによって起き

ますので，単関節炎となります．細菌性関節炎でも，感染性心内膜炎に至った例や，淋菌性関節炎では急性多関節炎を呈しますが，基本的には化膿性関節炎は急性単関節炎であると理解しておくことで，この重要な鑑別疾患を逃すことなく想起することができます．

その他の関節炎として，結核性関節炎，非結核性抗酸菌関節炎，真菌性関節炎などは，宿主の免疫状態に応じて**慢性単関節炎**などさまざまな発症様式をとります．

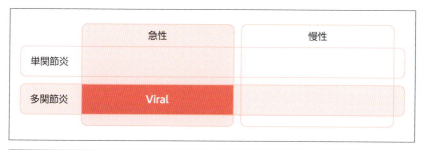

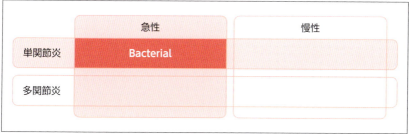

point

● ウイルス性関節炎は急性多関節炎，化膿性関節炎は急性単関節炎をきたしやすい．

まとめ

急性・慢性，そして単関節炎・多関節炎，という2×2の分類によって，リウマチ膠原病の発症様式は，大まかに図のように分類することができます．もちろん，これらは最も頻度の高い発症様式を示しているだけですので，いずれの疾患も非定型的な発症様式をとることがありえます．したがって，臨床像をよくみて総合的に判断することが重要です．

	急性	慢性
単関節炎	Crystal ／ Bacterial	OA
多関節炎	Viral ／ PMR ／ (Crystal) ／ (CTD)	RA ／ OA ／ SpA ／ CTD

図 発症様式によるリウマチ性疾患の分類

（橋本　求）

3）各関節炎グループの鑑別

②関節炎の性状

腫れ方から捉える関節炎の性状

　関節炎の性状とは，関節を診察したときの「腫れ方」です．例えば，関節腫脹がやわらかい腫れなのか硬い腫れなのか，熱感があるのかないのか，などの所見によって，**炎症性関節炎**と**非炎症性関節炎**を分類することができます．

　また，炎症性関節炎のなかでも，関節の中で主に炎症が起きている部位，具体的には滑膜炎，腱付着部炎，結合組織炎，滑液包炎のいずれかにより，それぞれ関節の腫れ方が異なります．本稿では，**図1**のように，それぞれの疾患で炎症が最も起きている部位，すなわち「炎症の主座」を意識した，関節炎の評価のしかたについて解説します．

　それでは，次から示す**図2〜7**のような関節炎の腫れ方を認めた場合に，7つの関節炎グループのなかのどのグループが当てはまるかについて，順にみていきましょう．

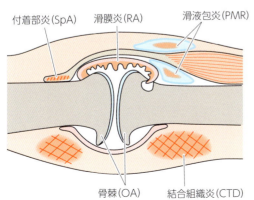

図1 関節炎の分類と病態の主座

関節リウマチ（RA）

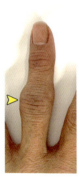
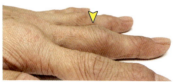

RA
● 滑膜炎
● 関節局所が腫れる
● やわらかい腫れ 熱感を伴う
● 安静時痛がある
● 朝のこわばりがある

図2　RAの関節炎の特徴
画像提供：大阪公立大学整形外科 岡野匡志先生．

　図2の腫れ方は，RAに特徴的な腫れ方です．RAにおける炎症の主座は関節滑膜にあり，強い炎症を伴いながら滑膜組織が増殖します．したがって，RAでは**関節局所が紡錘形に腫れる**ことが多いです．RAの腫れた関節の柔らかさは，「パンの耳を触っているような」と形容されることが多いです．この写真では，第3指のPIP関節局所が腫れています．MCP関節が腫れたときには，隣り合うMCP関節との間のくぼみが見えなくなり，手背全体が腫れたように見えることもあります．

　RAは炎症性関節炎であるため，患者は**安静**にしていても関節痛があります．この安静時疼痛の有無は，RAとOAの関節炎の性状の重要な鑑別点です．安静時疼痛の最たるものとして，RAでは**朝のこわばり**があります．OAでも数分から数十分程度の朝のこわばりを伴うことがありますが，**RAの朝のこわばりは最低1時間は続きます．**

> **point**
> ● RAは滑膜炎！ だから関節局所が腫脹する．

2 変形性関節症（OA）

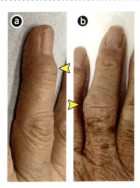

OA
- 骨棘
- 硬い（骨性の）腫れ
- 熱感は伴わない
- 動作時痛

図3 OAの関節炎の特徴
画像提供：大阪公立大学整形外科 岡野匡志先生.

図3の腫れ方は，OAに特徴的です．OAでは，関節負荷がかかった部位で軟骨が摩耗し，骨と骨とが慢性的に接触をくり返すことにより，骨棘が横に飛び出してきます．OAの腫れた関節は，この骨棘によるものです．したがって，OAによる関節腫脹は**硬い骨性の腫脹**と呼ばれます．この触り心地だけでも十分にOAと診断することができます．骨棘による硬い骨の張り出しは，DIP関節のものをヘバーデン結節（図3a），PIP関節のものをブシャール結節（図3b）と呼びます．

非炎症性関節炎ですので，RAのような柔らかい滑膜の腫れは触知されません．また，痛みは安静時には起こらず，**労作の負荷がかかったときにのみ起きる**ということもOAの特徴になります．

なお，次稿において説明しますが，関節炎の部位特徴からもOAと診断することができます．RAでは，PIP，MCP，手関節に関節炎が起きますが，OAではDIP，PIP，CMC関節に関節炎が起きます．図3では，DIPとPIP関節に腫れが生じていますのでOAが疑われます．

> **point**
> - OAは骨棘！だから腫脹はあっても硬い．

3）各関節炎グループの鑑別　②関節炎の性状

3 脊椎関節炎（SpA）

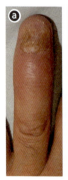
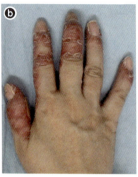
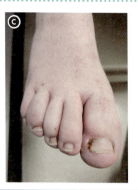
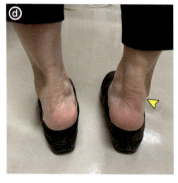

SpA
● 付着部炎
● 腱の炎症を伴うため，指全体が腫れる
● 炎症性腰背部痛

図4　SpAの関節炎の特徴
a, b）乾癬性関節炎．乾癬および爪病変を伴っている．
c）脊椎関節炎の趾炎．
e）脊椎関節炎に伴うアキレス腱腫脹．
画像提供：a, b）大阪公立大学整形外科　岡野匡志 先生，
c）神野定男．

　この**図4**の手指の腫れ方は，SpAに特徴的です．RAでは関節滑膜の増殖により関節局所が紡錘形に腫れますが，SpAではそれよりも腱の付着部に炎症の主体があります．そのため，写真のように**関節局所だけでなく指全体が腫れる**のです．このような指全体の腫れを**指炎**または**指趾炎（dactylitis）**と呼び，RAの腫れ方とは明らかに特徴が異なっています．

　図4dに示すアキレス腱の腫脹や圧痛も，SpAに特徴的です．SpAでは足関節が罹患しやすいとしばしばいわれますが，足関節にはアキレス腱という生体において最も大きな腱の付着部がありますので，SpAによる付着部炎が起きやすいのです．

　つまりRAでは滑膜に，SpAでは腱の付着部にその炎症の主座があるのです（**図5**）．

　SpAのもう1つの特徴は，「脊椎関節炎」という名前のとおり，仙腸関節や体軸

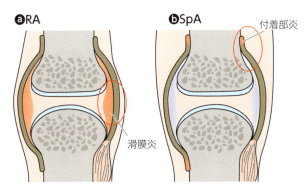

図5 RAの滑膜炎とSpAの付着部炎

表1 ASAS（国際脊椎関節炎評価学会）による炎症性腰背部痛の基準

①発症年齢40歳未満
②緩徐な発症
③運動で改善
④安静での改善なし
⑤夜間疼痛
の5項目のうち4項目以上をみたすもの

文献1より引用.

関節にも症状を生じることです．そのため，SpA患者は，**炎症性腰背部痛**と呼ばれる特徴的な腰痛をきたします．変形性腰椎症などによる機械的腰痛は，通常，運動時に痛みの悪化を認めます．それに対して，SpAによる炎症性腰背部痛は，**安静時や夜間に痛み，運動をするとむしろ症状が改善する**，という特徴があります（**表1**）．SpAグループの疾患は，全般として仙腸関節炎を合併する可能性がありますので，炎症性腰背部痛の有無について問診を行うことが重要です．

なお，次稿において説明しますが，関節炎の部位特徴からもRAとSpAは鑑別することができます．RAではDIP関節が罹患することはまずありませんが，乾癬性関節炎（PsA）をはじめとするSpAではDIP関節に罹患することがあります（**図4a，b**）．

point
- SpAは付着部炎！ だから指全体が腫れる．
- SpAでは，「炎症性腰背部痛」について問診を行う．

4 結合組織疾患（CTD）

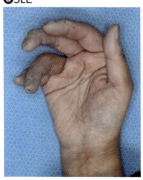
ⓐSLE

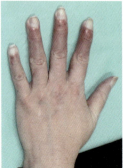
ⓑMCTD

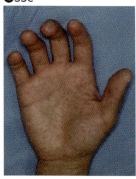
ⓒSSc

CTD
● 結合組織の炎症
● 関節破壊や変形は乏しい
● 整復可能な亜脱臼（SLE：Jaccoud arthropathy）
● 手指のソーセージ様腫脹（MCTD）
● 屈曲拘縮（SSc）

図6　CTDの関節炎の特徴
a）ジャクー関節症による尺側偏位．末梢循環不全と指先潰瘍を伴う．
b）手指のソーセージ様腫脹．レイノー現象を伴う．
c）皮膚硬化による屈曲拘縮．指先潰瘍瘢痕と手掌の毛細血管拡張を伴う．

　図6aの変形は，全身性エリテマトーデス（SLE）に特徴的です．手指が尺側に偏位していますが，RAの尺側偏位と違ってこの尺側偏位は元に戻すことができます．このような**整復可能な亜脱臼**という特徴をもつSLEの関節変形は，**ジャクー関節症（Jaccoud arthropathy）**と呼ばれています．RAの尺側偏位との違いは，RAでは骨破壊の結果尺側偏位が起きますので，その偏位は元に戻せません．一方，SLEでは骨は破壊されてないため（第1部3-6）亜脱臼を元に整復することができます．骨は壊れていないけれども，**関節を取り囲む筋・腱などの結合組織が炎症の結果脆弱になる**ため，関節が尺側偏位し亜脱臼してしまうのです．すなわち，SLEではRAと違って，その炎症の主座が，骨や関節そのものではなく，**周囲の結合組織**にあるのです．**図6b**の混合性結合組織病（MCTD）の**ソーセージ様手指腫脹**でも同様です．関節周囲の結合組織に炎症が起きる結果，手指の腫脹が生じます．**図6c**の強皮症（SSc）の**屈曲拘縮**も，関節そのものの破壊の結果ではなく，周囲の皮下結合組織が炎症により拘縮した結果起こります．

> **point**
> ● CTDは結合組織炎！だから関節の腫脹や変形は乏しい．

5 リウマチ性多発筋痛症（PMR）

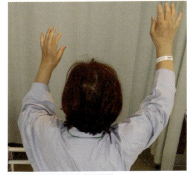
ⓐ PMR

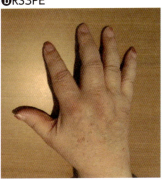
ⓑ RS3PE

RA
● 滑液包炎や筋腱炎
● 筋痛や浮腫を伴う

図7 PMR/RS3PEの関節炎の特徴

図7aはPMRに特徴的です．頚肩部の筋痛により，上肢の挙上が困難となっています．PMRでは，shoulder and hip girdle pain と呼ばれる特徴的な頚肩部および腰・大腿部の筋痛が生じます．この筋痛は，肩関節や股関節をつつむ滑液包や，上腕二頭筋腱や膝窩筋腱の筋腱に炎症がおきるため生じます．すなわちPMRでは，その炎症の主座が**滑液包や筋腱**にあるのです．図7bは，PMRの類縁疾患であるRS3PE（remitting seronegative symmetrical synovitis with pitting edema）症候群のものです．この写真では，手背に圧痕を伴う浮腫をきたしていますが，これも一般的な皮下浮腫とは異なり，手部や足部の腱鞘滑膜の炎症により浮腫が起きています．

> **point**
> ● PMRは滑液包炎や筋腱炎！だから関節痛とともに筋痛が起きる．

> **memo** RS3PE：Remitting seronegative symmetrical synovitis with pitting edema
>
> 　RS3PEは，四肢末梢の手部，足関節に著明な浮腫を伴う炎症性関節炎で，高齢者に亜急性に発症します．抗CCP抗体やRFなどの自己抗体は陰性で，高い炎症反応や炎症性貧血など消耗所見を伴います．PMRと同様に，グルココルチコイドによく反応し，RAのような骨破壊は伴いません．なお稀に，悪性腫瘍によってRS3PEと同様の臨床症状を呈する場合がありますので，グルココルチコイドに対する反応性が不良であった場合は，悪性腫瘍随伴関節炎の可能性について考慮する必要があります（**第1部-5**）．

6　関節炎の性状まとめ

　ここまでみてきたように，これらの関節炎グループは，それぞれに異なった関節炎の性状を示します．その理由は，炎症が起きている主座がそれぞれの関節炎グループで異なるからです（**表2**）．

　RAでは**滑膜**に炎症の主座がありますので関節局所が紡錘形に腫脹します．炎症性関節炎ですので安静時痛があり，朝のこわばりを認めます．OAは，RAと異なり非炎症性の関節炎であり，腫れている本体は**骨棘**ですので骨性の硬い腫脹です．動作時のみに痛みを認めます．SpAは，炎症の主座が腱の**付着部**にありますので，RAのように関節局所だけが腫れるのではなく，指全体が腫れたように見えます．CTDでは病態の主座が**結合組織**にありますので，関節には圧痛は認めますが，RAと比較して腫脹は乏しいです．PMRでは，滑膜よりも外側の**滑液包**や**筋腱**に炎症があり，関節痛以外に特徴的な筋痛を伴います．このように，同じ「関

表2　関節炎の分類と炎症の主座

関節炎グループ	炎症の主座	特徴
RA	滑膜	関節局所の腫れ
OA	骨棘	硬い骨性の腫れ
SpA	付着部	指全体が腫れる
CTD	結合組織	関節腫脹が乏しい
PMR	滑液包・筋腱	筋痛が主症状

第1部 「関節炎」を鑑別しよう

節炎」といってもそれぞれの特徴を意識して観察していく必要があります.

〈文献〉

1) Sieper J, et al：New criteria for inflammatory back pain in patients with chronic back pain: a real patient exercise by experts from the Assessment of SpondyloArthritis international Society（ASAS）. Ann Rheum Dis, 68：784-788, 2009（PMID：19147614）

（橋本　求）

3）各関節炎グループの鑑別　②関節炎の性状　　41

第1部 「関節炎」を鑑別しよう

3) 各関節炎グループの鑑別

③関節炎の部位分布

● 部位分布の特徴から関節炎を捉える

　関節炎の部位分布の特徴からも，関節炎の原因についての重要な情報を得ることができます．例えば小関節優位なのか大関節優位なのか，あるいは荷重関節に起きやすいのか，脊椎などの体軸関節が含まれるのか，などの特徴から，関節炎の原因疾患を絞りこむことができます．ここでは，関節炎が図のような部位分布を示した場合に，どのような関節炎疾患が考えられやすいかについて，順に考えていきます．

1 関節リウマチ（RA）

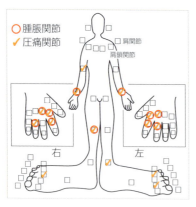

図1　RAの関節炎の部位

　この分布は，RAに特徴的な部位分布です．symmetrical polyarthritisと呼ばれ

る分布で，手足の小関節優位に関節炎が対称性に分布しています．手指のPIP，MCP，手関節，足趾のMTP関節および大関節に関節炎を認めることが多いです（図1）．そして，関節炎は圧痛のみならず腫脹を伴います．

RAによる手指の関節炎は，異なる指のPIP関節またはMCP関節に，横ならびに分布することが多いです．この異なる指の同一の部位の関節炎が横ならびに分布することをRow pattern[1]と呼びます．

> **point**
> - RAによる関節炎は，四肢の小関節優位に対称性に分布する．
> - RAによる手の関節炎は，PIP，MCP，手関節に分布する．
> - RAによる手指の関節炎は，横ならびに分布することが多い．

② 変形性関節症（OA）

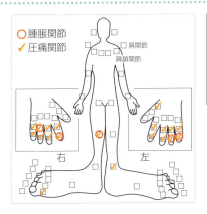

図2　OAの関節炎の部位

この分布は，OAに特徴的な部位分布です．手指の関節では，DIP，PIP，CMC関節に関節炎が分布しています（図2）．DIP関節のOAはヘバーデン結節と呼ばれ，PIP関節のOAはブシャール関節と呼ばれています（第1部-3-2参照）．MCP関節や手関節は除外されることがOAの特徴です．

PIP関節はRAの罹患関節でもありますので，PIP関節に関節炎が起きている場合にはRAとOAの両者の可能性が考えられますが，MCP関節や手関節が罹患していればOAの可能性は低くなります（図3）．また逆にDIP関節が罹患していればRAの可能性は低くなり，後述するSpAとの鑑別が必要になります（図2〜4）．

また，OAによる大関節の罹患部位は，膝や股関節など**体重負荷のかかる下肢の荷重関節**に多く分布しています．足趾の場合，RAでは必ずしも荷重がかかりにくい第2～5趾のMTP関節が罹患することが多いですが，**OAでは最も荷重のかかる第1趾のMTP関節**が罹患します．

　このように，DIP，CMC，第1MTP関節は，OAで罹患しやすい関節部位であるため，2010 ACR/EULARによるRAの分類基準において，RA診断のために評価すべき関節部位から外されています（**付録 図2参照**）．

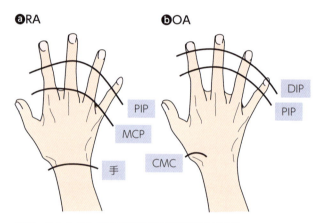

図3　RAとOAの手の関節炎の罹患部位の特徴

> **point**
> - OAによる関節炎は，荷重関節に分布する．
> - OAによる手の関節炎は，DIP，PIP，CMC関節に分布する（MCP関節，手関節は除外される）．

3 脊椎関節炎（SpA）

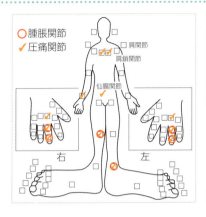

図4 SpAの関節炎の部分

　この分布は，SpAに特徴的な分布です．多関節炎である点はRAと似ていますが，RAが対称性多関節炎（symmetrical polyarthritis）であるのに対し，SpAでは**非対称性少関節炎（asymmetrical oligo-arthritis）**であることに注意しましょう．手指の関節炎分布をみると，RAではまず罹患することのない**DIP関節にも関節炎が起きています．また，SpAでは足関節の罹患が多いと古くからいわれて**きましたが，それは足関節には最大の腱であるアキレス腱の付着部が存在するからだと考えられます．

　また，RAによる手指の関節炎は，異なる指の同じ部位（PIPもしくはMCP関節）に横ならび（Row pattern）に分布する傾向があるのに対し，SpAの手指の関節炎は，**同一指のDIP，PIP，MCP関節に縦方向に並ぶことが多い**，という特徴があります（**図4**）．このSpAの関節炎の縦ならびの分布のしかたを**Ray pattern**の分布と呼びます（**図5**）．縦ならびの分布をとる理由は，SpAの病態の本体が腱付着部炎であるため，同一の指の腱の付着部に沿って関節炎が起きやすいためです．

　そして，SpAのもう1つの特徴は，仙腸関節や脊椎，胸鎖関節などの**体軸関節にも病変を生じる**ことです．なかでも，**仙腸関節炎は頻度の高い病変**で，炎症性腰背部痛と呼ばれる特徴的な腰痛をきたします（**第1部-3-2**参照）．

> **point**
> - SpAの関節炎はDIP関節や体軸関節にも罹患する．
> - SpAによる手指の関節炎は，縦ならびに分布することが多い．

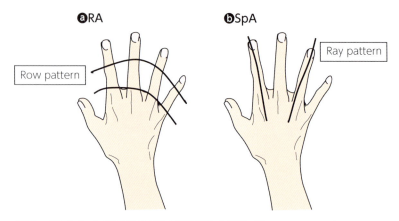

図5 RAとSpAの手の関節炎の罹患部位の特徴（Row patternとRay pattern）
文献1をもとに作成.

4 結合組織疾患（CTD），ウイルス性関節炎（Viral），初期RA

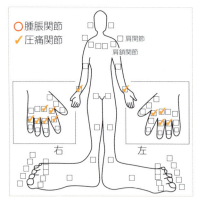

好発部位
- PIP，MCP，手関節
- 急性発症
- 腫脹が乏しい

図6 CTD，Viral，初期RAの関節炎の部位

　この分布は結合組織疾患（膠原病：CTD）やウイルス性関節炎に特徴的な分布です．四肢末梢の小関節を中心に多関節が罹患しています（図6）．CTDがRAと異なる点として，圧痛を認めるもののRAほどの腫脹は乏しいことがあげられます（第1部-3-2参照）．ウイルス関節炎でも，CTDとほぼ同様に四肢末梢の小関節の腫脹が乏しい多関節炎を呈します．その理由として，ウイルス関節炎は局所

で細菌が増殖する化膿性関節炎とは異なり全身性の免疫反応の影響によって起きるため，ということを考えると理解しやすいでしょう．RAでも初期であれば，腫脹が乏しく圧痛が主体の場合があります．また，その他の関節症の稿で述べる**更年期関節症**や**薬剤誘発性関節炎**でも，腫脹の乏しい圧痛主体の関節炎をきたします（第1部-5参照）．

> **point**
> ● 膠原病やウイルス性関節炎は，四肢末梢に腫脹の乏しい多発小関節炎をきたす．

5 リウマチ性多発筋痛症（PMR），高齢発症RA

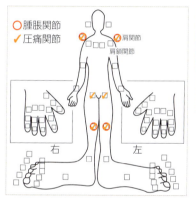

図7 PMR，高齢発症RAの関節炎の部位

この分布は，PMRに特徴的な分布です．肩・股関節という大関節を中心に左右対称性に分布し，圧痛と腫脹を伴っています（図7）．PMRでは，肩関節や股関節の滑液包や上腕二頭筋腱，膝窩筋腱に炎症が起きるため，特徴的な筋痛を生じます．PMRの類縁疾患であるRS3PEでは，肩，股関節の代わりに，手・足関節が罹患し，手背・足背に著明な浮腫をきたします．なお，RA，特に高齢発症RAでも，同様の大関節優位の関節炎分布をきたすことがあります．また，後述する**irAEに伴う関節炎**（第1部-5参照）も，PMRに類似した大関節優位の関節炎として発症することが多いです．

> **point**
> ● PMRは肩や股・膝関節，RS3PEでは手・足関節の大関節炎をきたす．

6 結晶誘発性関節炎（Crystal），化膿性関節炎（Bacterial），OA

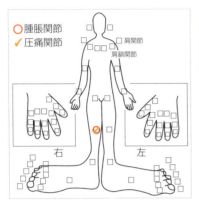

関節穿刺が望ましい
● CPPD結晶
● 細菌
● 炎症性・非炎症性

図8 Crystal，Bacterial，OAの関節炎の部位

　この分布は単関節炎ですので，急性単関節炎であれば結晶誘発性関節炎と化膿性関節炎が，慢性単関節炎であればOAが代表的な鑑別疾患になります（**図8**）．その他に，外傷性関節炎（trauma）や関節内出血（hemorrhage）などでも急性単関節炎をきたします．なお，頻度は少ないですが，RAやSpAでも単関節炎として発症することはありえます．

　結晶誘発性関節炎のなかで，痛風と偽痛風では罹患しやすい関節部位が異なります．痛風結晶は，体温の低い部位で尿酸結晶が析出しますので，下肢の冷えやすい関節部位（第1MTP関節や足関節）に起きることが多いです．偽痛風は，OA変化を基礎として起こりますので，膝関節などに好発します．

　急性単関節炎の重要な鑑別疾患として，化膿性関節炎という迅速な治療介入を必要とする疾患が含まれています．そのため，原因がわからない単関節炎で発熱を伴う場合は，すみやかに関節穿刺を行い，炎症や結晶，細菌の有無を区別し診断をつけることが望まれます（**第1部-3-9**参照）．

第1部 「関節炎」を鑑別しよう

point

● 単関節炎の原因は，化膿性関節炎，結晶誘発性関節炎，変形性関節症などがある．

● 痛風は冷えやすい関節部位に，偽痛風はOAのある関節部位に起きやすい．

7 関節炎の部位分布と特徴まとめ

　このように，7つの関節炎グループは，それぞれ特徴的な部位分布を示します（表）．RAでは小関節優位に対称性の多関節炎をきたし，手指ではPIP，MCP，手関節が罹患し，罹患関節が横ならびに分布します．OAではDIP，PIP，CMC関節が罹患し，MCP関節や手関節は除外されます．SpAではRAと比べて非対称性の少関節炎を示し，特に足関節の罹患が多いです．手指では，同一指のDIP，PIP，MCP関節に縦ならびに分布しますし，体軸関節にも罹患します．CTDは四肢末梢の小関節炎を示します．PMRでは大関節優位に分布します．Crystalは単関節炎で，痛風は冷える部位，偽痛風は荷重のかかる部位に分布します．Infectiousのうち，ウイルス性（Viral）はCTDと同じ四肢末梢の小関節炎，化膿性関節炎（Bacterial）は単関節炎を示します．

表　関節炎の部位特徴

関節炎グループ	関節炎の部位
RA	小関節優位の対称性関節炎　PIP，MCP，手関節　横ならび
OA	DIP，PIP，CMC関節
SpA	非対称性の少関節炎　体軸関節　DIP，PIP，MCP関節　縦ならび
CTD	小関節優位の多関節炎
PMR	大関節優位の多関節炎
Crystal	単関節炎　痛風は1MTP，偽痛風は膝関節
Infectious	Viralは小関節優位の多関節炎，Bacterialは単関節炎

〈文献〉

1) Shiraishi M, et al：Differentiating Rheumatoid and Psoriatic Arthritis of the Hand: Multi-modality Imaging Characteristics. Radiographics, 40：1339-1354, 2020（PMID：32735474）

（橋本　求）

3）各関節炎グループの鑑別　③関節炎の部位分布　49

第1部 「関節炎」を鑑別しよう

3）各関節炎グループの鑑別

④関節外症状

把握しておきたい関節外症状

リウマチ膠原病では全身のさまざまな臓器に症状をきたします．したがって，関節炎の原因を鑑別するにあたって，**関節以外の症状について詳細な問診・身体所見**をとり，診断に役立てることは非常に重要です．それぞれの関節炎グループは，それぞれ特徴的な関節外症状を示します．さっそく，その特徴をみていきましょう．

1 関節リウマチ（RA）に認められやすい関節外症状

RAにおいては，**表1**に示したような関節外病変を合併することがあります．

眼病変としては強膜炎，皮膚病変としてはリウマトイド結節と呼ばれる皮下結節が肘などにできます．肺病変としては，間質性肺炎をしばしば合併します（**図1a**）．漿膜炎をきたすときもあります．リウマトイド血管炎をきたした場合は，多発性単神経炎や皮膚潰瘍を合併する場合もあります（**図1b**）．

RAで認められやすい関節外症状は，後述するSpAで認められやすい関節外症状とその臨床的特徴（パターン）が異なっていますので，関節外症状からも関節炎の鑑別診断をすすめていくことができます（**表1**）．

50 すべての臨床医が知っておきたいリウマチ・膠原病の診かた

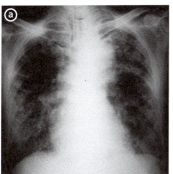 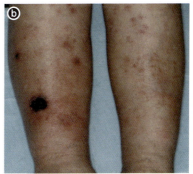

図1 RAによる間質性肺炎とリウマトイド血管炎・皮膚潰瘍
画像提供：b）大阪公立大学皮膚科 廣保 翔先生．

表1 RAとSpAに合併しやすい関節外症状

分類	RA	SpA
小分類		PsO, PsA, AS, IBD-SpA, ReA
眼	強膜炎	虹彩炎
耳鼻		
口腔		口内炎
皮膚	皮下結節，皮膚潰瘍	乾癬，爪乾癬，結節性紅斑，壊死性膿皮症
心肺	間質性肺炎，漿膜炎	心臓弁膜症
腹部		炎症性腸炎
腎泌尿器		尿路感染症先行
神経	多発単神経炎	
筋・軟部組織		指趾炎
その他		

2 脊椎関節炎（SpA）に認められやすい関節外症状

　SpAは，乾癬（PsO），乾癬性関節炎（PsA），強直性脊椎炎（AS），炎症性腸疾患関連関節炎（IBD-SpA），反応性関節炎（ReA）などを含む疾患スペクトラムであり，**表1**のように，それぞれの疾患に特徴的な症状を関節外症状として呈します．

　眼病変としては，虹彩毛様体炎をしばしば合併します（第2部-3-1参照）．皮膚病変としては乾癬や乾癬に伴う爪変化をしばしば認めます（**図2a，b**）．

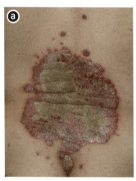
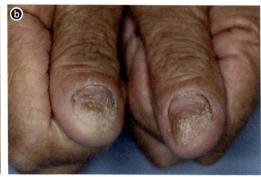

図2　乾癬による皮膚病変と爪病変
a）腰背部に認めた乾癬：境界明瞭な盛り上がった紅斑に，白色の鱗屑を伴う．
b）乾癬による爪病変：乾癬では，点状陥凹（pitting），横溝，爪甲剥離などの爪病変をしばしば合併する．爪白癬との鑑別に注意．
画像提供：大阪公立大学皮膚科 廣保 翔先生．

IBD-SpAなどでは結節性紅斑を認めるときがあります．ASでは大動脈弁閉鎖不全症などの心弁膜症を合併することがあります．また，クローン病や潰瘍性大腸炎がなくとも，しばしば非特異的な腸炎を合併します．ReAの場合には，感染性胃腸炎やクラミジア感染などの尿路感染症が先行する場合があります．

また，後述（第1部-3-6，第1部-4参照）するように，SpAの類縁疾患としての掌蹠膿疱症にも注意します．

> **memo ① SpAの関節外症状は，メカニカルストレスがかかる部位に起きやすい？**
>
> 　SpAは，メカニカルストレスのかかる部位に病変が起きやすいという特徴があるといわれています（図3）．これはSpAの自己炎症性疾患としての特徴の1つと思われます．SpAの関節炎の主体は付着部炎であり，筋腱に働くメカニカルストレスをきっかけに発症します．脊椎炎も，脊椎をつなぐ靱帯が付着部炎により石灰化しつながったものと考えられます（第1部-3-6参照）．乾癬の皮膚病変は，前額部，頭部毛髪内，耳介後部，臍周囲，腰背部，肘部，膝部などの摩擦が起きやすい部位に好発し，ケブネル現象（こすった部位で皮疹が悪化すること）が陽性です．これも皮膚のメカニカルストレスと考えられます．虹彩炎は，虹彩毛様体筋の付着部炎，大動脈弁閉鎖不全症も，大動脈弁が血流のストレスを最も受けやすい部位であると考えることができます．

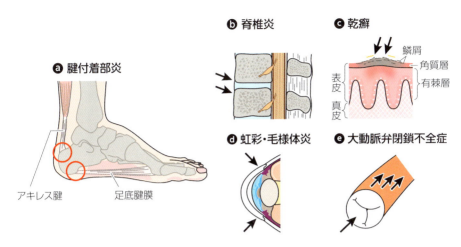

図3 SpAの関節外症状とメカニカルストレス
文献1をもとに作成.

3 結合組織疾患（CTD）に認められやすい関節外症状

　RA以外のCTDには，さまざまなリウマチ性疾患が含まれますが，ここではそれらを，①ANA関連CTD（全身性自己免疫疾患），②自己炎症性疾患，③血管炎症候群の3つに大別し，関節外症状の特徴を説明したいと思います．

1）ANA関連CTDに認められやすい関節外症状（表2）

　ANA関連CTDは，抗核抗体（ANA）をはじめとする自己抗体により特徴づけられる膠原病で，全身性エリテマトーデス（SLE），シェーグレン症候群（SS），強皮症（SSc），多発性筋炎（PM）/皮膚筋炎（DM），混合性結合組織病（MCTD）をここに含みます．これらの疾患では，疾患と自己抗体によってそれぞれ異なった臨床的特徴を示しますので，それぞれの関節外症状の特徴を理解することが重要です．

　SLEでは，蝶形紅斑（図4a）・ディスコイド（図4b）・非瘢痕性脱毛・口腔内潰瘍などの皮膚粘膜病変，漿膜炎，糸球体腎炎，中枢神経病変などの多彩な病変を示します．SSでは，眼乾燥，口腔内乾燥に加え，間質性肺炎や間質性腎炎などの合併症を示します．SScではレイノー現象と皮膚硬化，指先潰瘍に加え，間質性肺炎や腎クリーゼ，消化管蠕動運動低下などの症状をきたします．PM/DMでは，筋力低下に加え，ヘリオトロープ疹・ゴットロン徴候などの特徴的な皮膚病

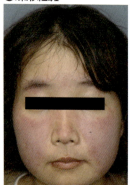
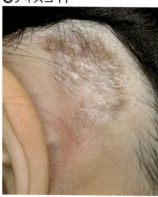

ⓐ 蝶形紅斑　　**ⓑ ディスコイド**

図4　SLEによる蝶形紅斑とディスコイド
画像提供：大阪公立大学皮膚科 廣保 翔先生.

表2　ANA関連CTDに認められやすい関節外症状

分類	CTD				
小分類	SLE	SS	SSc	PM/DM	MCTD
眼	網膜病変	乾燥性角結膜炎			
耳鼻					
口腔	口腔内潰瘍	口腔内乾燥			
皮膚粘膜	蝶形紅斑，ディスコイド，非瘢痕性脱毛，凍瘡様皮疹	環状紅斑	レイノー現象，皮膚硬化，指先潰瘍	ヘリオトロープ疹，ゴットロン徴候，機械工の手	レイノー現象，手指腫脹
心肺	漿膜炎，肺胞出血	間質性肺炎	間質性肺炎，肺高血圧症	間質性肺炎	肺高血圧
腹部	ループス腸炎		逆流性食道炎，蠕動運動低下		
腎泌尿器	糸球体腎炎	間質性腎炎	腎クリーゼ		
神経	中枢神経症状				三叉神経障害，無菌性髄膜炎
筋・軟部組織	ジャクー関節症		屈曲拘縮	筋炎，筋力低下	ソーセージ様手指腫脹，筋炎
その他					

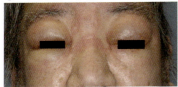
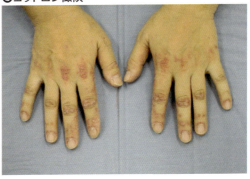

ⓐヘリオトロープ疹　ⓑゴットロン徴候

図5　DMによるヘリオトロープ疹とゴットロン徴候
画像提供：大阪公立大学皮膚科 廣保 翔先生．

表3　自己炎症性疾患に認めやすい関節外症状

分類	自己炎症性疾患			
小分類	BD	AOSD	RP	FMF
眼	ブドウ膜炎		強膜炎，虹彩炎	
耳鼻			耳介軟骨炎，めまい・難聴	
口腔	アフタ性潰瘍	咽頭炎		
皮膚	毛嚢炎，結節性紅斑，針反応	サーモンピンク疹	好中球性皮膚炎	
心肺		漿膜炎	気道狭窄	心膜炎，胸膜炎
腹部	腸管ベーチェット	肝障害		腹膜炎
腎泌尿器	陰部潰瘍	間質性腎炎		
神経	神経ベーチェット			
筋・軟部組織				
その他	血管ベーチェット	弛張熱		周期性発熱

変（**図5a，b**），間質性肺炎が重要です．MCTDでは，SLE，SSc，PM/DMの3疾患の要素に加え，共通所見としてのレイノー現象，手指腫脹，それから稀な合併症としての肺高血圧症が重要です．

2) 自己炎症性疾患に合併しやすい関節外症状（表3）

RAとSpA以外のCTDのなかで，疾患特異的自己抗体をもたないベーチェット

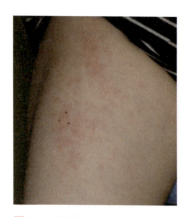 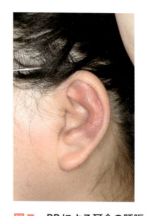

図6 AOSDによるサーモンピンク疹
画像提供：大阪公立大学皮膚科 廣保 翔先生．

図7 RPによる耳介の腫脹
画像提供：大阪公立大学皮膚科 廣保 翔先生．

病（BD），**成人スチル病**（AOSD），**再発性多発軟骨炎**（RP），そして厳密には膠原病とは区別されますが，遺伝性の自己炎症症候群のうち成人から発症することもある**家族性地中海熱**（FMF）の4疾患を，自己炎症性疾患としてまとめ，それぞれの臨床的特徴を記述します．

　これらの疾患は，発作的な発熱をくり返したり，メカニカルストレスがきっかけとなったり，好中球性の炎症をきたしやすい，などの自己炎症性疾患として共通する臨床症状をもつと考えられます（memo ②～⑤）．

　BDは，再発性アフタ性潰瘍，陰部潰瘍，ぶどう膜炎，結節性紅斑などの皮膚病変を4主徴とし，血管ベーチェット，神経ベーチェット，消化管ベーチェットの合併症が知られています（**第2部-5-1，付録 表15** 参照）．AOSDや全身型若年性特発性関節炎は，高熱を伴う全身炎症に，サーモンピンク疹，漿膜炎などを合併します（**図6**）．RPでは，耳介軟骨炎や難聴，強膜炎や好中球性皮膚炎などの多彩な病変を示します（**図7**）．FMFは，通常，周期的発熱に漿膜炎症状を伴います．

memo ②ベーチェット病(BD)もSpAの類縁疾患？

　BDの関節外症状は，自己炎症性疾患の1つであるSpAの関節外症状と，かなりの部分で共通しています（第1部-4 ❹ 2）参照）．例えば，眼病変（虹彩毛様体炎），皮膚病変（結節性紅斑や好中球性皮膚炎），消化管病変（炎症性腸疾患）などです．実は遺伝学的にみても，BDにかかわる遺伝的リスクは，乾癬，強直性脊椎炎，クローン病といったSpA疾患とかなりの部分でオーバーラップしているのです（図8）．すなわち，疾患病態から考えれば，BDはSpAの類縁疾患の1つと考えることができます．SpAとBDのようなMHC class-Ⅰ分子（HLA-B27やHLA-B51）が発症リスクとなる疾患群を総称して，**MHC class-Ⅰ-opathy**と呼ぶ疾患概念も提唱されています．これらのMHC class Ⅰ分子は，小胞体ストレス応答を介してIL-23の産生を亢進することで，抗IL-17/23抗体が奏効するような自己炎症性疾患の病態に寄与すると考えられています（第3部参照）．

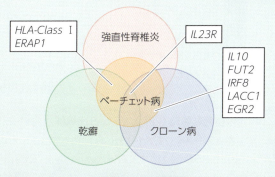

図8　ベーチェット病のリスク遺伝子
文献2より引用.

memo ③ AOSD と sJIA

若年性特発性関節炎（JIA）は，国際リウマチ学会の分類基準によれば，**表4**に示す7つの病型に分けられます．このうち1の全身型JIA（sJIA）は，高熱やサーモンピンク疹などの全身症状を示し，AOSDと共通した病態をもつと考えられます．2〜4は関節型JIAと呼ばれ成人RAに類似した病態，5，6は成人のSpAに対応すると考えられます．

AOSDとsJIAは，自己抗体が陰性であり，かつ，発作的に起きる高熱や，ケブネル現象を伴う紅斑や漿膜炎などの自己炎症性疾患としての特徴を備えています．

表4　JIAと成人リウマチ性疾患との対応

1	全身型	AOSD
2	小関節炎型	RA
3	多関節炎型（RF陽性）	RA
4	多関節炎型（RF陰性）	RA（seronegative RA）
5	乾癬関連関節炎	SpA（PsA）
6	付着部炎関連関節炎	SpA
7	分類不能型	

memo ④ 再発性多発軟骨炎（RP）とVEXAS症候群

近年，RP患者の一部に，*UBA-1*という自然免疫にかかわる単一遺伝子の変異が認められることが同定され，VEXAS（vacuoles, E1 enzyme, X-linked, autoinflammatory, somatic）症候群と呼ばれる疾患概念が整理されました．VEXAS症候群は，単一遺伝子の後天的変異により成人期から発症する自己炎症症候群と考えられています．

*UBA-1*遺伝子はX染色体上にありますので，VEXAS症候群は主にX染色体のスペアをもたない男性に発症します．発熱，皮膚の好中球性炎症，肺浸潤影，耳鼻軟骨炎，血管炎などの臨床症状を呈し，骨髄検査にて赤芽球・骨髄球中に空胞像（vacuoles）が確認されれば診断できます．

この*UBA-1*遺伝子変異をもつ人を調べますと，これまで，結節性多発動脈炎，再発性多発軟骨炎，巨細胞性動脈炎，Sweet症候群，骨髄異形成症候群（MDS）など多彩な診断を受けてきたことがわかりました．

VEXAS症候群の疾患概念の確立により，膠原病のなかには単一遺伝子異常の後天的変異により成人期になってはじめて発症する自己炎症性疾患が含まれているということが明らかになりました．すなわち，FMFのような先天性の単一遺伝子異常に基づく自己炎症性疾患と，多因子疾患である膠原病とが，連続性をもった疾患群であることが明らかになってきたのです（**第1部-1 図3**参照）．

表5 血管炎症候群に認めやすい関節外症状

分類	血管炎症候群		
小分類	小血管炎	中血管炎	大血管炎
代表的な疾患	MPA, GPA, EGPA, IgA血管炎, クリオグロブリン血管炎	PAN, KD	GCA, TA
眼	強膜炎, ぶどう膜炎	結膜充血	虚血性視神経症
耳鼻	鼻潰瘍, 副鼻腔炎, 中耳炎		
口腔			舌跛行
皮膚粘膜	紫斑, 蕁麻疹, 潰瘍	皮下結節, 潰瘍, 網状皮斑	皮下結節, 潰瘍
心肺	間質性肺炎, 気管支喘息, 漿膜炎, 肺結節, 心筋炎	心筋虚血, 冠動脈瘤	大動脈弁閉鎖不全症
腹部	消化管潰瘍, 穿孔	腹部アンギーナ, 消化管穿孔	腹部アンギーナ
腎泌尿器	糸球体腎炎	腎血管性高血圧	
神経	多発性単神経炎, 肥厚性硬膜炎	多発性単神経炎, 脳梗塞	脳血管障害
筋・軟部組織	筋痛	指先壊死	筋痛, 血圧左右差, 間欠性跛行, 顎跛行
その他			

3) 血管炎症候群に認められやすい関節外症状（表5）

　血管炎症候群は，炎症の主座がある血管の太さにより**小血管炎**（ANCA関連血管炎など），**中血管炎**〔結節性多発動脈炎（PAN），川崎病（KD）など〕，**大血管炎**〔巨細胞性動脈炎（GCA），高安動脈炎（TA）など〕に分類されます（**図9**）．

　血管炎症候群に伴う関節外症状は，病態の主座がある血管径の太さ（小・中・大）により異なる臨床像を示します（**図10**）．例えば，眼病変においては，小血管炎では，強膜炎やぶどう膜炎が起こりやすく，大血管炎になると虚血性視神経障害が起こりやすいです．皮膚病変では，小血管炎では紫斑や蕁麻疹，潰瘍などの病変を多く示しますが，中・大血管炎では皮下結節や潰瘍・虚血性壊死などの病変が多くなります．腎病変としては，小血管炎では糸球体腎炎が多いですが，中・大血管炎では腎血管性高血圧などの病変が多くなります．神経病変としては，小血管炎では多発性単神経炎などの末梢神経障害が主となりますが，中・大血管炎では脳梗塞などの中枢神経障害もみられるようになります．

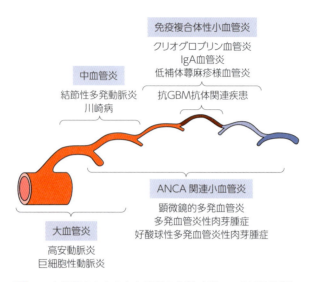

図9 血管壁の大きさと血管炎の分類（Chapel Hill分類）
文献3をもとに作成.

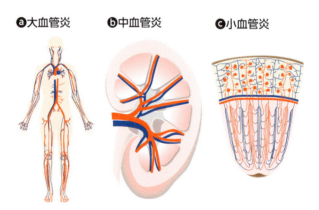

図10 炎症の主座となる血管径の違いによる関節外症状の違い
文献3より引用.
大血管炎では，大動脈またはその主要な分枝（例：側頭動脈炎）に，中血管炎は主要な腹部動脈またはその分枝に（例：腎血管性高血圧），小血管炎は，細動脈や毛細血管に（例：糸球体腎炎）炎症が起きる.

4 リウマチ性多発筋痛症（PMR）で認められやすい関節外症状

　PMRでは，病態の主座が滑液包や筋腱にあるため，関節炎よりも**頚肩部および腰・大腿部の筋痛**（shoulder and hip girdle pain）が主症状になります．RMRの類縁疾患であるRS3PEでも，腱鞘炎が主病態となるため，関節炎とともに**手背足背の浮腫**が特徴的な臨床症状になります．PMRではしばしばGCAを合併し，頭痛，視力障害，顎跛行などの症状を呈する場合があります（**表5**参照）．

> **memo** ⑤高齢発症RAとPMR，GCAの共通点と相違点（**表6**）
>
> 　高齢発症RAとPMR，GCAは，高齢者に起きやすいという特徴に加え，炎症反応高値で炎症性貧血も伴うという臨床的特徴を共有しています．これらの病態にはIL-6というサイトカインの関与が考えらます（**第3部**参照）．これらの疾患は，炎症の主座がそれぞれ「滑膜」「滑液包・筋腱」「血管」であるために異なった臨床的特徴を示しますが，いずれも免疫老化によりIL-6をはじめとする炎症性サイトカインが高値になることで発症する疾患，という点で共通していると考えられます．

表6　高齢発症RA，PMR，GCAの共通点と相違点

	高齢発症RA	PMR	GCA
発症年齢	高齢者	高齢者	高齢者
発症様式	急性発症	急性発症	急性発症
CRP/ESR	高値	高値	著明高値
炎症性貧血	あり	あり	あり
病態の主座	関節滑膜	滑液包・筋腱	血管
RF・抗CCP抗体	約半数で陽性	陰性	陰性
骨破壊	あり	なし	なし
グルココルチコイド反応性	症状軽減するが，関節破壊は進行	少量で奏効	高用量が必要

5 結晶誘発性関節炎（Crystal）で認められやすい関節外症状

　結晶誘発性関節炎の痛風において，高尿酸血症が高度で慢性的に持続している場合は，皮下のあちこちに痛風結節が出現します（**図11**）．痛風結節は，体の冷えやすい部位（手指，足趾，耳など）に起こりやすいという特徴があります．

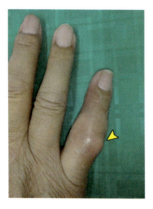

図11 痛風患者に認められた皮下痛風結節

> **memo** ⑥痛風・偽痛風は，自己炎症性疾患？
>
> 　結晶によって起きる痛風・偽痛風が，免疫異常によって起きる自己炎症性疾患の1つとして扱われることに，違和感を感じる方もおられるでしょう．
> 　AOSDやsJIA，FMFなどの自己炎症性疾患では，インフラマソームと呼ばれる自然免疫システムが活性化しており，その結果産生されるIL-1やIL-18などのサイトカインが，高熱やサイトカインストームなどの病態に関与することが知られています．
> 　実は，痛風や偽痛風で認められる尿酸結晶やピロリン酸カルシウム結晶も，インフラマソームを活性化しIL-1の産生を誘導します．そのために痛風や偽痛風は，広義の自己炎症性疾患に分類されるのです．IL-1は発熱物質ですので，これらの疾患は発熱をきたすこともあります．また強い炎症反応を伴いますので，関節部位は蜂窩織炎のような発赤や熱感を伴います．偽痛風は，入院患者の不明熱の原因疾患（7D：Pseudogout, Device, C. difficile, DVT, Drug, Decubitus, Deep abscess）の1つとして有名ですが，痛風や偽痛風はインフラマソームを活性化するので，ときに高熱をきたしうる，ということを覚えておきましょう．

6 感染性関節炎（Infectious）で認められやすい関節外症状（表7）

　感染性関節炎は，ウイルス性関節炎と化膿性（細菌性）関節炎に大別されます．
　ウイルス性関節炎のなかで，最も頻度が高いものはパルボウイルスB19感染症です．パルボウイルスに感染すると，関節炎以外に，**紫斑や紅斑**などの皮膚病変，**手足の著明な浮腫**（gloves and socks syndrome），リンパ節腫脹，肝障害，溶

表7　感染性関節炎に認めやすい関節外症状

大分類	小分類	疾患名	関節外症状
感染性関節炎	ウイルス性関節炎	パルボウイルス感染症	紫斑，紅斑，手足浮腫，リンパ節腫脹，肝障害，溶結性貧血
		B型肝炎 C型肝炎	クリオグロブリン血症，紫斑
	化膿性関節炎	感染性心内膜炎	心弁膜症，オスラー結節，Janeway病変，眼瞼結膜出血
		淋菌感染症	尿道膿性分泌物，紫斑

血性貧血などさまざまな関節外症状を合併します．B型肝炎やC型肝炎では，クリオグロブリン血管炎を合併し，関節炎や**紫斑**（**第2部-2-3**参照）をきたす場合があります．

　化膿性関節炎の場合，通常は急性単関節炎で発熱以外に関節外症状をきたしません．しかし，化膿性関節炎のなかでも**淋菌性関節炎**の場合は，例外的に急性多関節炎として発症し，外尿道口からの膿性分泌物などの尿路症状に加え，皮膚に**紫斑**を伴う場合があります．また，化膿性関節炎でも，感染性心内膜炎で全身の菌血症に至った場合は，急性多関節炎となり，心弁膜の破壊による弁膜症や，手指のオスラー結節，Janeway病変，眼瞼結膜の点状出血などの塞栓症状を示します（**図12**）．

> **memo ⑦リウマチ性膠原病のMimickerとしての感染性心内膜炎に注意！**
>
> 　感染性心内膜炎は，急性多関節炎の原因になりますが，それ以外にも眼瞼出血やオスラー結節，Janeway病変のような塞栓症状を呈します．また，感染症に起因した糸球体腎炎をきたすときもあります．これらの臨床症状は，一見すると血管炎をはじめとする膠原病の臨床症状にきわめて酷似しています．さらに，感染性心内膜炎では，血液中を菌体成分が巡回し免疫を活性化するため，さまざまな自己抗体が産生されます．感染性心内膜炎患者109名を集めたコホート研究では，18％がANCA陽性，16％がANA陽性，35％がRF陽性，23％がカルジオリピン抗体が陽性でした[4]．したがって，これらの臨床症状と自己抗体陽性とを併せて，膠原病と診断してしまう可能性があります．
>
> 　発熱をきたしている場合に膠原病を診断する際には，感染性心内膜炎の可能性がないかを必ず疑い，疑わしい場合は必ず血液培養をとるようにしましょう．

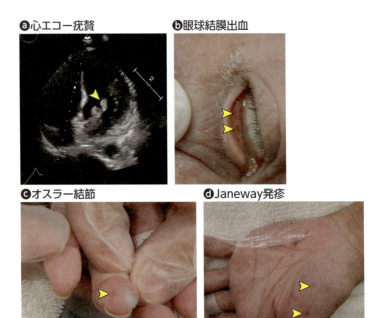

図12 感染性心内膜炎患者に認めた身体所見

感染性心内膜炎では，心エコーにて疣贅を認めることに加え，全身の塞栓症状および免疫学的現象に伴い，特徴的な身体所見を呈する．眼球結膜出血（petechia）や，オスラー結節（四肢末梢の圧痛を伴う結節・紅斑），Janeway発疹（圧痛を伴わない手掌の紅色丘疹）は，その代表的なものである．
画像提供：大阪市総合医療センター総合診療内科 中村友之先生.

〈文献〉

1) Watad A, et al：The Early Phases of Ankylosing Spondylitis: Emerging Insights From Clinical and Basic Science. Front Immunol, 9：2668, 2018（PMID：30505307）
2) Kirino Y & Nakajima H：Clinical and Genetic Aspects of Behçet's Disease in Japan. Intern Med, 58：1199-1207, 2019（PMID：30626832）
3) Jennette JC, et al：2012 revised International Chapel Hill Consensus Conference Nomenclature of Vasculitides. Arthritis Rheum, 65：1-11, 2013（PMID：23045170）
4) Mahr A, et al：Brief report: prevalence of antineutrophil cytoplasmic antibodies in infective endocarditis. Arthritis Rheumatol, 66：1672-1677, 2014（PMID：24497495）

（橋本　求）

第1部 「関節炎」を鑑別しよう

3) 各関節炎グループの鑑別

⑤血液検査（自己抗体，炎症反応など）

血液検査所見はこう活かす！

リウマチ膠原病を疑う症状について，詳細な問診・身体所見をとった後は，血液検査を行い鑑別診断をすすめます．特に疾患特異的な自己抗体は，それぞれの膠原病に対する特異度が高いため，診断に向けての大きな助けとなります．それ以外にも，リウマチ膠原病では，炎症反応やMMP-3，補体，HLAなどの検査結果がそれぞれ特徴的な動きをしますので，それらの特徴を把握し鑑別に活かしていくことが重要です．

1 自己抗体

1) 自己抗体に対する考え方

Ⓐ自己抗体を認める疾患と認めない疾患

リウマチ膠原病は，自己抗体を認める膠原病（**自己免疫疾患**）と，自己抗体を認めない膠原病（**自己炎症性疾患**）とに大別できます（**表1**，**第1部-1**）．自己抗体を認める膠原病は，それぞれの自己抗体に特徴的な臨床症状を示します．一方，自己抗体を認めない膠原病は，自己炎症性症候群に共通する①メカニカルストレスをきっかけに，②好中球性の炎症が，③高い炎症反応や発熱を伴いながら，④発作的に起きる，というような臨床的特徴を示し，自己炎症性疾患と呼ばれます．したがって，リウマチ膠原病の診療においては，**自己抗体を認めない**ということも，脊椎関節炎（SpA）やベーチェット病（BD），成人スチル病（AOSD）など，**自己炎症を特徴とするリウマチ膠原病の診断に至る重要な所見**になります．

3) 各関節炎グループの鑑別　⑤血液検査（自己抗体，炎症反応など）　65

表1　自己抗体を認める膠原病と自己抗体を認めない膠原病

主たる臨床症状	自己抗体を認める膠原病	自己抗体を認めない膠原病
関節炎	RA	SpA，PMR
全身症状	SLE，SS，SSc，PM/DM，MCTD	BD，AOSD，RP，FMF
関節炎	MPA，GPA，EGPA	GCA，TA，PAN，IgA血管炎

SS：シェーグレン症候群，SSc：全身性強皮症，PM/DM：多発性筋炎/皮膚筋炎，MCTD：混合性結合組織病，BD：ベーチェット病，AOSD：成人スチル病，RP：再発性多発軟骨炎，FMF：家族性地中海熱，MPA：顕微鏡的多発血管炎，GPA：多発血管炎性肉芽腫症，EGPA：好酸球性多発血管炎性肉芽腫症，GCA：巨細胞性動脈炎，TA：高安動脈炎，PAN：結節性多発動脈炎.

表2　疾患特異性の高い自己抗体，疾患特異性の低い自己抗体

疾患群	疾患特異性の高い自己抗体	疾患特異性の低い自己抗体
RA	抗CCP抗体	RF
ANA-CTD	抗Sm抗体，抗SS-A抗体，抗SS-B抗体，抗Scl-70抗体，抗セントロメア抗体，抗RNApolymeraseⅢ抗体，抗ARS抗体，抗TIF1-γ抗体，抗MDA-5抗体	抗核抗体
AAV	MPO-ANCA，PR3-ANCA	

> **point**
> ● 自己抗体を認めないことも，リウマチ膠原病の診断に重要な所見！

Ⓑ疾患特異性の高い自己抗体と低い自己抗体

　自己抗体のなかには，疾患特異性の高い（ある特定の疾患にしか検出されにくい）自己抗体と，疾患特異性の低い（他の疾患でも検出されることのある）自己抗体が存在します（**表2**）.

　疾患特異性の高い自己抗体を認めた場合は，確定診断に至る重要な助けとなりますが，疾患特異性が低い自己抗体を認めた場合は，確定診断を行う前にその他の疾患の可能性も考慮し慎重に判断する必要があります.

　例えば，関節リウマチ（RA）では自己抗体の1つであるリウマトイド因子（RF）は抗CCP抗体よりも疾患特異性が低いです. したがって，RF陽性の場合は，RFが陽性になる他の疾患の可能性がないか十分に検討しなければなりません. 逆に抗CCP抗体が陽性であれば，かなりの確率で現在RAである，もしくは，将来RAに進展する可能性が高いと判断できます. 全身性エリテマトーデス（SLE）の診断においても，抗核抗体は疾患特異性が低いため，膠原病のスクリーニングとし

第1部 「関節炎」を鑑別しよう

表3　疾患活動性と相関しやすい自己抗体と相関しにくい自己抗体

疾患名	疾患活動性と相関する自己抗体	疾患活動性と相関しない自己抗体
RA	IgG型RF（血管炎活動性）	抗CCP抗体
SLE，ANA	抗dsDNA抗体	抗Sm抗体
PM/DM	抗MDA-5抗体	抗ARS抗体，抗TIF1-γ抗体
ANA，その他の ANA-CTD		抗RNP抗体，抗SS-A抗体，抗Scl-70抗体，抗セントロメア抗体，抗RNApolymeraseⅢ抗体
AAV	MPO-ANCA，PR3-ANCA	

ては有用ですが確定診断は難しく，確定診断するためには，抗dsDNA抗体や抗Sm抗体などの疾患特異抗体を確認する必要があります（**表7**）.

> **point**
> ● 疾患特異性の高い自己抗体は，診断確定の決め手になる.

◉疾患活動性と自己抗体の相関

　自己抗体のなかには，疾患活動性（病勢）とあまり相関がみられない自己抗体と，疾患活動性と相関して動くために治療効果の参考となる自己抗体とが存在します（**表3**）.

　例えば，抗核抗体は膠原病の疾患活動性と相関しませんので，抗核抗体を経時的に測定する意味はありません．また，SLEの疾患特異的自己抗体のなかで，抗Sm抗体は疾患活動性とは相関しません．一方，抗dsDNA抗体は疾患活動性と相関して動きますので，抗体価を追うことで治療経過のフォローに役に立ちます.

　さらに，RAにおいて抗CCP抗体は疾患特異性が高く確実診断に大変役に立ちますが，疾患活動性との直接的な相関は認められません．一方，RFはある程度は疾患活動性に応じて動き，特にIgG型RFは血管炎などの疾患活動性との相関を示すといわれています.

　PM/DMでは抗ARS抗体は疾患活動性と相関しませんが，抗MDA-5抗体の抗体価はある程度疾患活動性と相関します.

> **point**
> ● 疾患活動性と相関する自己抗体は，治療効果評価の参考になる.

3）各関節炎グループの鑑別　⑤血液検査（自己抗体，炎症反応など）　67

2）それぞれの疾患グループに特徴的な自己抗体

ここからは，それぞれの疾患で検出される自己抗体が，どのような特徴をもっているかを説明していきます．

Ⓐ RA に特徴的な自己抗体

［① リウマトイド因子（RF）］

RF は，免疫グロブリン IgG の Fc 部分に対する自己抗体です．RF には，IgM 型，IgG 型，IgA 型の3つのサブクラスが存在しますが，一般的に定量される RF 定量は，**IgM 型 RF** を意味します．IgG 型 RF の検査は，リウマトイド血管炎などの関節外病変の合併を疑う場合に評価します．

RF は RA で検出される代表的な自己抗体ですが，RA に対する特異性は高くなく（感度約8割・特異度約7割），RA 以外でもシェーグレン症候群をはじめとする膠原病では多くが陽性になりますし，それ以外にも，慢性肝炎や結核などの慢性感染症でも陽性になります（**表4**）．

RF には RAPA や RAHA などさまざまな測定のしかたがありますが，2011 年の「リウマトイド因子標準化のガイドライン」によりいずれも健常人での陽性率が5％となるようにカットオフ値が定められています．逆に言いますと，**健常人も 20 人に1人は RF 陽性になる**，ということに留意が必要です．

表4　RF が陽性になる疾患とその陽性率

病名	陽性率（%）
シェーグレン症候群（SS）	75〜95
混合性結合組織病（MCTD）	50〜60
全身性エリテマトーデス（SLE）	15〜35
全身性強皮症（SSc）	20〜30
皮膚筋炎・多発性筋炎（PM/DM）	20
血管炎（PAN，GPA）	5〜20
サルコイドーシス	5〜30
原発性胆汁性肝硬変	45〜75
肝炎ウイルス感染症	25〜76
結核	15
梅毒	8〜37
ヘルペスウイルス感染症	10〜15

文献1より抜粋して引用，筆者により和訳．

第1部 「関節炎」を鑑別しよう

> **point**
> ● RFは健常人でも20人に1人は陽性になる.

　なお，RA患者でRFが著明高値を示した場合（RF定量で960 IU/mL以上，もしくはRAPAテストで2,560倍以上），リウマトイド血管炎などの関節外病変を合併するRA（悪性関節リウマチ）の可能性を考慮する必要があります．リウマトイド血管炎では，IgG型RFによる免疫複合体が血管壁を傷害すると考えられており，そのような場合には，IgG型RFが上昇し，血清補体は低値を示します（補体価については後述）.

> **memo** 悪性関節リウマチとは？
>
> 　悪性関節リウマチとは，厚生労働省の指定難病の病名で，リウマトイド血管炎をはじめとする関節外病変を認める難治病態を意味します．
> 　したがって関節炎の活動性が高いだけのRAは悪性関節リウマチとは呼びません.

> **point**
> ● RF著明高値やIgG型RF陽性の場合は，悪性関節リウマチの可能性を疑う.

［②抗CCP抗体（抗環状シトルリン化ペプチド抗体）］

　RFが，RAに対する感度は高いけれども疾患特異性は高くない自己抗体であるのに対し，抗CCP抗体（anti-cyclic citrullinated peptide antibody）は，RAに対する感度，特異性ともに非常に高く（感度約8割・特異度約9割），RA診断のために非常に重要な自己抗体です（**表5**）.しかも，この抗体はRA発症に先んじて数年前から検出されますので，診断未確定の関節痛患者が将来RAへと進展するかどうかを判断するためにも有用です（**図1**）.

　例えば，診断未確定の関節痛患者で抗CCP抗体が陽性である場合は，いずれRAを発症する可能性がきわめて高く，関節炎が持続していればpossible RAとして早期に治療を開始することが可能です．一方，もし抗CCP抗体が陰性であった

表5　抗CCP抗体とRFのRA診断への感度・特異度

	感度	特異度
抗CCP抗体	80%	96%
RF	76%	78%

3）各関節炎グループの鑑別　⑤血液検査（自己抗体，炎症反応など）　69

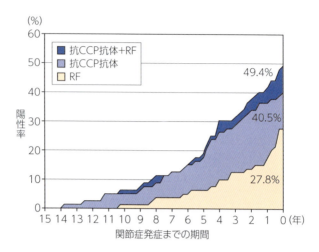

図1　RAの診断と抗CCP抗体産生のタイミング
文献2より引用．
RAを発症した患者の過去の保存血で自己抗体を調べたところ，RA発症に先立って何年も前から自己抗体が検出される（10年前でも抗CCP抗体は5%，RFは1%で陽性）ことがわかった．

場合は，SpAやCTDなど他の関節炎の可能性について精査する必要がありますし，一過性の関節炎として自然軽快する可能性もありますので，慎重に経過を観察する必要があります．

　さらに，抗CCP抗体は，RAの診断のみならず予後予測にも重要で，抗CCP抗体が強陽性の患者は，抗CCP抗体が陰性の患者に比べて明らかに関節破壊が進みやすいことがわかっています（図2）．

　なお，抗CCP抗体が高値である場合は，関節炎の予後が不良であるだけでなく，関節外病変としてのRA肺病変，とりわけ**間質性肺炎を合併しやすい**ことにも注意が必要です．間質性肺炎を合併したRA患者では，合併のないRA患者に比較して抗CCP抗体が高値であることが示されています（図3）．

> **point**
> - 抗CCP抗体は，RAの診断および予後予測の決定的なマーカー．
> - 抗CCP抗体強陽性のRAでは，間質性肺炎の合併に配慮する．

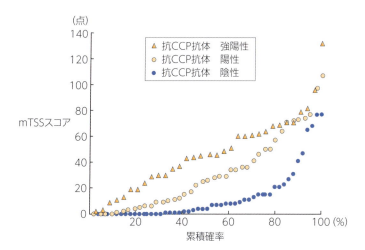

図2 抗CCP抗体価と関節破壊の進行度
文献3より引用.
RA患者の骨破壊スコア（modified total sharp score：mTSS）を調べたところ，抗CCP抗体が強陽性の患者は，抗CCP抗体陰性の患者に比べて関節破壊が進みやすいことがわかった．

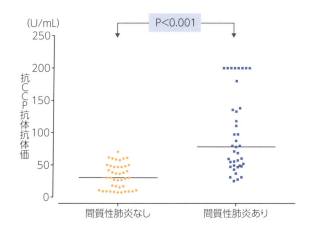

図3 間質性肺炎の有無によるRA患者の抗CCP抗体価
文献4より引用.

❺ ANA関連CTDに特徴的な自己抗体

［①抗核抗体］

　抗核抗体（ANA）は，SLEやSS，SScなどのANA関連膠原病（ANA-CTD）を疑うときに最初にスクリーニングで測定する自己抗体です．

> **memo　抗核抗体は，間接蛍光抗体法によって評価する**
>
> 　抗核抗体には，間接蛍光抗体（FA）法とELISA法の2つの測定法がありますが，どちらの測定法を用いたらよいか悩む方もおられるでしょう．**抗核抗体は，間接蛍光抗体法で測定するのがスタンダード**です．2019年のACR/EULARのSLE分類基準でも「間接蛍光抗体法による抗核抗体検査で80倍以上の陽性を示すこと」がSLEに分類するための前提条件として記載されています．
>
> 　間接蛍光抗体法は，プレート上に固層化したHeLa細胞という細胞に患者血清を反応させ，核成分に対する自己抗体の結合を蛍光抗体にて検出する方法です．一方のELISA法は，Sm，RNP，Scl-70などの既知の自己抗原蛋白をプレート上に固層化して，それらに対する自己抗体の結合を定量的に評価します（**図4**）．間接蛍光抗体法の方が優れている理由として，①抗核抗体には未知の抗原が含まれている場合があり，その場合は既知の抗原への反応しかみられないELISA法では検出が困難となること，②染色パターンによって測定すべき疾患特異的自己抗体を絞り込むことができることがあげられます．一方，間接蛍光抗体法の欠点として，目視で評価しますので，検査者によって結果にばらつきがでる場合があります．
>
>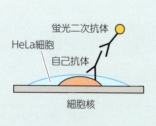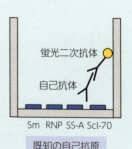
>
> **図4　抗核抗体の測定法**

　膠原病を疑う場合，まずは蛍光抗体法により抗核抗体を測定し，抗核抗体の染色パターンと臨床症状から，測定すべき疾患特異的自己抗体を決定します．

表6 抗核抗体の染色パターンと代表的な自己抗体,疑われる疾患

染色パターン	主な自己抗体	疑われる疾患
Homogeneous/Peripheral	抗dsDNA抗体	SLE
	抗ssDNA抗体	
	抗histone抗体	
Speckled	抗Sm抗体	SLE
	抗RNP抗体	MCTD
	抗SS-A, SS-B抗体	SS
	抗Scl-70抗体	SSc (diffuse type)
Discrete speckled	抗セントロメア抗体	SSc (limited type)
Nucleolar	抗RNA polymerase III抗体	SSc (diffuse type)
Cytoplasmic	抗mitochondria抗体	PBC
	抗ARS抗体	PM/DM
	抗SS-A抗体	SS
	抗ribosomal P抗体	SLE (NPSLE)

※SS-Aは核内にも細胞質にもある.

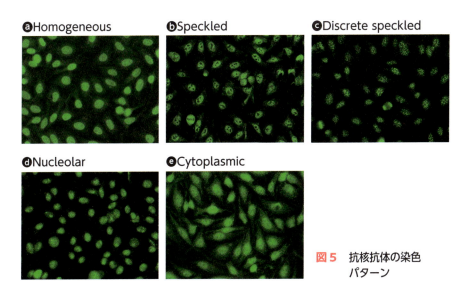

図5 抗核抗体の染色パターン

　抗核抗体の染色パターンは,Peripheral, Homogeneous, Speckled, Discrete speckled, Nucleolar, Cytoplasmicの6つのパターンに分類されますが(**表6**,**図5**),PeripheralとHomogeneousは見ているものがかなり共通していますので

同じに扱ってよいでしょう．Peripheral/Homogeneousパターンの場合は，抗dsDNA抗体の存在が疑われ，考えられる疾患はSLEです（Peripheralの場合の方が，抗dsDNA抗体価が高いです）．Speckledパターンの場合は，抗U1-RNP抗体（以降，抗RNP抗体），抗Sm抗体，抗SS-A抗体，抗SS-B抗体，抗Scl-70抗体の存在が疑われ，疾患としてはSLE，MCTD，SS，SScが考えられます．Discrete speckledパターンの場合は，ほぼ100％で抗セントロメア抗体が陽性で，SScが疑われます．Nucleolarパターンの場合は，抗RNA polymerase Ⅲ抗体が含まれ，疾患としてはSScが疑われます．Cytoplasmicパターンの場合は，抗SS-A抗体，抗SS-B抗体，抗ARS抗体（抗Jo-1抗体を含む），あるいは，抗ミトコンドリア抗体などの存在が疑われ，疾患としてはSSやPM/DM，あるいは，原発性胆汁性胆管炎（PBC）などの自己免疫性肝疾患が考えられます．Cytoplasmicパターンの場合は，細胞核でなく細胞質が染色されているため，抗核抗体としては陰性と判定される場合もあります．なお，これらの染色パターンは，あくまで目視により判定していますので，絶対ではなく目安であることに留意が必要です．

　抗核抗体の特異性は高くなく，健常人でも一部陽性となります．例えば，80倍陽性であれば健常人の約1割が陽性です．このような健常人でも検出される非特異的な抗核抗体の場合，低力価でありHomogeneous + Speckled の染色パターンをとることが多いです．

　逆に抗核抗体が陰性の場合でも，膠原病が否定されるわけではありません．ANA関連CTDであっても，前述したCytoplasmicパターンに染色されるためANA陰性と判定される例も含めて，ANAの陽性率は半分程度（ANA陽性が診断条件となるSLEを除く）です．さらに，ベーチェット病やAOSDなどの膠原病は，そもそも自己抗体が陰性です．したがって，膠原病の診断においては，抗核抗体の結果よりも臨床症状を重視して診断する必要があります．

> **point**
> ● 抗核抗体が陰性でも，膠原病の可能性は排除されない．

［②ANA関連疾患特異的自己抗体］

　ANA関連CTDを疑う場合，抗核抗体を測定し，臨床症状と抗核抗体の染色パターンを参考に，それぞれの疾患に対する疾患特異的自己抗体を測定します．

　特異度の低い抗核抗体に比べて，疾患特異的自己抗体の特異度は一般に85％以上あると考えられます．さらに，それぞれの疾患は，自己抗体に応じて特徴的な臨床症状を示しますので，これらの疾患特異的自己抗体が検出された場合には，

第1部 「関節炎」を鑑別しよう

表7 疾患特異的自己抗体とその特徴

疾患	自己抗体	臨床的特徴
SLE	抗dsDNA抗体	ループス腎炎の疾患活動性と相関
	抗Sm抗体	SLEの診断に有用 腎炎や中枢神経病変合併例に多いが，疾患活動性とは相関しない
MCTD	抗RNP抗体	MCTDの診断に有用 しばしば単独陽性となる
SS	抗SS-A抗体	SSの診断に有用 新生児ループスの原因となる
	抗SS-B抗体	抗SS-A抗体よりも感度は低い
SSc	抗Scl-70抗体	SSc（diffuse型）の診断に有用 間質性肺炎などの内臓病変を伴いやすい
	抗RNA polymerase III抗体	SSc（diffuse型）の診断に有用 腎クリーゼなどの内臓病変をきたしやすい
	抗セントロメア抗体	SSc（limited型）の診断に有用 CREST症候群の病型をとりやすい
PM/DM	抗ARS抗体	レイノー現象，間質性肺炎，関節炎などの病型をとりやすい
	抗MDA-5抗体	筋症状はないか軽微 急速進行性間質性肺炎を合併しやすい
	抗TIF1-γ抗体	成人では悪性腫瘍の合併が多い
	抗Mi-2抗体	典型的な皮膚病変 グルココルチコイド反応性良好

診断に向けてきわめて有用な情報になります．

表7にそれぞれの膠原病で検出されやすい自己抗体とその臨床的特徴についてまとめました．

> **memo 自己抗体検査の偽陽性をどのように見分けるか？**
>
> 疾患特異的自己抗体は特異度が高く，リウマチ膠原病の診断確定の決め手として使われます．そのため，膠原病に特徴的な臨床症状が乏しいにもかかわらず，弱陽性の結果が得られた場合は，診断に迷うことになります．それでは，検査による偽陽性（結合力が高い真の自己抗体は存在しない）を，どのように見分けたらよいでしょうか？
>
> それには，①**自己抗体の出現のしかたには順番がある**ということと，②**自己抗体の検査のしかたには特異性の高い方法と低い方法がある**，ということを理解しましょう．
>
> 例えば，一般には抗RNP抗体は抗Sm抗体より先に，抗ssDNA抗体は抗dsDNA抗体より先に，抗SS-A抗体は抗SS-B抗体より先に出現します．これら

3）各関節炎グループの鑑別 ⑤血液検査（自己抗体，炎症反応など）　75

はそれぞれ，同一の分子構造体の別のエピトープを認識しているため，最初に免疫の標的となりやすいエピトープが決まっているのです．

また，検査法として，ELISA法は血清IgG値が高い場合などに偽陽性が出やすい方法であり，オクタロニ法や免疫沈降法，RIA法などは，より特異性の高い測定方法です．

したがって，例えばELISA法で抗Sm抗体が弱陽性であるけれども，臨床症状は乏しいので偽陽性を疑う場合には，まず，抗RNP抗体が陰性であることを確認し（抗Sm抗体が陽性ならば通常陽性になるはず），次に，より特異度の高いオクタロニ法など他の測定方法で抗Sm抗体が陰性であったならば，「ELISA法による抗Sm抗体は偽陽性」と判断してよいでしょう．

一方，強陽性の場合は，エピトープの個体差による真の陽性を考えます．

> **point** 下記の自己抗体の組み合わせは，偽陽性の可能性あり※
> - 抗RNP抗体陰性の場合の抗Sm抗体弱陽性．
> - 抗ssDNA抗体陰性の場合の抗dsDNA抗体弱陽性．
> - 抗SS-A抗体陰性の場合の抗SS-B抗体弱陽性．

ⓒ AAVに特徴的な自己抗体

［①抗好中球細胞質抗体（ANCA）に対する考え方］

ANCAは，ANCA関連血管炎（AAV）の疾患特異的自己抗体です．ANCAには，Myeloperoxidase（MPO）とProteinase 3（PR3）という2つの抗原蛋白が同定されており，ELISA法で測定します．一方，間接蛍光抗体法で測定した場合には，MPO-ANCAは好中球の細胞核周囲（perinuclear）に局在して光るため，P（perinuclear）-ANCAと呼ばれます．一方，PR3-ANCAは好中球の細胞質（cytoplasmic）が光るため，C（cytoplasmic）-ANCAと呼ばれます．

> **memo** ANCAの測定は，ELISA法をまず最初に
>
> 抗核抗体では蛍光抗体法での測定がスタンダードでしたが，ANCAでは，MPOとPR3という主要な抗原蛋白が既に同定されていますので，通常，まずはELISA法によってMPO-ANCAとPR3-ANCAを測定します．
>
> それらが陰性でも臨床症状からANCA関連血管炎の可能性を疑う場合には，未同定のANCAの可能性を疑って間接蛍光抗体法（フルオロANCAテスト）でP-ANCAとC-ANCAとを評価します．2つの方法を組み合わせることで，ANCA

※明らかに強陽性となっている場合は，通常のエピトープと異なるため前述の原則に当てはまらない場合もある

第1部 「関節炎」を鑑別しよう

関連血管炎に対する感度・特異度が最大となります.

[② ANCA と各疾患との関係]

ANCAが陽性になるのはANCA関連血管炎で，**顕微鏡的多発血管炎（MPA）**，**多発血管炎性肉芽腫症（GPA）**，**好酸球性多発血管炎性肉芽腫症（EGPA）**の3疾患に分けられます.

ANCA関連血管炎におけるMPO-ANCAとPR3-ANCAの陽性率を考える場合には，欧米と日本での違いに注意する必要があります. 欧米ではGPAが多く，PR3-ANCAの陽性例が多い一方，日本ではMPAが多く，MPO-ANCAの陽性例が多いです. その結果，欧米と日本では，各疾患におけるMPO-ANCAとPR3-ANCAの陽性率に**表8**のような差があります.

なお，ANCAは，ANCA関連血管炎特異性の高い自己抗体ですが，ANCA関連血管炎以外にも稀にさまざまな自己免疫疾患（炎症性腸疾患など），感染症（感染性心内膜炎など），悪性腫瘍，薬剤性（抗甲状腺薬）などでも陽性となりえます. ANCA関連血管炎以外で，ANCAが陽性になる疾患病態を**表9**にまとめました.

また，表に示すように，MPO-ANCAやPR3-ANCAが陰性のANCA関連血管炎もありますので，これらが陰性であってもANCA関連血管炎である可能性は否定できません. すなわち，ANA関連CTDと同様，血液検査よりもあくまで臨床症状に基づいた診断が優先されるのです.

ANCAは，病原性のある自己抗体であることが実験で証明されています. したがって，ある程度疾患活動性と相関します. ですから，治療により低下していたANCAが再上昇してきた場合は，疾患の再燃を疑う必要があります.

表8　ANCA関連血管炎におけるMPO-ANCAとPR3-ANCAの陽性率の例と臨床症状

疾患	自己抗体（欧米）	自己抗体（日本）	臨床的特徴
MPA	MPO-ANCA 79% PR3-ANCA 19%	MPO-ANCA 97% PR3-ANCA 3%	紫斑，腎炎，間質性肺炎，腎炎，神経炎など
GPA	MPO-ANCA 7% PR3-ANCA 89%	MPO-ANCA 55% PR3-ANCA 46%	上気道病変，肺病変，腎炎，神経病変など 結節・腫瘤病変が多い
EGPA	MPO-ANCA 64% PR3-ANCA 0%	MPO-ANCA 50% PR3-ANCA 0%	好酸球増多，気管支喘息，神経病変など ANCA陽性例では紫斑・腎炎が多い ANCA陰性例では心病変が多い

本表では，文献5，6から引用した. 各疾患におけるANCAの陽性率は報告によって差があり，EGPAにおけるPR3-ANCA陽性例も存在する.

3）各関節炎グループの鑑別　⑤血液検査（自己抗体，炎症反応など）　77

表9　ANCA関連血管炎以外でANCAが陽性となる疾患病態

分類	詳細
自己免疫疾患	炎症性腸疾患（CD，UC） 自己免疫性肝疾患（AIH，PBC，PSC） 関節リウマチ 強皮症 シェーグレン症候群 特発性肺線維症 抗GBM抗体腎炎
薬剤性	抗甲状腺薬（プロピルチオウラシル） 抗菌薬（ミノサイクリン，マクロライド） TNF阻害薬（インフリキシマブ，アダリムマブなど） その他（ヒドララジン，アロプリノール，Dペニシラミン）
感染症	感染性心内膜炎 結核 非結核性抗酸菌症 ブドウ球菌 連鎖球菌
悪性腫瘍	悪性リンパ腫など
その他	珪肺

> **point**
> - ANCAは，MPO-ANCAとPR3-ANCAをELISA法で測定する．
> - ANCAが陰性でも，ANCA関連血管炎の可能性は否定できない．
> - ANCAは疾患活動性と相関することから，再上昇した場合には再燃を疑う必要がある．

2　炎症反応

1）炎症反応に対する考え方

　炎症反応を評価する方法として，CRPとESRがあります．**CRP**は炎症によるIL-6シグナルによって肝臓が産生する急性期蛋白で，数日単位での**急性の炎症病態**を反映します．一方，**ESR**は，CRPやフィブリノーゲン，血清アミロイドA蛋白（SAA）などの急性期蛋白に加え，貧血や低アルブミン血症，高γグロブリン血症などの影響も反映しますので，**週～月単位の慢性的な炎症病態**を示す所見です．また一般に，ESRは年齢とともに上昇しますので高齢者で高値を示す傾向があり，年齢の1/2までは正常値と考えてよいでしょう．

78　　すべての臨床医が知っておきたいリウマチ・膠原病の診かた

第1部 「関節炎」を鑑別しよう

表10 CRP/ESR値が上昇する疾患

CRP/ESR	疾患名
著増	PMR GCA AOSD FMF（発作時）
増加	RA SpA
低値増加	CTD
ほぼ正常	OA

> **point**
> ● CRP上昇は急性炎症を，ESR上昇は慢性的な炎症を示す．

2）CRP/ESRと各疾患との関係

　CRPやESRが高いということは，急性期炎症蛋白が多量につくられていることを意味します（**表10**）．PMRやGCAでは，CRP/ESRが著明高値を示します．特にESRは，加齢によっても上昇することから100 mm/hの著明高値を示します．AOSDやRA，高安動脈炎でもCRP/ESR値は高値を示します．これらの疾患ではIL-6阻害薬がよく奏効します（**第3部**参照）．SpAや，FMFの発作時でもCRP/ESRは上昇します．CTDではこれらの疾患ほどはCRP/ESRは上昇しません．

　SLEでは，活動性による発熱や腎炎が著明でも，CRPはあまり上昇せず，ESRのみが上昇する場合があります．これも病態を形成するサイトカインがIL-6よりもむしろ1型IFNであることが関係している可能性があります（**第3部**参照）．なお，SLEでも関節炎や漿膜炎ではCRP値も上昇します．

　OAではCRPもESRも陰性ですが，CrystalではCRPが著明高値になります．したがって，OAの経過中にCRPが著明高値を示した場合は，痛風や偽痛風の合併を考える必要があります．

3 MMP-3

1）MMPに対する考え方

　MMP-3（マトリックスメタロプロテイナーゼ-3）は，主として関節滑膜で産生される蛋白分解酵素で，軟骨組織などを分解します．したがって，炎症性関節

3）各関節炎グループの鑑別　⑤血液検査（自己抗体，炎症反応など）　79

表11　MMP-3の上昇する疾患

MMP-3	疾患名
著増	RA SpA PMR
増加	CTD，ANCA関連血管炎，Crystal
ほぼ正常	OA

炎では全般的に高値となり，軟骨破壊（X線では，関節裂隙の狭小化として評価される）を推し量るマーカーになります．特に膝関節などの大関節に炎症性関節炎がみられる場合には，著明高値を示します．

2）MMPと各疾患との関係

MMP-3は，RAやSpAなどの炎症性関節炎では上昇しますが，OAなどの非炎症性関節炎では上昇しません（**表11**）．したがって，炎症性関節炎か非炎症性関節炎かを鑑別するのには役に立ちます．ただし，MMP-3は炎症性関節炎であれば全般的に上昇しますので，どの炎症性関節炎であるかの鑑別には役に立ちません．MMP-3はANCA関連血管炎のような関節炎以外の炎症病態でもある程度上昇します．また，MMP-3は**腎機能低下**（MMP-3の代謝が低下する）や，**グルココルチコイド使用**（MMP-3を分解する酵素が減少する）でも高値を示します．したがって，MMP-3の値を解釈するときには注意が必要です．

> **point**
> - MMP-3は，炎症性関節炎の原因鑑別には役に立たない．
> - MMP-3は，腎障害やグルココルチコイド使用によっても上昇する．

4　補体

1）補体に対する考え方

補体は，免疫反応を媒介する一群の血中蛋白質で，免疫複合体や感染微生物を起点として連鎖反応を起こし，標的の細胞や組織を傷害します．補体には，免疫複合体により活性化される古典的経路と，微生物由来物質により活性化される副経路・レクチン経路があり，いずれもC3の活性化を経て，アナフィラトキシンや

第1部 「関節炎」を鑑別しよう

表12　血清補体価の増加する疾患，減少する疾患

補体全般	膠原病疾患	膠原病以外
減少	SLE MRA（リウマトイド血管炎） クリオグロブリン血管炎 IgA血管炎 抗C1q血管炎（低補体血症性蕁麻疹様血管炎）	慢性腎炎 自己免疫性溶血性貧血 感染性心内膜炎 播種性血管内凝固 深部膿瘍 血液透析 肝硬変
増加	RA GCA ANCA関連血管炎 PAN ベーチェット病	一般感染症

膜貫通蛋白複合体の形成に至ります．補体は，肝臓がつくる急性期蛋白ですので，慢性炎症が存在すれば，補体産生が亢進し高値を示します．

　リウマチ膠原病における補体価は，主として**免疫複合体形成による消費亢進（補体価低下）**と，**炎症病態による産生亢進（補体価上昇）という2つの作用のバランスによって決定される**，ということに理解が必要です．

> **point**
> ● 補体価は，免疫複合体形成による消費（補体価低下）と，炎症病態による産生亢進（補体価上昇）のバランスによって決定される．

2）補体価が低下する疾患，上昇する疾患（表12）

● 補体価が低下する疾患

　補体価は，自己抗体による免疫複合体が形成される疾患においては低下します．SLEはその代表例であり，活動期には補体が減少します．免疫複合体の沈着によっておきる血管炎〔クリオグロブリン血管炎，IgA血管炎，低補体性蕁麻疹様血管炎（抗C1q血管炎）〕でも，補体価は低下します．一方，自己抗体が陽性であっても，ANCA関連血管炎では，免疫複合体形成とは異なる機序で病態が起きるため（memo参照），一般に補体価は低下しません．

　糸球体腎炎や**自己免疫性溶血性貧血**などの病態でも，免疫複合体が関与しますので，補体価は低下します．また，感染症でも，**感染性心内膜炎**や骨髄炎，深部膿瘍，播種性血管内凝固症候群などの**重症感染症**になりますと，免疫複合体が形

3）各関節炎グループの鑑別　⑤血液検査（自己抗体，炎症反応など）　81

成されるため補体価は低下します．血液透析では，透析膜により補体が活性化され消費されて低値を示します．

一方，**肝硬変や肝不全**では，肝臓における補体の産生自体が低下するため，補体価が低下します．

memo SLEとANCA関連血管炎の補体価の違い

膠原病のなかでも，SLEは自己抗体・免疫複合体の沈着によって病変が起こります．そのため血清補体は低下します．一方，ANCA関連血管炎も自己抗体ANCAが病原性をもつ疾患ですが，ANCAが免疫複合体を形成して組織に沈着するのではなく，ANCAによって活性化された好中球が組織傷害をおこす病態ですので，一般的には血清中の補体の低下は起こりません．

SLEとANCA関連血管炎の病因メカニズムの違いが端的に現れるのは，腎生検の免疫組織染色です．SLEでは，免疫複合体が沈着して組織障害を起こしますので，IgG，IgA，IgMおよび補体のC3，C4，C1qがすべて陽性に染まります．これは**フルハウスパターン**と呼ばれています．一方，ANCA関連血管炎では，IgGやC3の沈着を一切認めません．ANCA関連血管炎のこのような染色パターンは**pauci-immune**パターンと呼ばれます．SLEとANCA関連血管炎では，このように，自己抗体が病態に寄与するメカニズムが異なるため，血清補体価や腎生検の免疫組織染色に異なった結果がみられるのです（**図6**）．

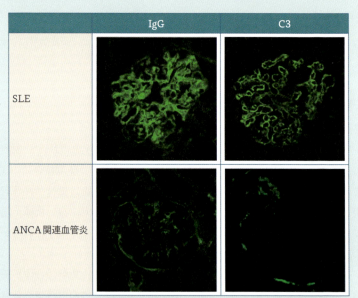

図6　SLEとANCA関連血管炎における免疫染色パターンの違い
画像提供：京都大学腎臓内科 坂井 薫先生．

> **第1部 「関節炎」を鑑別しよう**

> **point**
> - 自己抗体陽性の膠原病のなかで，SLEでは補体価が低下するが，ANCA関連血管炎では補体価は低下しない．

●補体価が上昇する疾患

補体価が上昇する代表例はRAであり，**RAでは一般に炎症により補体価は高値**を示します．ただし，RAでも関節液中や胸水中など炎症の局所では，免疫複合体による消費が産生を上回るため低値を示します．また，RAでも**リウマトイド血管炎**を発症した場合には，IgG型RFによる免疫複合体による消費が，炎症による産生亢進を上回るため**補体価は低下**します．自己抗体が陰性で，かつ，高い炎症を伴う病態，例えば大血管炎症症候群や結節性多発動脈炎，ベーチェット病などでは，活動期に補体価は上昇します．また，一般の感染症では炎症により補体価は上昇しますが，前述のとおり重症病態になると低下を示します．

> **point**
> - RAでは一般に補体価が上昇するが，リウマトイド血管炎や炎症の局所では補体価が低下する

> **memo 補体C3，C4，CH50が異なる動きをする疾患（表13）**
>
> 血清補体価は，血清中の補体蛋白C3，C4を測定する方法と，補体活性の総和を評価するCH50があります．一般に，SLEなどの疾患では，程度や時間差はあるもののこの3つは同じ動きをしますが，一部に異なる動きをする場合が存在します．
>
> C3，C4が正常で，CH50だけが異常低値を示すときは，採血後の低温により補体が活性化していることを示唆しますので，クリオグロブリン血症が疑われます．C3が正常で，C4のみが異常低値（CH50も低下）の場合は，C1インヒビターが欠損している可能性があり，遺伝性または後天性血管性浮腫が疑われます．SLEの患者がC4欠損症である場合はC4のみ異常低値となる場合があります．逆に，C4が正常でC3が低値（CH50も低下）を示す病態として，非典型型溶血性尿毒症症候群（atypical HUS）やメサンギウム増殖性糸球体腎炎（MPGN）が知られています．

3）各関節炎グループの鑑別　⑤血液検査（自己抗体，炎症反応など）　83

表13　C3，C4，CH50が異なる動きをする疾患

補体	疾患名
C3正常，C4正常，CH50低下	クリオグロブリン血症
C3正常，C4低下，CH50低下	C1インヒビター欠損症（遺伝性血管性浮腫） C4欠損症
C3低下，C4正常，CH50低下	atypical HUS，MPGN

5 HLA

1）HLAに対する考え方

　HLA（human leukocyte antigen）とは，ヒト白血球における主要組織適合因子（MHC：major histocompatibility complex）で，さまざまな自己免疫疾患の発症に最も強い影響を及ぼす遺伝因子になります。

　リウマチ膠原病のなかでも，自己免疫疾患では自己抗体が診断の決め手になりますので，HLAを評価する意義はそれほどありません。一方，自己炎症性疾患では自己抗体が陰性ですので，診断に迷う場合にHLAの検査が役に立つ場合があります。

2）それぞれの疾患に特徴的なHLA

　自己炎症性疾患のなかで，SpA（特にAS）ではHLA-B27が，ベーチェット病ではHLA-B51やHLA-A26が，高安動脈炎ではHLA-B52がそれぞれ陽性になりやすいことが知られています。ただし，これらは診断を確定するものではなく，あくまで診断の参考所見であることに注意が必要です。

　これらは，MHC class-Ⅰ分子であり，自己抗体が陰性で自己炎症性疾患としての似通った病態的特徴を示すため，MHC class-Ⅰ-opathy と呼ばれます（**第1部-3-4** 🖉memo② 参照）。

> **point** HLAは，自己抗体陰性の膠原病の診断の参考となる
> - 脊椎関節炎（特にAS）　　HLA-B27
> - ベーチェット病　　　　　HLA-B51，A26
> - 高安動脈炎　　　　　　　HLA-B52

84　すべての臨床医が知っておきたいリウマチ・膠原病の診かた

〈文献〉

1) Ingegnoli F, et al：Rheumatoid factors: clinical applications. Dis Markers, 35：727-734, 2013（PMID：24324289）

2) Nielen MM, et al：Specific autoantibodies precede the symptoms of rheumatoid arthritis: a study of serial measurements in blood donors. Arthritis Rheum, 50：380-386, 2004（PMID：14872479）

3) Syversen SW, et al：High anti-cyclic citrullinated peptide levels and an algorithm of four variables predict radiographic progression in patients with rheumatoid arthritis: results from a 10-year longitudinal study. Ann Rheum Dis, 67：212-217, 2008（PMID：17526555）

4) Rocha-Muñoz AD, et al：Anti-Cyclic Citrullinated Peptide Antibodies and Severity of Interstitial Lung Disease in Women with Rheumatoid Arthritis. J Immunol Res, 2015：151626, 2015（PMID：26090479）

5) Kallenberg CG, et al：Pathogenesis of ANCA-associated vasculitis: new possibilities for intervention. Am J Kidney Dis, 62：1176-1187, 2013（PMID：23810690）

6) Sada KE, et al：Classification and characteristics of Japanese patients with antineutrophil cytoplasmic antibody-associated vasculitis in a nationwide, prospective, inception cohort study. Arthritis Res Ther, 16：R101, 2014（PMID：24758294）

（橋本　求）

第1部 「関節炎」を鑑別しよう

3) 各関節炎グループの鑑別

⑥画像検査：X線

画像検査といったらまずはX線から！

単純X線は，日常診療において関節を最も簡便に撮像・評価できる画像ツールです．したがって，リウマチ膠原病の診断を行うためには，それぞれの疾患に特徴的なX線所見に精通し，X線写真からできる限り診断につながる情報を集めることが重要です．ここでは，RA，OA，SpA，CTD，PMR，Crystal，Infectiousのそれぞれの関節炎グループに特徴的なX線所見について説明します．

1 関節リウマチ（RA）に特徴的なX線所見

RAに特徴的なX線所見は，①傍関節骨粗鬆症，②骨びらん（erosion），③関節裂隙狭小化です．ここからはそれぞれの特徴について説明します．

1) 傍関節骨粗鬆症

RAの骨X線で最も早くから観察できる変化は，炎症関節の周囲に起きる**傍関節骨粗鬆症**（periarticular osteoporosis）という所見です（**図1**）．これは，炎症が起きている関節周囲の骨の骨密度が低下し，X線上の透過性が増すため観察される所見です．

> **point**
> ● RAの骨で最初に観察されるX線変化は傍関節骨粗鬆症！

86　すべての臨床医が知っておきたいリウマチ・膠原病の診かた

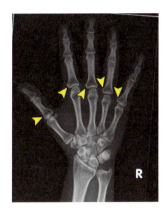

図1　RAによる傍関節骨粗鬆症
MCP関節の特に遠位側の骨輝度が低下している（▷）．
画像提供：大阪公立大学整形外科 岡野匡志先生．

memo 傍関節骨粗鬆症が生じる理由

骨は**破骨細胞**と**骨芽細胞**のバランスによって保たれています．破骨細胞が壊したところを骨芽細胞が埋めていくことで骨リモデリングが行われ，骨を常に新しく強靭なものに保っています．ところが，RA患者さんの体内で増加しているTNFやIL-6などのサイトカインには，破骨細胞の働きを強め骨芽細胞の働きを弱める作用があります．その結果，骨代謝のバランスが崩れ**破骨細胞＞骨芽細胞**の状態となるため，関節周囲の骨粗鬆症を生じるのです（**図2**）．

骨の微細構造を観察できる高解像度CT（high resolution peripheral quantitative CT：HRpQCT）でみても，RA患者の炎症関節の周囲の骨では，骨びらんが生じる前に皮質骨が菲薄化し，海綿骨の骨梁構造も細くなっています（**図3**）．単純X線で観察される傍関節骨粗鬆症は，これらの変化を表しているものと考えられます．

2）骨びらん

RAの関節X線で最も特徴的とされる所見は，**骨びらん**（erosion）です．通常，関節で骨と骨が接する骨端部は軟骨によって覆われています．RAに伴うerosionは，**骨端部が軟骨で覆われなくなり，滑膜が直接骨に当たるbare areaと呼ばれる部位からはじまる**という特徴があり，これを辺縁部侵食（marginal erosion）といいます．marginal erosionの存在は，RAにきわめて特異性の高い所見であり，2010年のACR/EULAR基準でも，**単純X線写真にてRAに典型的なerosion（つまりmarginal erosion）を認めた場合には，分類基準を適応せずそれだけでRAと診断してよい**，とされています[3]（**付録 図1参照**）．

RAに伴うerosionの特徴として，bare areaからはじまるということに加え，

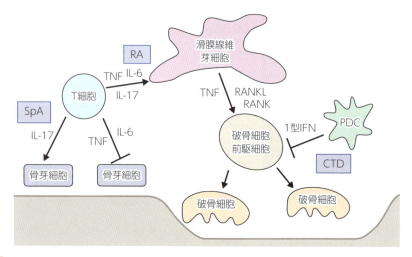

図2　RA，SpA，CTDにおける骨代謝のメカニズム
→：促進，⊣：抑制．
通常，骨は，破骨細胞が壊したところを骨芽細胞が埋めていくという形でリモデリングが行われている．RA患者の体内で増えているTNFやIL-6は，破骨細胞の分化を促進する一方，骨芽細胞の分化を抑制する．そのため，RAでは傍関節骨粗鬆症が生じる．SpAではTNFの働きにより破骨細胞が優勢となる一方，IL-17が骨芽細胞の分化を促進する．そのために，骨新生を伴う骨破壊所見をとる．CTDでは，1型IFNが破骨細胞の分化を抑えるため，骨破壊を伴わない関節炎を生じるのである．
文献1をもとに作成．

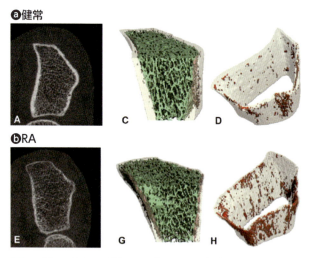

図3　HR-pQCTで観察する早期RAの骨皮質と骨梁構造の変化
文献2より転載．

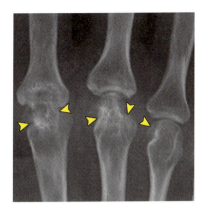
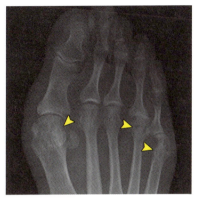

図4 RAによるMCP関節のerosion
RAのmarginal erosionは，関節のbare area（軟骨で覆われていない部分）から始まる[4]．

図5 RAによるMTP関節のerosion

erosionの辺縁が不明瞭で消え入るように骨が欠けていくことがあげられます（**図4**）．これは，RAでは傍関節骨粗鬆症により炎症関節周囲の骨輝度が低下していることと関係します．例えば，後述するOAに伴う骨嚢胞の場合は，骨欠損部の周囲のX線輝度はOA変化でむしろ高くなっているため，**くりっとした境界明瞭な骨欠損**になりますので，RAのerosionと区別することが可能です．

> **point** RAの骨びらんの特徴
> - 関節面の軟骨に覆われなくなるbare areaから生じる．
> - 辺縁が不明瞭で消え入るように骨が欠けていく．

erosionが生じやすい関節部位としては，RAが罹患しやすい手指のPIP関節，MCP関節，手関節（手根骨），MTP関節があげられます（**図5**）．これらの部位は一見正常に見えても細かなerosionが存在することがありますので注意して観察する必要があります．

> **point**
> - erosionが生じやすい部位は，PIP関節，MCP関節，手根骨，尺骨茎状突起部，MTP関節．

3）関節裂隙狭小化

RAのX線で，erosionと同様に重視されている所見として**関節裂隙狭小化**（joint

space narrowing：JSN）があります（図6）．erosionが骨の破壊を示唆する所見であるのに対し，JSNは**軟骨の破壊を示唆する所見**です．炎症性サイトカインの影響によって産生されるMMP-3などの蛋白分解酵素により，軟骨が破壊されるために生じます．

RAの骨破壊を評価する確立された指標であるvan der HeijdeのトータルシャープスコアP（modified total sharp score：mTSS）[5]では，erosionとJSNの数を合計して算出します（図7）．それぞれerosionとJSNを評価すべき場所が定められています．

> **point**
> ● erosionは骨の破壊を，JSNは軟骨の破壊を示唆する所見．

JSNはerosionと同じくRAの罹患関節に多発します．PIP関節，MCP関節，手関節（手根骨），MTP関節，リスフラン・ショパール関節などはJSNの好発部位です．なお，JSNはX線撮像時に関節が置かれた角度によって見え方が変わりますので，撮像時に正しい肢位を保つことが重要です．同部位の他の関節や過去の関節X線と比較することで，わずかなJSNがみつかる場合もあります．

X線写真でJSNが存在するということは，そこに関節炎が長期間持続していたことを意味します．したがって，関節X線からわずかなJSNを評価し，罹患関節を正確に言い当てることができれば，患者さんからの信頼を得ることにもつなが

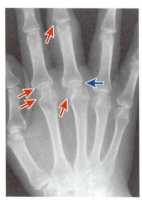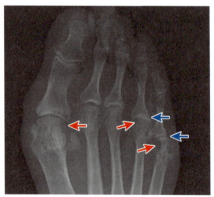

図6 RAに伴うerosionとjoint space narrowing
← ：erosion.
← ：joint space narrowing.

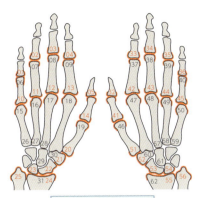
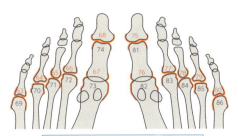

Erosion score
0：骨びらんなし
1：小さな骨びらん
2：大きな骨びらん
3：中央線を越える骨びらん
5：collapse

JSN score
0：正常
1：局所的もしくは疑い
2：関節裂隙の半分以上残存
3：関節裂隙の半分以下残存，もしくは亜脱臼
4：骨性強直もしくは脱臼

図7　Total Sharp Score評価時における骨びらんと関節裂隙狭小化の評価部位
mTSSでは，手指・手関節と前足部の骨びらんと関節裂隙狭小化を，22領域の骨びらん（erosion）0～5点（足趾は0～10点），21関節の関節裂隙狭小化（JSN）0～4点，総スコア0～448点で評価する．

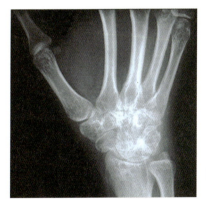

図8 成人スチル病患者に観察された手根骨のJSN

ります．

　注意すべき点として，marginal erosion の存在はRAに特徴的ですが，JSNは必ずしもRAに特異的ではなく，RA以外の関節炎でもしばしば観察されるということがあります（図8）．このことは血液検査で，軟骨分解酵素であるMMP-3の上昇が，RAのみならずさまざまな炎症性関節炎で幅広く認められることとも合致

します（第1部-3-5 表11参照）.

> **point**
> ● marginal erosion がRAに特徴的であるのに対し，JSNはRAのみに特異的ではない．

4）関節の強直・変形

RAで関節炎が持続すると，関節の**亜脱臼**を生じてアライメントが変化します．また，骨が癒合して**骨強直**に至ります．関節構造が著しく破壊された場合には**ムチランス変形**に至ります（図9）．

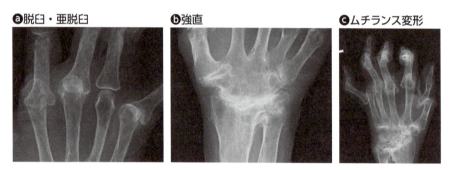

図9 RAによる関節変形

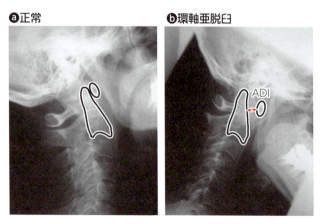

図10 RAにみられる環軸椎亜脱臼

さらにX線による亜脱臼の評価は特に頚椎病変において重要です．通常の脊椎関節には滑膜組織が存在しませんが，第1頚椎（環椎）と第2頚椎（軸椎）が接する環軸椎関節には四肢の関節と同じ滑膜組織があり，しばしばRAの罹患関節となります．

頚椎のX線評価では，不安定性評価のために側面前後屈撮影が重要で，環軸椎亜脱臼では環椎歯突起間距離（atlanto-dental interval：ADI）が頚椎前屈位で3 mm以上に開大します（**図10**）．

② 変形性関節症（OA）に特徴的なX線所見

OAに特徴的なX線変化は，①**関節裂隙狭小化**，②**軟骨下骨硬化像**，③**骨棘形成**になります．ここからはそれぞれの特徴について説明します．

1）関節裂隙狭小化

OAでもRAと同様に関節裂隙の狭小化（JSN）が生じます．しかし，RAによるJSNとOAによるJSNでは，若干その性状が異なっています．RAでは炎症によって軟骨が減少するため，JSNが全体に対称性に進みます．一方，OAでは物理的な摩耗によって軟骨が減少するため，関節面のなかでも物理的な負荷がかかった側に偏って進行します．そのため，OAに伴うJSNはRAと異なり**関節内で非対称性に進行**するのです．

このことが端的にみられるのは膝関節のJSNで，膝関節では通常，荷重は内側優位にかかりますので，膝関節OAでは内側優位の**非対称性**にJSNが進行します．一方，RAの場合は炎症性のため，同じ膝関節でも内側も外側も均等に対称性にJSNが進行することが多いです（**図11**）．

> **point**
> ● OAによる関節裂隙狭小化は非対称性．

2）軟骨下骨硬化像

OAで軟骨が減少した部位では，骨と骨が接触し負荷がかかることによって骨形成シグナルが働きますので，骨硬化をきたします．そのためにX線では関節の軟骨面の輝度が上昇します．これを**軟骨下骨硬化像**（subchondral bone sclerosis）と呼び，これもOAに特徴的なX線所見です（**図12**）．

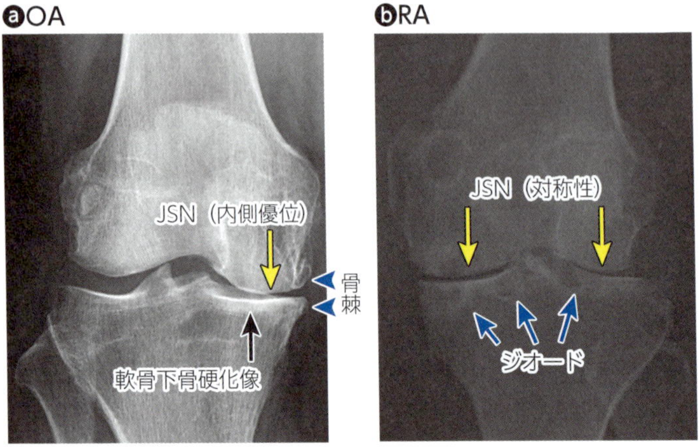

図11　膝関節X線：OAとRAの違い
OAでは内側優位の関節裂隙狭小化，軟骨下骨硬化像，骨棘形成が認められる（a）．RAでは対称性に関節裂隙狭小化があり，関節面には滑膜組織が骨髄内に侵食してできる囊腫様骨破壊（ジオード）を認める．

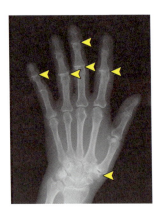

図12　OAの典型的なX線画像
DIP, PIP, CMC関節に，OAに特徴的なX線変化（関節裂隙狭小化，軟骨下骨硬化像，骨棘形成）が認められる（◁）．

　RAのerosionに似た画像所見として，OAでも軟骨下骨囊胞（subchondral bone cyst）と呼ばれる骨欠損部が観察されるときがあります．OAに伴う骨囊胞はRAのerosionと異なり**周囲との境界が明瞭でくりっと辺縁を追うことができます**．OAで骨囊胞が形成された周囲では骨硬化が生じているため，その境界が明瞭となるのです．このような特徴から，RAのerosionとOAの骨囊胞とは区別することができます．

> **point**
> ● OAの軟骨下骨嚢胞は，辺縁を明瞭に追うことができる．

3) 骨棘形成

　OAが進行しますと，骨と骨の物理的な接触がくり返し起きるため，関節面の骨が短軸方向に飛び出し，**骨棘**（osteophyte）を形成します．これがOA患者の診察時に触知される固い**骨性の腫脹**の原因です．

> **point**
> ● OAのX線所見の特徴は，非対称性JSN，軟骨下骨硬化像，骨棘形成．

　1）～3）のOAに特徴的なX線所見は，OAの好発部位であるDIP，PIP，CMC関節においてよく観察されます．OAではMCP関節に罹患することはありませんので，MP関節が除外されるというのがその特徴です．特にCMC関節はOAの好発部位であり，一見正常にみえてもOAに特徴的な骨硬化をきたしている場合がありますので，注意して観察することが重要です．

> **point**
> ● OAによるX線変化が認められやすい部位は，DIP，PIP，CMC関節．

4) erosive OA

　OAが進行して変形が高度になると，骨破壊を生じRAのerosion様の画像所見を呈することがあります．これは**erosive OA**と呼ばれています．それでは，RAに伴う骨破壊とerosive OAとをどのように区別したらよいでしょうか？

　まずは罹患関節の部位分布が異なる点に注目します．erosive OAで骨破壊が観察されるのはDIP・PIP・CMCのOAパターンであり，RAによるPIP・MCP・手関節のRAパターンとは罹患関節部位が異なります（**第1部-7-9 図2**参照）．次に，骨破壊の性状が異なります．erosive OAで骨破壊が起きた部位には骨硬化を伴っています．一方RAで骨破壊が起きた部位は傍関節骨粗鬆症により骨輝度が低下しています．

　erosive OAとの鑑別が必要になるもう1つの疾患として，SpAの一疾患である乾癬性関節炎（PsA）があります．PsAではRAと異なりDIP関節も罹患しますの

で，erosive OAとの鑑別はより困難です．さらに，後述するようにPsAでは**骨新生を伴う骨破壊**をきたしますので，骨硬化像を示すerosive OAとよく似た画像になる場合があるのです．

 erosive OAとPsAの違いとして，erosive OAでは骨棘が横方向に飛び出しますのでgull wing（カモメが翼を広げた形）と呼ばれる変形に至ります．一方，PsAでは近位骨の骨破壊による先細りが先行しますので，pencil in cup（ペンにキャップをかぶせた形）と呼ばれる特徴的な変形に至ります（図13，14）．

> **point** erosive OAとRAとの鑑別点
> - OAはDIP・PIP・CMCパターン，RAはPIP・MCP・手関節パターン．
> - OAでは骨硬化を示し，RAでは傍関節骨粗鬆症を伴う．

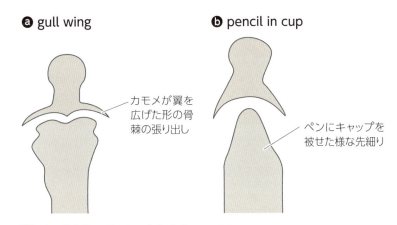

図13 OAのgull wingとPsAのpencil in cup

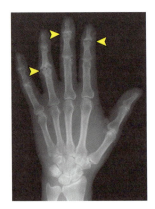

図14 erosive OA
病変はDIP・PIP関節に限局し，MP関節は完全に保たれている．DIP・PIP関節の骨破壊所見は，骨硬化（骨輝度の上昇）を伴い，骨棘が横に張り出している．これらの特徴から，RAではなくerosive OAと判断できる．PIP関節は，張り出した骨棘がカモメが羽を広げた形にみえるgull wing sign．
画像提供：大阪公立大学整形外科 岡野匡志先生．

3 脊椎関節炎（SpA）に特徴的なX線所見

SpAに特徴的なX線変化は，①骨新生を伴う骨破壊，②付着部の靱帯骨化（enthesophyte），③体軸関節の靱帯骨棘（syndesmophyte），④仙腸関節病変になります．ここではそれぞれの特徴について説明します．

1）骨新生を伴う骨破壊

SpAでも骨破壊所見をきたしますが，その骨破壊の性状はRAと異なっています．RAでは傍関節骨粗鬆症を伴いながら消え入るように骨が欠けていくのに対し，SpAでは**骨新生を伴いながら骨破壊**をきたしますので，X線所見によってRAとSpAによる骨破壊は鑑別することができます（図15）．

> **point**
> ● RAは傍関節骨粗鬆症を伴う骨破壊，SpAは骨新生を伴う骨破壊を示す．

❶正面像
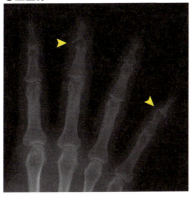

❷第5指側面像

図15　PsAによるDIP関節の骨新生を伴う骨破壊像
DIP関節の遠位側の末節骨には，骨新生による骨増殖性変化を示すが，一方で近位側は骨びらんや骨吸収により先細りしており，pencil in cup変形を示している．これらの特徴はRAともOAとも異なる．
画像提供：大阪公立大学整形外科 岡野匡志先生．

> **memo なぜSpAでは骨新生を伴う骨破壊をきたすのか？**
>
> RAでは傍関節骨粗鬆症を伴いながら骨破壊が進行し，SpAでは骨新生を伴いながら骨破壊が進行します．RAとSpAで骨破壊の性状に前述ような違いが生じるのはなぜなのでしょうか？ それはこれらの病態の中心をなす**サイトカインの違い**にあると考えられます[6]．
>
> RA病態の中心をなすサイトカインはTNFとIL-6です（図2，第3部参照）．TNFやIL-6には破骨細胞の分化を促進すると同時に，骨芽細胞の分化を抑制する作用があります．そのため，傍関節骨粗鬆症を伴いながら関節破壊が進行します．

一方，SpAでは，TNFに加えてIL-17やIL-23がその病態に関与します（第3部参照）．IL-17は，TNFと同様に破骨細胞分化を促進する効果がありますが，一方で炎症シグナルを契機に骨芽細胞の分化を促進する作用もあります．そのためSpAでは，**骨新生を伴う骨破壊**という特徴的なX線所見を呈するのです．

ポイント　RAとSpAのサイトカインの違いとX線所見	
RA	TNF + IL-6 →傍関節骨粗鬆症を伴う骨破壊
SpA	TNF + IL-17 →骨新生を伴う骨破壊

2）靱帯骨化

RAの炎症の主座は関節滑膜にあるのに対しSpAの炎症の主座は腱付着部にあります．そして，SpAにかかわるIL-17などのサイトカインは，炎症部位での骨化を促進しますので，SpA患者の単純X線ではしばしば腱付着部の石灰化が観察されます．

DIP関節のような小関節において腱付着部に**靱帯骨化**（enthesophyte）が起きますと，whiskeringと呼ばれる骨表面の毛羽立ちが観察されます（**図16**）．また，アキレス腱や足底腱膜などの大関節への腱付着部に石灰化が起きますと，chunkyと呼ばれる分厚い靱帯骨棘を認めます．したがって，足部症状のあるSpA患者のX線写真を撮像するときには，足部側面像を追加しアキレス腱や足底腱膜の石灰化の有無を確認することが重要です（**図17**）．

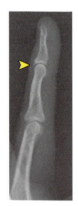

図16　PsA患者のDIP関節に認めた骨毛羽立ち像
DIP関節の腱付着部に，微細な石灰化所見を認める．
画像提供：大阪公立大学整形外科 岡野匡志先生．

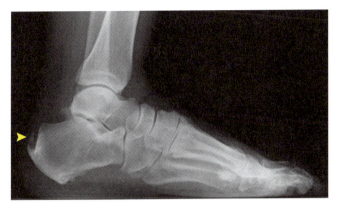

図17　SpAによるアキレス腱の石灰化
アキレス腱の付着部に，分厚い石灰化所見を認める．
画像提供：大阪公立大学整形外科 岡野匡志先生．

> **point　SpAの付着部炎を示唆するX線所見**
> ● 小関節の骨表面の毛羽立ちと，大関節の腱付着部の靱帯骨棘．

3) 体軸関節の靱帯骨棘

　SpAのもう1つ重要な特徴として，末梢関節のみならず脊椎などの**体軸関節も罹患する**ということがあげられます．SpAの脊椎病変も，付着部炎による石灰化がその原因と考えられます．

　そのため，SpAの脊椎病変の初期変化は**椎体の靱帯付着部から垂直方向に伸びる靱帯骨棘（syndesmophyte）**です．これは椎体と椎体をつなぐ靱帯に付着部炎が起き，それが前述したIL-17などの作用により石灰化して靱帯骨棘となることによって生じます．強直性脊椎炎（AS）ではこのsyndesmophyteがつながって竹様脊柱（bamboo spine）と呼ばれる特徴的な脊椎強直に至ります．

　SpAやASによるsyndesmophyteと，**変形性脊椎症による骨棘（osteophyte）**とはX線上明確に区別できます．SpA/ASによるsyndesmophyte**は椎体から垂直方向に伸びる**のに対して，変形性脊椎症では，椎体と椎体の接触により骨硬化をきたした**骨棘（osteophyte）が水平方向に伸びていきます**（**図18**，**19**）．

　ASの重要な鑑別疾患であるびまん性特発性骨増殖症（diffuse idiopathic skeletal hyperostosis：DISH）でも，椎体の靱帯付着部から水平方向に伸びる骨棘が上下で強直していく形で形成されるため，垂直方向にのびたsyndesmophyteがつ

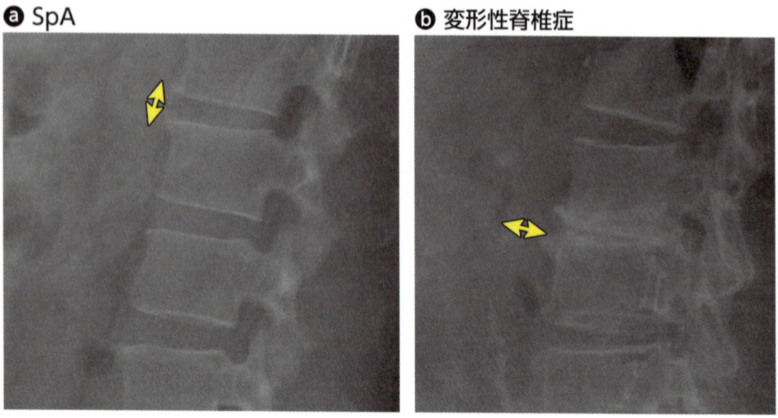

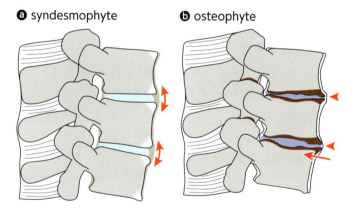

図18 SpAのsyndesmophyteと変形性脊椎症のosteophyte
SpA患者では，syndesmophyteが垂直方向に伸びている．変形性脊椎症患者では，椎体間が狭小化し，osteophyteが水平方向に飛び出している．
画像提供：大阪公立大学整形外科 岡野匡志先生．

図19 SpAによるsyndesmophyteと変形性脊椎症によるosteophyte

ながって形成されるASの脊椎強直とはX線上の特徴が異なります（**図20**）．

> **point**
> ● SpAのsyndesmophyteは垂直方向に伸び，変形性脊椎症のosteophyteは水平方向に伸びる．

ⓐASによる脊椎強直

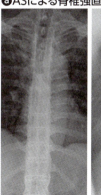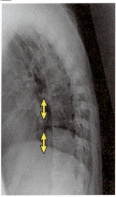

ⓑDISHによる脊椎強直

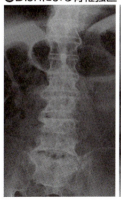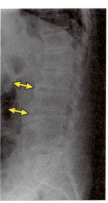

図20　ASとDISHの鑑別
a) ASの脊椎強直は，複数の椎体から垂直方向に伸びたsyndesmophyteが連なることで形成される．
b) DISHによる脊椎強直は，水平方向に伸びたosteophyteが上下でつながることで形成される．
画像提供：大阪公立大学整形外科　岡野匡志先生．

4) 仙腸関節病変（骨びらん・狭小化・強直）

　SpAのもう1つの重要な所見として，**仙腸関節炎**があります（**図21，表**）．SpAの臨床症状として**炎症性腰背部痛**と呼ばれる**運動によって軽減する腰背部痛**がありますが，これは仙腸関節炎によって生じると考えられます．仙腸関節炎では，まず骨縁の不明瞭化が生じ，その後に骨びらんや硬化，関節裂隙の狭小化を経て仙腸関節の強直へと至ります．SpAのなかでも，ASでは特に早期から左右対称性に仙腸関節炎が起こり，乾癬性関節炎（PsA）などその他のSpAでは非対称性に進行します．

表　Modified New York Criteriaによる仙腸関節のX線評価

Grade0	正常
Grade1	骨縁の不明瞭化
Grade2	小さな限局的な骨びらんや硬化．関節裂隙は正常
Grade3	明らかな骨びらんや骨硬化の進行と関節裂隙の狭小化，部分的な強直
Grade4	関節裂隙全体の強直

※Grade3以上の病変を認める患者をradiographic axial SpA，Grade2以下の患者をnon-radiographic axial SpAと呼ぶ．
文献7をもとに作成．

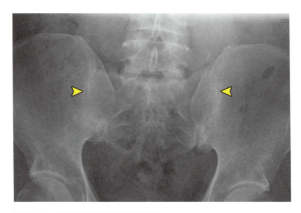

図21　仙腸関節炎のX線画像
仙腸関節の狭小化（▷）．

ただし，初期では仙腸関節にX線変化を伴わない場合も多く，その場合はMRIにて評価する必要があります．

memo 掌蹠膿疱症性骨関節炎に伴う骨炎・骨過形成

掌蹠膿疱症（palmoplantar pustulosis：PPP）では，手掌・足底における膿疱に加え，胸鎖関節や胸肋関節にしばしば骨関節炎を合併し，掌蹠膿疱症性骨関節炎（pustulotic arthro-osteitis：PAO）と呼ばれます．末梢関節炎（synovitis）に，痤瘡（acne），手掌や足底の膿疱（pustulosis），骨過形成（hyperostosis），胸鎖関節の骨炎（osteitis）を合併した場合は，**SAPHO症候群**（synovitis, acne, pustulosis, hyperostosis, and osteitis）と呼ばれます．

PAO/SAPHOに伴う胸鎖関節炎や胸肋軟骨の関節炎では，しばしば骨炎による骨過形成を示します（図22，23）．これらの疾患では，SpAと同様に，骨形成変化を示すIL-17/IL-23関連のサイトカインが関与していると考えられます．実際に，掌蹠膿疱症やPAOによる骨関節炎に対して，抗IL-17/23抗体の有効性が示されました（第3部参照）．

PAO/SAPHOをSpAの1つと考えるかどうかについては議論が存在します．しかし，PAOはSpAと同様に，IL-17/IL-23関連サイトカインがかかわり骨形成性変化を示す，という特徴からは，PAO/SAPHOは少なくともSpAに類似した病態をもつ類縁疾患と考えてよさそうです．

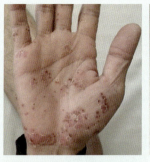
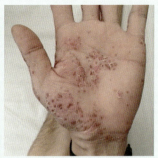

図22　掌蹠膿疱症の皮膚病変
画像提供：西宮市立中央病院リウマチ・膠原病内科 平野 亨先生.

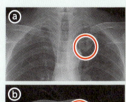
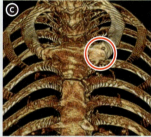
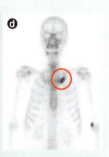

図23　掌蹠膿疱症性骨関節炎による第一胸肋関節の骨硬化像
a）単純X線，b）CT画像，c）CT画像の再構成，d）骨シンチ.
画像提供：大阪公立大学整形外科 岡野匡志先生.

> **point**
> ● 掌蹠膿疱症性骨関節炎では，胸鎖関節や胸肋関節の骨炎・骨過形成像を呈する.

4　結合組織疾患（CTD）に特徴的なX線所見

　CTDに特徴的なX線変化は，**骨破壊をきたしにくい**，という点になります．その理由の1つは，CTDで炎症が起きている主座が，関節滑膜ではなく結合組織にあるからです．そのためCTDでは，骨ではなく**結合組織に炎症性の石灰化**を認める場合があります．

1）骨破壊を伴わない亜脱臼

　RAでは炎症の主座が滑膜炎にあるのに対して，CTDでは炎症の主座が関節外の結合組織にあります．そのため，どちらも関節痛を臨床症状としてもちますが，RAによる関節炎では骨破壊に至るのに対して，CTDでは骨破壊に至ることがほとんどありません．したがってCTDの関節X線変化としては，**骨破壊を伴わない**ことがその特徴となります．

　例えば，SLEでは**整復可能な亜脱臼**という臨床的特徴を呈する**ジャクー関節症**が特徴的であることをご紹介しましたが（第1部3-2参照），このSLEによるジャクー関節症のMCP関節をX線でみますと，骨表面は驚くほどきれいに保たれています（図24）．これは，骨が破壊されるRAとは明らかに異なる特徴です．

> **point**
> ● SLEでは骨破壊を伴わない尺側変形をきたす（ジャクー関節症）．

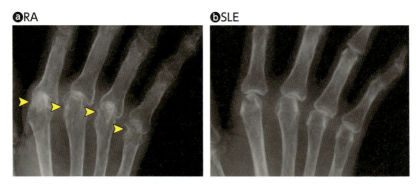

図24　SLEのジャクー関節症とRAの尺側偏位
RAではerosionによる骨破壊の結果，尺側偏位が起きる．一方，SLEでは骨破壊所見はみられないが，関節を包む結合組織に炎症が起きた結果，靱帯が脆弱化し尺側偏位が起きる（ジャクー関節症）．

> **memo SLE ではなぜ骨破壊をきたさないのか？**
>
> 　RA では骨破壊が起きて SLE では起きない理由として，炎症の主座が関節滑膜ではなく結合組織にあるということに加えて，RA と SLE の病態を形成するサイトカインの違いが考えられます（**第3部**参照）．
>
> 　❸でも述べたように，RA の病態を形成する中心的なサイトカインは TNF です．TNF は破骨細胞分化を誘導しますので，RA では骨破壊が起きるのです．一方，SLE の病態を形成するサイトカインは1型インターフェロン（IFN）です．**1型IFN** には破骨細胞分化を強力に抑制する作用がありますので，SLE の関節炎では1型IFN の働きにより**骨破壊から守られる**と考えられます（**図2**，**第3部**参照）．

ポイント　RA と SLE のサイトカインの違いと X線所見
RA	TNF →骨破壊が起きる
SLE	1型IFN →骨破壊から守られる

2）軟部組織の異所性石灰化

　CTD では，前述のように炎症の主座が関節外の結合組織にあるため，X線上で時に関節外の結合組織で慢性炎症に伴う石灰化を認めることがあります（**図25**）．これは罹病期間が長い場合に起きることが多く，若年発症の CTD 患者で観察されることが多いです．

❺ リウマチ性多発筋痛症（PMR）に特徴的な X線所見

　PMR に特徴的な X線変化は，**骨破壊をきたしにくい**，という点です．この点は，PMR と高齢発症 RA の鑑別をするときには特に重要で，もし**PMR のような臨床経過で発症したとしても，その後の経過中に X線で erosion の所見を認めた場合は，診断病名は RA へと変更になる**場合がある，ということに留意しましょう．PMR で骨破壊をきたしにくい理由ですが，病態の主座が RA では関節滑膜にあるのに対し，PMR ではその1つ外側にある**滑液包**にあることが関係している可能性があります．

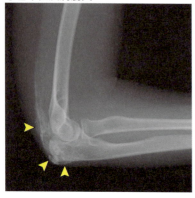
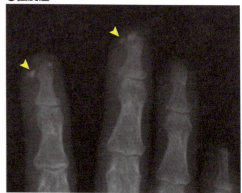

ⓐ若年性皮膚筋炎　　　　ⓑ強皮症

図25 CTDに認められた異所性石灰化
a）若年性皮膚筋炎の肘関節周囲の軟部組織石灰化．
b）強皮症による指先石灰化所見．

6 結晶誘発性関節炎（Crystal）に特徴的なX線所見

　結晶誘発性関節炎である痛風と偽痛風に特徴的なX線変化は，それぞれ，**尿酸結晶によるすりガラス様の軟部陰影と抜き打ち様の骨破壊像（痛風・痛風結節），ピロリン酸カルシウム（CPPD）結晶による軟骨石灰化像（偽痛風）**になります．以下にそれぞれの特徴について説明します．

1）痛風に特徴的なX線所見

　痛風は尿酸結晶の析出によって起きる関節炎です．尿酸結晶はCPPDのような石灰化結晶よりもX線透過性が高いため，痛風結節はX線ではすりガラス様の軟部陰影として認められます．

　尿酸結晶を貪食したマクロファージは活性化して骨を侵食します．そのため，痛風でも骨破壊所見が認められます．ただし，痛風による骨破壊は，マクロファージが痛風結節のような塊をつくって骨を侵食していきますので，X線では抜き打ち様（punched out），あるいは，overhanging edgeと呼ばれる境界明瞭な骨侵食を示します（**図26**）．この点は，傍関節骨粗鬆症を伴いながら骨が欠けていくRAのerosionとは異なる特徴です．

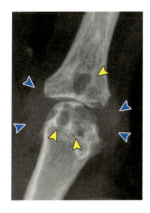

図26 痛風による骨破壊像
RAと異なり境界明瞭な抜き打ち像が認められ，周囲の軟部組織に痛風結節によるすりガラス陰影が認められる．
画像提供：神野定男．

> **point**
> ● 痛風のX線写真の特徴は，軟部組織のすりガラス陰影と，抜き打ち様の境界明瞭な骨侵食．

2）偽痛風に特徴的なX線所見

　偽痛風はCPPD結晶の析出によって起きる関節炎です．このCPPD結晶は，関節X線では**軟骨石灰化像**として認められます．偽痛風による軟骨石灰化所見は，OA変化をきたした線維軟骨の部位に認められることが多いです．偽痛風による軟骨石灰化が観察されやすい場所として，**膝関節，手関節の三角線維軟骨複合体，恥骨結合**があります（図27）．

　偽痛風は，頚椎の環軸関節にも起きることがあります．Crowned dens症候群と呼ばれ激しい炎症反応とともに頚部痛をきたし，PMRや髄膜炎の重要な鑑別疾患となります．環軸椎の軟骨石灰化を観察する場合は，単純X線ではわかりにくいためCT検査がすすめられます．

> **point**
> ● 偽痛風の軟骨石灰化をX線で確認しやすいのは，膝関節，手関節，恥骨結合．

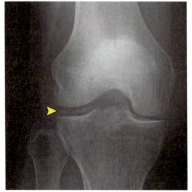
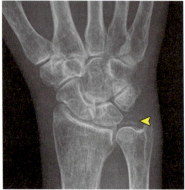

ⓐ膝関節　ⓑ手関節

図27 偽痛風による軟骨石灰化像

7 感染性関節炎（Infectious）に特徴的なX線所見

　Infectiousのなかで，ウイルス性関節炎（Viral）の場合はX線変化をきたすことはありません．一方，化膿性関節炎（Bacterial）の場合には，急速な関節破壊に至り，関節裂隙狭小化や骨びらんを認める場合があります．

〈文献〉

1) Gravallese EM & Goldring SR：Cellular mechanisms and the role of cytokines in bone erosions in rheumatoid arthritis. Arthritis Rheum, 43：2143-2151, 2000（PMID：11037873）
2) Zhu TY, et al：Alterations of bone density, microstructure, and strength of the distal radius in male patients with rheumatoid arthritis: a case-control study with HR-pQCT. J Bone Miner Res, 29：2118-2129, 2014（PMID：24644043）
3) Aletaha D, et al：2010 rheumatoid arthritis classification criteria: an American College of Rheumatology/European League Against Rheumatism collaborative initiative. Ann Rheum Dis, 69：1580-1588, 2010（PMID：20699241）
4) Tanaka S, et al：RANKL: A therapeutic target for bone destruction in rheumatoid arthritis. Mod Rheumatol, 28：9-16, 2018（PMID：28880683）
5) van der Heijde D：How to read radiographs according to the Sharp/van der Heijde method. J Rheumatol, 27：261-263, 2000（PMID：10648051）
6) Rossini M, et al：Focal bone involvement in inflammatory arthritis: the role of IL17. Rheumatol Int, 36：469-482, 2016（PMID：26521079）
7) van der Linden S, et al：Evaluation of diagnostic criteria for ankylosing spondylitis. A proposal for modification of the New York criteria. Arthritis Rheum, 27：361-368, 1984（PMID：6231933）

（橋本　求）

第1部 「関節炎」を鑑別しよう

3）各関節炎グループの鑑別

⑦画像検査：エコー

関節炎の鑑別には関節エコー検査がうってつけ！

　関節エコーは，関節炎の原因鑑別のためにきわめて重要なツールです．日常診療においてきわめて簡便かつ無侵襲に検査を行うことができ，しかも，炎症が起きている部位を解剖学的に分けて観察することができます．関節エコーを正しく評価するためには，関節周囲の解剖学的構造を十分に理解し，炎症が起きている部位を正確に同定することが重要です（図1）．ここでは関節炎をきたす各疾患グループについて，それぞれに特徴的な関節エコー所見について説明します．

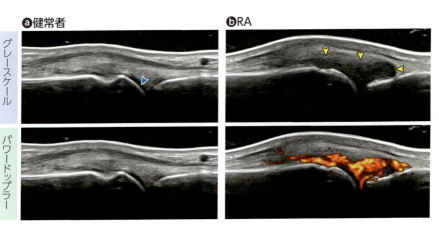

図1　健常者とRA患者の関節エコー所見
a）健常者では，滑膜肥厚や血流シグナルを認めず，関節表面の軟骨が保たれている（▶）．
b）RA患者では，著明な滑膜肥厚（▷）を認め，内部に血流シグナルを伴う．
画像提供：大阪公立大学整形外科 岡野匡志先生．

1 関節リウマチ（RA）に特徴的な関節エコー所見

RAに特徴的な関節エコー所見は，①豊富な血流シグナルを伴う滑膜炎像，②骨びらん（erosion）になります．

1）滑膜炎

RAでは，関節局所にグレースケール（GS）にて**低エコーを示す著明な滑膜肥厚**を認め，**パワードップラー（PD）にて滑膜内部に豊富な血流シグナル**を認めます．

関節局所に血流豊富な滑膜炎所見が存在することはRAに特徴的です（**図2**）．ただし，関節エコーで滑膜炎の所見を認めたからといって，それだけでRAと診断することはできないことに注意が必要です．RA以外のSpAやPMR，CTD，Crystalなど他の関節炎疾患でも，RAほど著明ではありませんが，血流シグナルを伴う滑膜肥厚を認めます．すなわち診断には，エコー所見だけではなく，病歴，身体所見，血液検査や他の画像所見を含めた総合的な判断が必要です．

> **point**
> ● 関節局所の血流シグナルが豊富な滑膜炎所見はRAに特徴的であるが，他の炎症性関節炎でも起こりうる．

RAの滑膜炎はいずれの関節でも観察できますが，第2・3MCP関節，手，肘，膝，足の関節を中心に検査を行うとよいでしょう．関節局所を覆うように盛り上がる肥厚した滑膜像は，RAの特徴的な所見です．これらの部分がX線でみてもerosionが非常に起きやすい部位であることとも合致します．また，腱鞘滑膜炎の所見も重要です．例えば，尺側手根伸筋腱（extensor carpi ulnaris：ECU）は尺

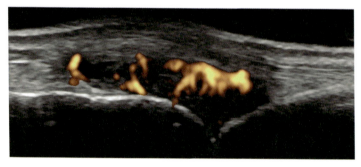

図2　RAの典型的な滑膜炎像（手指MCP関節背側長軸像）
画像提供：大阪公立大学整形外科 岡野匡志先生．

骨茎状突起の近傍にあり，この腱の腱鞘滑膜炎はRAに比較的多い特徴です（**図3**）．慢性的に続けばRAに伴う尺側手根伸筋腱の腱断裂へとつながる所見です．

> **point**
> ● 関節エコーでの尺骨茎状突起部の活動性滑膜炎所見や尺側手根伸筋腱炎は，RAに比較的多い特徴．

2）骨びらん

RAに伴う骨びらん（erosion）は，X線所見（**第1部-3-6**）で確認できますが関節エコーでも観察することができます．エコー高輝度で観察される**骨表面の連続性が突然途絶える**ことがその特徴になります．具体的には直径が1 mm以上ある骨の表面の途切れが2つの像（短軸および長軸像）で観察されることが必要です．1つの断面のみで骨の連続性が途絶えているように見えてもerosionとは定義されません．

erosionがある部位も重要で，RAでは関節エコーで尺骨遠位部や第5MTP関節などにerosionが認められることが特徴的です．また，erosionの部位から骨内に浸潤するような滑膜炎像をドップラーで認めた場合はRAである可能性は高いです（**図4**）．

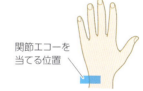

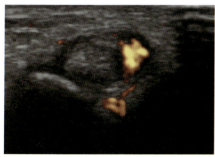 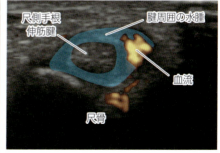

図3 RAに伴う尺側手根伸筋腱の腱鞘炎
画像提供：神野定男．

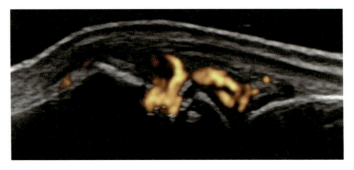

図4 erosion部位から骨内に浸潤する滑膜炎像（MCP関節背側長軸像）
画像提供：大阪公立大学整形外科 岡野匡志先生．

　ただし，X線と違って関節エコーによるerosionはそれだけでRAの確定診断ができるわけではありませんので，やはり病歴，診察，他の画像所見を含めた総合的な判断が必要です．

> **point**
> ● erosionの部位から骨内に浸潤する滑膜炎像は，RAに特徴的．

2 変形性関節症（OA）に特徴的な関節エコー所見

　OAに特徴的な関節エコー所見は，①骨棘形成，②軟骨の菲薄化です．

1）骨棘形成

　OAにおける骨棘形成はX線で確認することができますが，関節エコーでも感度よく検出できます．RAによるerosionでもOAによる骨棘でもエコーでは骨の連続性の途絶として観察されますが，RAによるerosionは骨の連続性が突然途切れるのに対し，**OAによる骨棘は，関節面における短軸方向の骨の張り出しとして観察される**ことで区別できます（図5）．

2）軟骨の菲薄化

　膝関節などの大関節では，OAによる軟骨の菲薄化を関節エコーで直接的に観察することができます（図6）．

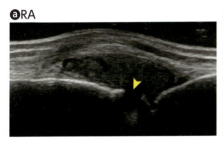
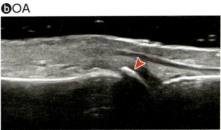

図5　RAのerosionとOAの骨棘
a）RAでは，著明な滑膜肥厚所見を認め，erosionの部位で骨表面の連続性が突然途切れている（▷）．
b）OAでは，高輝度の骨棘が短軸方向に張り出している（▶）．
画像提供：大阪公立大学整形外科 岡野匡志先生．

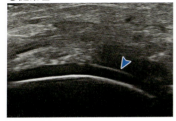
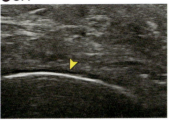

図6　OAによる膝関節の軟骨菲薄化像
健常者では厚みのある正常軟骨を認めるが（▶），OAでは軟骨が菲薄化している（▷）．
画像提供：大阪公立大学整形外科 岡野匡志先生．

> **point**
> ● RAのerosionでは骨表面の連続性が突然途切れる．OAによる骨棘では，関節面において骨が短軸方向に張り出す．

3　脊椎関節炎（SpA）に特徴的な関節エコー所見

　SpAではさまざまな特徴的なエコー所見がありますが，特に診断に有用なのは，①付着部炎と②腱周囲炎症パターンです．

1）付着部炎

　RAでは関節滑膜から炎症がはじまるのに対して，SpAでは腱の付着部から炎症

ⓐ 右第1DIP関節,屈側,長軸像

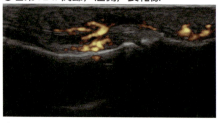
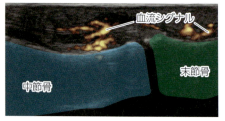

ⓑ アキレス腱

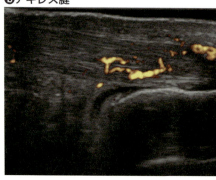
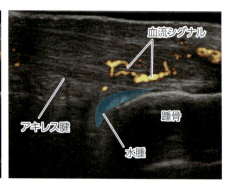

図7 SpAによるDIP関節とアキレス腱の付着部炎
画像提供：神野定男.

がはじまりそれが関節滑膜に波及します（第1部-3-2 図5参照）．したがって，RAでは関節滑膜に強い血流シグナルを伴う滑膜炎が局在しますが，SpAでは腱の付着部に，腱周囲の水腫や血流シグナルなど特徴的な炎症所見を認めます．DIP・PIP・MPなどの小関節でも，SpAでは滑膜よりも腱の付着部に強い血流シグナルを認める場合があります（**図7a**）．大関節で付着部炎を観察しやすい場所として，アキレス腱（**図7b**）や，上腕骨の外側上顆，膝蓋腱の遠位部，足底腱膜（Leeds Enthesitis Indexの評価部位）が知られていますので，SpAではこれらの部位の腱付着部をエコーで観察することが重要です．

> **point**
> ● SpAで付着部炎を観察すべき部位：アキレス腱や上腕骨の外側上顆，膝蓋腱の遠位部，足底腱膜．

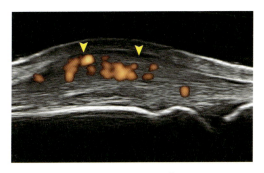

図8　SpAによる典型的なPTIパターン
MCP関節の伸筋腱の皮膚側が盛り上がっており，そこに炎症組織の増生と血流シグナルとを認める（▷）．
画像提供：大阪公立大学整形外科 岡野匡志先生．

2）腱周囲炎症パターン

　SpAでは，関節外の腱にも炎症所見を認めることがその特徴になりますが，RAでも滑膜炎が進展することで，腱周囲に炎症滑膜を認めることがあります．それでは，SpAの主要病態である腱周囲の炎症と，RAによる滑膜炎の波及としての腱周囲の炎症とを，どのように見分けたらよいでしょうか？

　SpAに特徴的な腱周囲の炎症パターンは，**PTI（peritenon extensor tendon inflammation）パターン**と呼ばれています（図8）．これは**伸筋腱の腱周囲の炎症によって皮膚と伸筋腱の間の距離が拡がり，その間に炎症性組織の増殖を示す低エコー域が認められる**という所見です．RAの場合も，関節内の増殖滑膜が伸筋腱を持ち上げることで腱周囲に炎症を認めますが，皮膚と組織の間の距離は拡がっていません．つまり，**伸筋腱の皮膚側に血流シグナルを伴う低エコー域を認めた場合は，SpAの可能性が高い**といってよいでしょう[1]．なお，これらの所見を鑑別するには表層を細かく描出できる高解像度のリニアプローブが必要である点に注意してください．

> **point**
> ● SpAでは，特徴的な腱周囲炎症パターン（PTIパターン）を示す．

4　結合組織疾患（CTD）に特徴的な関節エコー所見

　CTDによる関節炎でも，関節エコーで滑膜の肥厚や血流シグナルを認めますが，

RAと比較するとその程度はマイルドです．CTDの炎症の主座は関節滑膜よりも結合組織にありますので，関節滑膜以外の腱や皮下組織に血流シグナルを認めることもあります．

実際，SLEとRAの関節炎を比較したときに，SLEにおいて関節滑膜よりも腱周囲や軟部組織の炎症がより認められたという報告があります[2]．

5 リウマチ性多発筋痛症（PMR）に特徴的な関節エコー所見

PMRに特徴的な関節エコー所見は，①滑液包炎と②筋腱炎です．

PMRの診断において，関節エコーは重要な位置を占めます．2012年のPMRの分類基準においても，関節エコーを補助診断に用いる場合と用いない場合の2通りの分類基準が示されています（**付録 表35**参照）．

PMRの分類基準では，関節エコーで評価すべき部位として，三角筋下滑液包炎，上腕二頭筋の腱鞘滑膜炎，肩甲上腕関節の滑膜炎，股関節滑膜炎，転子部の滑液包炎が記載されています．そのなかでも，とりわけ肩関節における肩峰下/三角筋下滑液包炎と，上腕二頭筋の腱鞘滑膜炎（腱周囲の水腫）は，解剖学的にみて肩関節の関節液が最も貯留しやすい場所にあるため，関節エコーによる所見がみられやすい場所です（**図9，10**）．したがって，これらの部位は，PMRを疑う場合には必ず評価すべき部位になります．

ただし，三角筋下滑液包炎や上腕二頭筋の腱鞘滑膜炎の所見を認めたとしても，

ⓐ 三角筋下滑液包炎　　　　　　　　　　ⓑ 上腕二頭筋腱炎

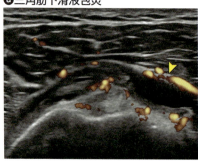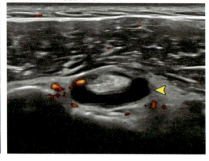

図9 PMRによる三角筋下滑液包炎と上腕二頭筋の筋腱炎
三角筋下滑液包および上腕二頭筋腱周囲に液体貯留を認め，血流シグナルを伴う（▷）．
画像提供：大阪公立大学整形外科 岡野匡志先生．

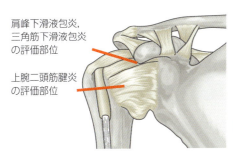

図10 肩関節の解剖図と関節エコーによる評価部位

（肩峰下滑液包炎，三角筋下滑液包炎の評価部位／上腕二頭筋腱炎の評価部位）

　これらの所見があるからといって直ちにPMRの診断につながるわけではありません．RAでも滑膜炎からの二次的な波及でこれらの所見を認めることがあるからです．

　したがって，RAとPMRとを鑑別するためには，四肢末梢の小関節の滑膜炎の有無と程度，抗CCP抗体やRFなど自己抗体の有無，X線におけるerosionの有無などの所見を加味して総合的に判断する必要があります．

> **point**
> ● PMRに特徴的な画像所見は，滑液包炎と筋腱炎．

6 結晶誘発性関節炎（Crystal）に特徴的な関節エコー所見

　関節エコー検査では，結晶誘発性関節炎に特徴的な所見を見出すことが可能です．

1）痛風に特徴的な関節エコー所見

　痛風に特徴的な関節エコー所見は，double contour signと呼ばれます．尿酸結晶が硝子軟骨の表面に沈着するため，軟骨表面が高エコーとなり皮質骨の高エコー線と合わせて二重線として観察される所見です（図11）．痛風で激しい関節炎が起きているときは，しばしばRAと見間違うような著明な滑膜肥厚や血流シグナルを認めますが，double contour signを認めることで，それが痛風性関節炎であることが分かります（図12）．

　もう1つの痛風に特徴的な所見は，snowstorm appearanceといい，関節液中に尿酸結晶による高輝度のスポットがひらひらと雪が舞うように観察されます[3,4]（図13）．

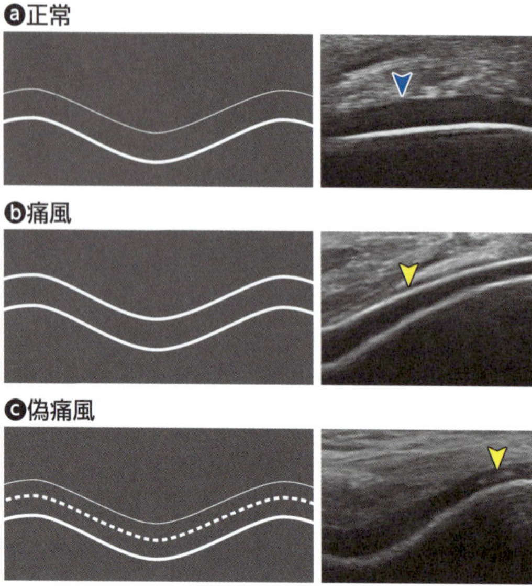

図11 痛風と偽痛風の関節エコー所見
画像提供：大阪公立大学整形外科 岡野匡志先生．

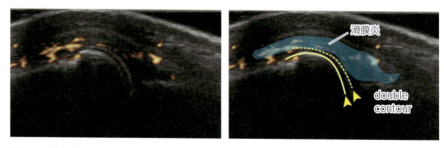

図12 痛風性関節炎（右第1MTP関節 長軸像）
RAと紛らわしい血流シグナルを伴う著明な滑膜炎所見を認めるが，軟骨表面にdouble contour signを認めることから，痛風性関節炎と判断できる．
画像提供：神野定男．

2）偽痛風に特徴的な関節エコー所見

　　偽痛風では，ピロリン酸カルシウム結晶の沈着が，膝の硝子軟骨や手関節三角線維軟骨軟骨の内部の高輝度の沈着物として観察されます（図11c）．

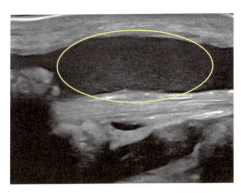

図13 痛風に伴うsnow storm appearance

関節液中に，雪が舞うような高輝度のスポットが多発している（足関節前面・前脛骨筋腱部）．
画像提供：大阪公立大学整形外科 岡野匡志先生．

〈文献〉

1) Zabotti A, et al：Differentiation between early rheumatoid and early psoriatic arthritis by the ultrasonographic study of the synovio-entheseal complex of the small joints of the hands. Clin Exp Rheumatol, 34：459-465, 2016（PMID：26939710）
2) Ogura T, et al：Comparison of ultrasonographic joint and tendon findings in hands between early, treatment-naïve patients with systemic lupus erythematosus and rheumatoid arthritis. Lupus, 26：707-714, 2017（PMID：27837198）
3) Thiele RG & Schlesinger N：Diagnosis of gout by ultrasound. Rheumatology（Oxford）, 46：1116-1121, 2007（PMID：17468505）
4) Rosenthal AK & Ryan LM：Calcium Pyrophosphate Deposition Disease. N Engl J Med, 374：2575-2584, 2016（PMID：27355536）

（橋本　求）

第1部 「関節炎」を鑑別しよう

3) 各関節炎グループの鑑別

⑧画像検査：MRI

　単純X線と関節エコー検査を行うことによって，関節炎の原因をかなり正確に評価することができます．これらは侵襲が少なく，しかも時間がかかりません．それでは，これらの検査に加えて，リウマチ膠原病の鑑別のためにMRI検査を行う意義がどこにあるのでしょうか？

　まず1点目は，**MRIでは骨内の変化を評価できる**，ということがあげられます．単純X線や関節エコーでは，関節リウマチ（RA）の初期に骨内で起きている変化を評価することができません．2点目として，**造影を行うことによって炎症の主座を解剖学的に正確に評価できる**，ということがあげられます．関節エコーでもその評価はできますが，これは術者の手技にかなり依存します．そのため，MRI検査は特に，**自己抗体が陰性などで診断が確定できない関節炎の診断根拠とするために使われる**ことがあります．

● 関節MRI検査は単純でよい？ それとも造影？

　リウマチ膠原病の診断目的でMRIを撮像するとき，単純でよいのか造影する必要があるのか迷われる方もいるでしょう．単純MRIでも，骨髄浮腫や滑膜の肥厚は評価できますので，関節炎の原因に関して十分に有用な情報が得られます．しかし，その他の検査で確定診断に至らず，**MRIを診断の根拠にしようとする場合には造影MRIによる評価が望ましい**です．

　造影を行うことによって，炎症の主座が明確に描出されます．すなわち，炎症が起きているのが滑膜なのか，腱付着部なのか，それとも軟部組織なのかがわかるのです．

120　すべての臨床医が知っておきたいリウマチ・膠原病の診かた

例えば，関節局所の滑膜が強い造影効果を示した場合は，それがRA診断を強く示唆する所見となります．一方，関節局所の滑膜よりも腱の周囲が強い造影効果を示した場合は，脊椎関節炎（SpA）が示唆されます．

> **point**
> ● MRIを診断の根拠にする場合は，単純でなく造影MRIが望ましい．

1 RAに特徴的なMRI所見

RAに特徴的なMRI所見は，①骨髄浮腫，②強い造影効果を伴う滑膜炎像，③骨びらん（erosion）になります．ここからはそれぞれの特徴を説明します．

1) 骨髄浮腫

RAにおいて，MRIで最も早期から観察される所見として，**骨髄浮腫（bone marrow edema）**があります．炎症により骨内の水分濃度が高くなりT1強調画像にて低信号，脂肪抑制T2強調画像にて高信号に観察されます（図1）．**骨髄浮腫は単純MRIでも十分に観察できる**ため，造影のリスクや簡便性などを考えれば，RAの早期診断のために非常に有用な手段になります．

実際に，診断未確定の関節炎患者のMRIを撮像し，その後のRAへの進展の有無について追跡した研究でも，抗CCP抗体陽性とMRI骨髄浮腫が，将来のRA診断につながりやすかったと報告されています[1]．

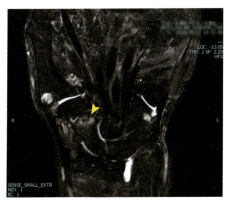

図1　RAによる手根骨の骨髄浮腫（脂肪抑制T2強調画像）

RAによる骨髄浮腫は，脂肪抑制T2強調像またはSTIRで，骨内の境界不明瞭な高信号域として描出される．
画像提供：大阪公立大学整形外科 岡野匡志先生．

memo なぜ骨髄浮腫があると，RAへと進展しやすいのか？

RAでは，関節破壊が起きる前に，早期から骨内に炎症性変化が生じていることが知られており，これがMRIにおける骨髄浮腫として観察されます．骨髄浮腫が起きている部位では，破骨細胞の分化が亢進し，海綿骨の骨梁が菲薄化するなど，骨の微細構造が進んでいます[2]．これが，RAのX線で傍関節骨粗鬆症が観察される理由です．そして，RAに特徴的なerosionは，このような骨の微細構造の変化がすでに生じている部位において起こりやすいのです．実際に，骨髄浮腫を認めた部位では，滑膜炎や腱炎がみられた部位よりも，erosionがみられやすいことが報告されています（表1）．

つまり，骨髄浮腫は決してRAのみに特異的な所見ではありませんが，将来，erosionを生じる可能性の高い関節炎が存在することを示唆しており，そのためRA診断につながりやすかったのです．

表1　MRIでみとめた所見とHR-pQCTで認めたerosionとの関係

MRI所見		HR-pQCT所見でのerosionを認めた割合
滑膜炎	＋	23.1 %（3/13）
	－	28.6%（2/7）
腱鞘滑膜炎	＋	25.0%（4/16）
	－	25.0%（1/4）
骨髄浮腫	＋	57.1%（4/7）
	－	7.7%（1/13）

文献3をもとに作成．

2）滑膜炎

RAでは，関節局所に強い滑膜炎が存在し，そこでは血管新生が起きることによりきわめて血流が豊富になっています．したがって，造影MRIを撮像すると，RAでは**関節局所にきわめて強い造影効果を伴う滑膜炎**が認められます（**図2**）．SpAや結合組織疾患（CTD）など他の関節炎でも非特異的な滑膜炎は認められますが，**強い造影効果を伴う滑膜炎像が関節に局在して認められた場合は，RAを示唆する所見**といえます．

3）骨びらん（erosion）

RAのerosionは，単純MRIにおいてT1強調画像で低信号の骨欠損部として観察できます．ただし単純MRIではOAによる骨嚢胞など他の要因による骨欠損と

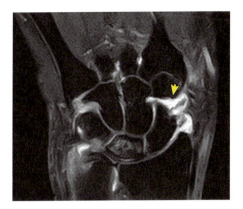

図2　RA患者の造影MRI像（脂肪抑制T1強調画像）

滑膜炎と関節液は，どちらもT2強調画像/STIRで高信号，T1強調像で低信号を示すため，単純MRIでは区別できない．造影MRIの脂肪抑制T1強調画像において，造影効果を受ける滑膜炎は高信号を示すのに対して，関節液は低信号であるために両者を区別できる．

の鑑別が難しい場合が存在します．このようなとき造影MRIを撮像することによって，erosion部位から骨内に浸潤する強い造影効果をもつ滑膜炎像を認めた場合は，RAである可能性がきわめて高いといってよいでしょう．

> **point**
> - RAの診断に有用なのは，①骨髄浮腫，②強い造影効果を伴う滑膜炎像，③滑膜浸潤を伴うerosion．

2　SpAに特徴的なMRI所見

SpAに特徴的なMRI所見は，①付着部炎/腱周囲炎症パターン，②仙腸関節炎です．ここからはそれぞれの特徴について説明します．

1）付着部炎/腱周囲炎症パターン

RAでは滑膜に炎症の主座があるのに対して，SpAでは腱付着部に炎症の主座があります．この関節炎グループによる炎症の主座の違いを評価するためには，造影MRIが有用です（図3）．

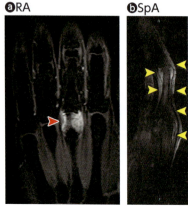
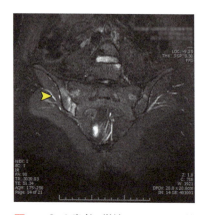

図3　RAとSpA患者の造影MRI所見
RA（a：正面像）では，左第3MP関節に炎症が局在しているのに対し，SpA（b：側面像）では，DIP・PIP・MP関節の腱に沿って，縦方向に炎症部位が並んでいる．
画像提供：大阪公立大学整形外科 岡野匡志先生．

図4　SpA患者の単純MRIで認めた仙腸関節の骨髄浮腫（STIR像）
仙腸関節部に高信号を認める（▷）．

　RA患者では滑膜局所に強い造影効果を示す滑膜炎が認められますが，SpA患者では**腱周囲に造影効果を伴い，関節エコーにおけるPTIパターンと同様の所見**を認めます．SpA患者では，手指全体が腫脹し**指趾炎（dactylitis）**をきたしたり，**罹患関節が縦方向にならびやすい**などの臨床的特徴がありますが（第1部-3-2），これも造影MRIを行った場合にSpAでは腱の走行に沿った炎症所見を認める，ということからよく理解できます．

> **point**
> ● SpAは，造影MRIにて付着部炎/腱周囲炎症パターンを示す．

2）仙腸関節炎のMRI評価

　SpAではしばしば仙腸関節炎を合併します．単純X線では変化が認められないこともありますが，炎症性腰背部痛の臨床症状を有するSpA患者では，しばしば**仙腸関節に骨髄浮腫**の所見を認めます（**図4**）．仙腸関節の骨髄浮腫は，単純MRIでも評価ができ，通常，T1強調像では低信号で，STIR像または脂肪抑制T2強調像にて高信号で描出されます（慢性期になるとT1高信号・STIR低信号になる場

第1部　「関節炎」を鑑別しよう

合もあります）．ただし，この所見は，アスリートや出産後の女性など仙腸関節に負荷がかかった場合などでも非特異的に認めることがありますので，診断確定のためには造影MRIを行って，付着部炎などその他のSpAに特徴的な所見がないかを同時に評価することが重要です．

point
- SpAでは，仙腸関節の単純MRIで骨髄浮腫の所見を認める．

3 PMRに特徴的なMRI所見

リウマチ性多発筋痛症（PMR）・RS3PEに特徴的なMRI所見は，**滑液包炎と筋腱炎**です．MRIによるこれらの所見の証明が，確定診断の助けになる場合があります．

RAでは滑膜に炎症の主座がありますが，**PMR・RS3PEでは滑膜より外側の滑液包や筋腱・腱鞘に炎症の主座**があります．したがって，造影MRIを撮像することによって，このようなRAとPMRにおける炎症の主座の違いを，より明確に観察することができます（**図5**，**表2**）．

例えば，上腕二頭筋腱周囲の水腫自体はRAでもPMRでも認めますが，肩関節の造影MRIを撮像すると，RAでは滑膜，PMRでは滑液包により強い造影効果を認めるために，それぞれの診断の参考になります．

PMRの類縁疾患であるRS3PEでも手背の「浮腫」がその臨床的特徴として知られていますが，造影MRIを撮像することで，これが一般的な皮下浮腫（皮下組織の水分貯留）とは異なり，造影効果を受けることから腱鞘炎や筋腱炎を反映した変化であることが理解できます．

3）各関節炎グループの鑑別　⑧画像検査：MRI　　125

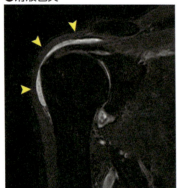 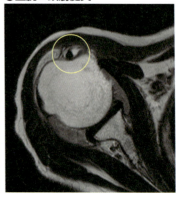

図5 PMRのMRI画像
肩峰下滑液包および上腕二頭筋腱周囲に滑液の貯留を認める（▷，◯）．
画像提供：大阪公立大学整形外科 岡野匡志先生．

表2 RA，PMR，RS3PEのMRI画像上の鑑別点

	RA	PMR	RS3PE
滑膜炎	+++	+	+
骨髄浮腫	++	+/−	+/−
erosion	++	−	−
滑液包炎	+/−	++	+/−
腱鞘炎	+/−	++	++
軟部組織の炎症	−	+	+

〈文献〉

1) Tamai M, et al：A prediction rule for disease outcome in patients with undifferentiated arthritis using magnetic resonance imaging of the wrists and finger joints and serologic autoantibodies. Arthritis Rheum, 61：772-778, 2009（PMID：19479686）

2) Lee CH, et al：Correlation of structural abnormalities of the wrist and metacarpophalangeal joints evaluated by high-resolution peripheral quantitative computed tomography, 3 Tesla magnetic resonance imaging and conventional radiographs in rheumatoid arthritis. Int J Rheum Dis, 18：628-639, 2015（PMID：25293500）

3) Kleyer A, et al：High prevalence of tenosynovial inflammation before onset of rheumatoid arthritis and its link to progression to RA-A combined MRI/CT study. Semin Arthritis Rheum, 46：143-150, 2016（PMID：27342772）

〈橋本　求〉

第1部 「関節炎」を鑑別しよう

3）各関節炎グループの鑑別
⑨関節液検査（細胞数，結晶，培養）

関節液で見逃したくないポイント

　関節液の穿刺検査は，特に，**単関節炎の鑑別診断**において強みを発揮します．単関節炎の場合，急性では化膿性及び結晶誘発性（Crystal）が，慢性では変形性関節症（OA）が代表的な鑑別疾患になります．関節液の検査を行うことで，炎症の有無によって非炎症性関節炎と炎症性関節炎の有無を区別することができ，さらにその原因として，結晶や感染微生物の存在を確認・除外することができるのです．

　関節液による鑑別診断を行う際に重要となるのは，**関節液の性状**に加えて①**細胞数**，②**結晶の有無**，③**培養検査**の3つの検査項目です．関節液検査を行う場合には，特にこの3点の検査項目についてはもれなく確認することが重要です．以下でそれぞれの内容について説明します．

1　関節液の性状

　関節液の目視の情報も，診断のために有用な情報を提供する場合があります．例えば，OAをはじめとする**非炎症性関節炎の場合は，関節液は粘性が高く，黄色透明**を示します．関節液中に，ヒアルロン酸などの高分子蛋白質がたくさん含まれているからです．それに対して，**炎症性関節炎の場合は，滲出してきた水分が多く含まれることにより関節液はサラサラになり，細胞成分を含むことによって白濁します．**剥離した細胞の残渣と考えられる米粒体が認められることもあります．

3）各関節炎グループの鑑別　⑨関節液検査（細胞数，結晶，培養）　127

2 関節液の検査項目

1) 関節液の細胞数

関節液の細胞数を確認することにより，非炎症性，炎症性，化膿性関節炎の鑑別ができます（**表**）．一般的には，**細胞数が2,000/μL未満であれば，OAをはじめとする非炎症性関節炎**を考えます．**細胞数2,000～50,000/μLの場合は，関節リウマチ（RA）や結晶性誘発性関節炎などの炎症性関節炎**を考えます．そして，**細胞数が50,000/μL以上の場合は，化膿性関節炎**の可能性を考慮すべきでしょう．

ただし，これらの数値はあくまで目安であって，結晶誘発性関節炎やRAでも強い炎症を伴う場合には稀に細胞数が50,000/μL以上になるときがあります[1]．しかし，100,000/μL以上の場合はまず化膿性関節炎と考えてよいでしょう．

2) 関節液中の結晶検査

関節液の検体を偏光顕微鏡で観察することによって，尿酸結晶やピロリン酸カルシウム結晶を同定できます．**尿酸結晶は長い針状の結晶，ピロリン酸カルシウム結晶は方形の結晶**（正方形，長方形，または平行四辺形）として観察されます（**図**）．複屈折性による色調変化にも着目します．

3) 関節液の培養検査

化膿性関節炎を除外するために，**関節液の培養検査は必須**です．化膿性関節炎では，急速に関節の破壊が進行し，骨髄炎を合併した場合には難治性になります．

表　関節液の性状と鑑別診断

	正常	非炎症性	炎症性	化膿性
色調 透明度 粘性	無色～淡黄色 透明 高	無色～淡黄色 透明 高	黄色 半透明～混濁 低	黄白色 混濁 低
細胞数（/μL） 結晶 培養	200未満 陰性	200～2,000未満 陰性	2,000～50,000 尿酸・CPPD結晶 陰性	50,000以上 陽性
原因疾患		OA 外傷	RA SpA Crystal（痛風・偽痛風） 結核・非結核抗酸菌性関節炎 真菌性関節炎	化膿性関節炎

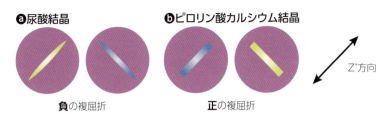

図 偏光顕微鏡像における尿酸結晶，ピロリン酸カルシウム結晶の見え方

尿酸結晶は負の複屈折性を示すため，鋭敏色板のZ'方向に対して結晶長軸が平行の場合に黄色，垂直の場合に青色に見える．一方，ピロリン酸カルシウム結晶は正の複屈折性をもつため，Z'軸に平行で青色，垂直で黄色に見える．
文献2をもとに作成．

　化膿性関節炎の最も多い原因菌は黄色ブドウ球菌ですので，**関節液のグラム染色が陽性であった場合は，培養結果を待たずに抗菌剤の治療を開始する**ことが重要です．さらに，グラム染色が陰性であっても感染を否定できたわけではありませんので，培養結果を待ちながら抗菌薬の予防投与をするべき症例も存在します．

　なお，免疫抑制治療を受けている患者の場合は，結核や非結核性抗酸菌など抗酸菌による関節炎も疑う必要があります．抗酸菌性関節炎は，宿主の免疫状態に応じて慢性単関節炎から慢性多関節炎などさまざまな発症様式を示します．**臨床経過から結核や非結核性抗酸菌の感染も疑いうる状況にある患者を穿刺した場合は，抗酸菌培養やPCR検査を行うことも重要です．**

> **point**
> ● 関節液検査では，細胞数，結晶の有無，培養を確認する．

〈文献〉
1) Mathews CJ, et al：Bacterial septic arthritis in adults. Lancet, 375：846-855, 2010（PMID：20206778）
2) Li Bo：Raman Spectroscopic Analysis of Crystals in Synovial Fluid. https://etd.ohiolink.edu/acprod/odb_etd/etd/r/1501/10?clear=10&p10_accession_num=-case1457709368（2024年7月閲覧）

（橋本　求）

第1部 「関節炎」を鑑別しよう

4）各関節炎の特徴まとめ

これだけはおさえたい！各関節炎の特徴まとめと診断基準

　本稿では，これまでさまざまな角度からみてきたリウマチ膠原病の特徴を，それぞれの疾患グループごとにまとめ，確定診断を行うためのポイントを解説します．

1 関節リウマチ（RA）の臨床的特徴まとめ

①**関節炎の発症様式**：慢性多関節炎（**第1部-3-1**）

②**関節炎の性状**：滑膜炎（**第1部-3-2**）

③**関節炎の部位分布**：左右対称性，小関節優位，PIP・MCP・手関節（**第1部-3-3**）

④**関節外症状**：皮下結節，間質性肺炎，血管炎など（**第1部-3-4**）

⑤**血液検査**：RF・ACPA陽性，炎症反応陽性（**第1部-3-5**）

⑥**画像検査**：X線検査でerosion・JSN，関節エコーで滑膜炎，MRIで骨髄浮腫（**第1部-3-6～8**）

　RAを診断する際は，まずは，小関節優位で大関節にも罹患する慢性多関節炎であり，関節局所に「滑膜炎」という特徴的な腫脹をきたすことに留意します．

　確定診断には，1カ所以上の滑膜炎の存在を前提として，2010 ACR/EULARの分類基準を適用します（**付録 図1，2**）．なお，このアルゴリズムにあるように，X線検査で特徴的な marginal erosion の所見を認めれば，それだけでもRAと診断できます（**第1部-3-6** 参照）．

130　すべての臨床医が知っておきたいリウマチ・膠原病の診かた

第1部 「関節炎」を鑑別しよう

> **point**
> ● RA診断は，滑膜炎の存在を前提条件とし，2010 ACR/EULAR分類基準を適用する．

2 変形性関節症（OA）の臨床的特徴まとめ

①**関節炎の発症様式**：慢性単関節炎または慢性多関節炎

②**関節炎の性状**：骨性の腫脹

③**関節炎の部位分布**：DIP・PIP・CMC，荷重関節

④**関節外症状**：なし

⑤**血液検査**：自己抗体陰性，炎症反応なし

⑥**画像検査**：X線検査で，関節裂隙狭小化，軟骨下骨硬化像，骨棘形成

　OAを診断する際は，まずは，硬い**骨性の腫脹**であることに着目し，DIP・PIP・CMC，および荷重関節という部位的特徴を示す慢性の単関節炎または多関節炎であることに留意します．

　OAの確定診断は，画像所見によります．単純X線検査において，OAに特徴的な関節裂隙狭小化，軟骨下骨硬化像，骨棘形成の所見を認めれば，確定診断ができます．

　OAのなかには，erosive OAと呼ばれる骨破壊所見を伴うものがありますが，罹患部位（DIP・PIP・CMC関節）やX線所見（骨硬化像，骨棘形成）の特徴から，他疾患とは鑑別可能です（**第1部-3-6**参照）．

> **point**
> ● OAは，X線画像の特徴（関節裂隙狭小化，骨硬化像，骨棘形成）から診断する．

3 脊椎関節炎（SpA）の臨床的特徴まとめ

①**関節炎の発症様式**：慢性多関節炎（少関節炎）

②**関節炎の性状**：付着部炎，指趾炎，炎症性腰背部痛

③**関節炎の部位分布**：DIPや軸関節を含む非対称性

④**関節外症状**：あり

　・炎症性腰背部痛，家族歴→AS

4）各関節炎の特徴まとめ　131

- 乾癬，爪変化→PsA
- 消化器症状→クローン病，潰瘍性大腸炎
- 尿路・消化器感染の先行→ReA
- 虹彩炎，結節性紅斑→いずれも
- （掌蹠膿疱症→SAPHO症候群）

⑤血液検査：自己抗体陰性，炎症反応陽性，HLA-B27陽性
⑥画像検査：エコー/MRIで付着部炎，X線で骨新生を伴う骨破壊，仙腸関節炎

　SpAを診断する際は，自己抗体が陰性の**付着部炎**主体の関節炎であり，**炎症性腰背部痛**や**SpA徴候**と呼ばれる臨床症状を伴っていることに留意します．エコーやMRIによる付着部炎所見や，X線における**骨新生を伴う骨破壊所見**も診断に役に立ちます（**第1部-3-6〜8参照**）．

　SpAは，体軸型SpA・末梢型SpAに大別されます（**付録 図3**）．体軸型SpAにはASとnon-radiographic axial SpAに，末梢型SpAにはPsA，ReA，IBD-SpA，undifferentiated peripheral SpAに分類されます（**図**）．

> **memo SpA徴候**
>
> 　SpA患者に認められやすい共通した臨床徴候または検査所見として，下記があげられています[1]．
> 　炎症性腰背部痛，関節炎（既往も含む），付着部炎（踵のみ），ぶどう膜炎，指趾炎，乾癬，クローン病/潰瘍性大腸炎，NSAIDsに良好な反応性，SpA家族歴（2親等まで），HLA-B27陽性，CRP高値．

> **point**
> - SpAは，自己抗体陰性の付着部炎主体の関節炎であり，SpA徴候や骨新生を伴うX線所見に着目して診断する．

1）体軸性SpA

●強直性脊椎炎（AS）

　体軸性SpAのうち，仙腸関節のX線所見において，「Grade 2以上で両側性，または，Grade 3〜4で片側性」の基準（**第1部-3-6表**）を満たすものをASと診断します（改訂ニューヨーク基準，**付録 表1**）．

●non-radiographic axial SpA（nr-axSpA）

　仙腸関節X線においてASの診断基準は満たさないが，体軸性SpAの診断基準

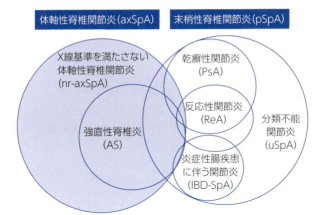

図　SpAのスペクトラム
文献2をもとに作成.

（仙腸関節炎の画像所見＋1項目以上のSpA徴候，または，HLA-B27陽性＋2項目以上のSpA徴候）を満たすものを，non-radiographic axial SpAに分類します（付録 図4）.

> **point**
> ● 体軸性SpAのうち，X線で仙腸関節炎の基準を満たす場合はAS，満たさない場合にnon-radiographic axial SpAに分類する.

2）末梢性SpA

● 乾癬性関節炎（PsA）

皮膚所見（乾癬，爪乾癬），血清学的所見（RF陰性），関節炎所見（指趾炎），X線所見（骨新生を伴う骨破壊）を用いてCASPAR分類基準により診断します（付録 表2，3）.

● 反応性関節炎（ReA）

SpAに特徴的な関節炎（非対称，少関節炎，下肢関節炎）と，腸管または尿路感染症の先行をもって診断します（1999年ReAの診断基準，付録 表4）.

● 炎症性腸疾患関連関節炎（IBD-SpA）

SpAに特徴的な関節炎所見（付着部炎，指趾炎，少関節炎，下肢関節炎）を認め，クローン病や潰瘍性大腸炎の罹患がある場合に診断します.

●未分類末梢性SpA（uSpA）

SpAに特徴的な末梢関節炎所見を示すけれども，PsA，ReA，IBD-SpAのいずれの診断基準を満たさないものを，未分類末梢性SpAと診断します．

> **memo 掌蹠膿疱症性骨関節炎：PAO/SAPHO症候群**
>
> PAO/SAPHO症候群は皮膚所見（掌蹠膿疱症，重度ざ瘡）と骨形成性変化（胸鎖関節の骨増殖形成，慢性再発性多発性骨髄炎）にもとづき診断します（SAPHO症候群診断基準，**付録 表5**）．仙腸関節炎を13～52％に合併することや，骨形成性の骨変化を示すことから，SpAの類縁疾患と考えられます[3]（**第1部-3-6 memo**）．

4 結合組織疾患（CTD）の臨床的特徴まとめ

本書では，CTDを①ANA関連CTD，②自己炎症性疾患，③血管炎症候群の3つに分けて解説します．

1）ANA関連CTDの臨床的特徴

①**関節炎の発症様式**：慢性多関節炎
②**関節炎の性状**：腫脹が乏しく圧痛主体
③**関節炎の部位分布**：四肢末梢の小関節優位
④**関節外症状**：あり
　・乾燥症状→SS
　・レイノー現象→SSc，MCTD
　・筋力低下→PM/DM
　・蝶形紅斑，日光過敏，尿蛋白→SLE
⑤**血液検査**：抗核抗体，疾患特異的自己抗体陽性，高γグロブリン血症，低補体
⑥**画像検査**：骨破壊はきたさない，軟部組織石灰化

ANA関連CTDを診断する際には，**四肢末梢の腫脹の乏しい小関節炎である**ことに着目します．抗核抗体（ANA）を測定し，ANAの染色パターンと臨床所見をもとに疾患特異的自己抗体を測定し，確定診断に至ります．

> **point**
> ● ANA関連CTDは，ANAの染色パターンと特徴的な臨床症状によって診断する．

❶全身性エリテマトーデス（SLE）

SLEは，臨床徴候（皮膚症状，関節症状，腎症状，神経症状，漿膜炎，血球減少）と免疫学的異常（抗核抗体陽性，疾患特異的自己抗体陽性）にもとづき診断します（1997 ACRの診断基準，**付録 表6**）.

また，2019 ACR/EULARのSLE分類基準では，80倍以上のANA陽性を前提条件とし，それらの臨床症状・検査所見をスコア化して分類します（**付録 表7**）.

1997 ACR診断基準に比較して2019 ACR/EULAR分類基準で変化した点として，下記の点があげられます.

①ANA陽性が前提条件となった
②全身症状として発熱が加わった
③皮膚所見から日光過敏が抜け非瘢痕性脱毛が加わった
④Ⅲ型 or Ⅳ型の腎炎が認められれば腎組織所見だけから診断できるようになった
⑤低補体が評価項目に加わった

❷シェーグレン症候群（SS）

乾燥症状〔ガムテストやシルマーテスト（陽性）〕，組織学的所見（口唇生検におけるリンパ球浸潤），抗SS-A/SS-B抗体陽性を組み合わせて診断します（厚生労働省SS診断基準，**付録 表8**）. また，2016 ACR/EULARの分類基準ではスコア化して分類します（**付録 表9**）.

❸多発性筋炎/皮膚筋炎（PM/DM）

四肢近位筋の筋力低下，筋炎の証明（筋原性酵素，筋電図，筋病理），および定型的皮疹（ゴットロン，ヘリオトロープ）をもとに診断します（Bohan & Peterの診断基準，**付録 表10**）.

2017 EULAR/ACRの分類基準では，それらの所見をスコア化して炎症性筋疾患を分類し，その後に，自己抗体と組織所見によりサブグループを分類します（2017 EUALR/ACRの分類基準とサブグループ，**付録 表11**，**図5**）.

❹全身性強皮症（SSc）

手指あるいは足趾を超える皮膚硬化を大基準とし，手指足趾に限局する皮膚硬化，指先陥凹，肺線維症，および自己抗体（抗Scl-70抗体/抗RNA-polymeraseⅢ抗体/抗セントロメア抗体）を小基準として，その組み合わせで診断します（厚生労働省SSc診断基準2010，**付録 表12**）. ACR/EULAR 2013の分類基準では，これらをスコア化して診断します（**付録 表13**）.

4）各関節炎の特徴まとめ　　135

SScは，硬化が主として皮膚にとどまるlimited cutaneous SSc（限局皮膚硬化型全身性強皮症：lcSSc）と，硬化が全身および内臓諸臓器に及ぶdiffuse cutaneous SSc（びまん皮膚硬化型全身性強皮症：dcSSc）とに分類されます（**付録 図6**）.

❺混合性結合組織病（MCTD）

レイノー現象・手指腫脹と抗RNP抗体陽性を共通所見とし，SLE，SSc，PM/DMの混合所見にもとづき診断します（MCTD改訂診断基準2019，**付録 表14**）.

2）自己炎症性疾患の特徴

①**関節炎の発症様式**：慢性多関節炎（少関節炎や単関節炎のときもある）
②**関節炎の性状**：強い炎症所見を伴う
③**関節炎の部位分布**：小関節も大関節もありえる
④**関節外症状**：あり
　・アフタ性口内炎，陰部潰瘍，ぶどう膜炎，結節性紅斑→BD
　・高熱，サーモンピンク疹，漿膜炎，肝障害→AOSD
　・耳介軟骨炎，鞍鼻→RP
　・周期性発熱，漿膜炎→FMF
⑤**血液検査**：自己抗体は陰性
⑥**画像検査**：骨破壊はきたしにくい

自己炎症性疾患の診断においては，**自己抗体が陰性であること**と，**自己炎症に特徴的な臨床症状**（メカニカルストレスによる悪化や好中球性の炎症など）に着目し，各疾患に特徴的な臨床症状から診断していきます.

> **point**
> ● 自己炎症性疾患は，自己抗体陰性と特徴的な臨床症状（メカニカルストレス，好中球性炎症など）に着目する.

❹ベーチェット病（BD）

ベーチェット病では，主症状4つ（口腔内再発性アフタ性口内炎，陰部潰瘍，皮膚症状，眼症状）と副症状を用いて診断します（厚生労働省の診断基準2016，**付録 表15**）.

❺成人スチル病（AOSD）

成人スチル病の診断は，主要徴候（発熱，関節炎，サーモンピンク疹，白血球

増多）と副徴候（咽頭痛，リンパ節腫脹，肝障害，自己抗体陰性）にもとづき診断します（Yamaguchi criteria，**付録 表16**）．

⦿再発性多発軟骨炎（RP）

再発性多発軟骨炎は，臨床症状（耳介軟骨炎，関節炎，鼻軟骨炎，眼症状，気道軟骨炎，前庭蝸牛機能障害）と生検による軟骨炎の病理所見を用いて診断します（McAdamらの診断基準，**付録 表18**）．

> **memo VEXAS症候群の診断基準**
>
> VEXAS症候群の診断は，自己炎症を示唆する多彩な臨床症状（発熱，軟骨炎，肺浸潤，皮膚炎，血管炎）と血液異常（大球性貧血，白血球減少，血小板減少，M蛋白症）から疑い，骨髄スメアで赤芽球・骨髄球中に多数の空胞像（vacuoles）を確認することで臨床的に診断します．確定診断は，遺伝子診断による*UBA-1*遺伝子変異の証明になります（**第1部-3-4** memo ④参照）．

⦿家族性地中海熱（FMF）

家族性地中海熱の診断は，38度以上で12〜72時間続く周期性発熱と，発作時のみに上昇する炎症反応を必須項目とし，発作時の随伴症状（漿膜炎など）とコルヒチンに対する反応性から確定診断します（FMF診断基準，**付録 表19**）．

典型症例にあてはまらない場合は，フローチャートに従い遺伝子解析を活用します（FMF診断フローチャート，**付録 図7**）．臨床所見に加え典型的な*MEFV*遺伝子のExon10の変異が認められれば確定診断となりますが，それ以外の変異は健常人でも認めることがあるため参考所見にとどまります．

3）血管炎症候群の臨床的特徴

①**関節炎の発症様式**：慢性多関節炎
②**関節炎の性状**：腫脹が乏しく圧痛主体
③**関節炎の部位分布**：四肢末梢の小関節優位
④**関節外症状**：あり
　・腎炎，間質性肺炎，紫斑，強膜炎・ぶどう膜炎，多発性単神経炎→小血管炎
　・神経炎，腹部アンギーナ→中血管炎
　・顎跛行，筋痛，視力障害→大血管炎
⑤**血液検査**：炎症反応高値，AAVは自己抗体陽性，大血管炎は自己抗体陰性
⑥**画像検査**：骨破壊はきたさない

血管炎症候群を診断するためには，**血管炎に特徴的な臨床症状**（紫斑，多発性単神経炎，上気道病変，間質性肺炎など）があるかどうかに着目します．さらに，それらの臨床症状が，小血管炎，中血管炎，大血管炎のいずれを示唆するかを判断し，鑑別診断に進みます（**第1部-3-4** 参照）．

> ## point
> - 血管炎症候群は，臨床徴候から小血管炎，中血管炎，大血管炎に分けて考える．

🅐 小血管炎

［ANCA関連血管炎：MPA］

顕微鏡的多発血管炎（MPA）の診断は，血管炎にもとづく腎病変（糸球体腎炎），肺病変（間質性肺炎・肺胞出血），その他臓器病変（紫斑や多発単神経炎など）と，MPO-ANCA陽性または血管炎の組織学所見によって確定診断します（1998年厚生労働省MPA診断基準，**付録 表20**）．

ACR/EULAR 2022では，これらをスコア化して分類します（2022年ACR/EULAR分類基準，**付録 表21**）．

［ANCA関連血管炎：GPA］

多発血管炎性肉芽腫症（GPA）の診断は，血管炎にもとづく上気道（鼻，眼，耳，咽頭症状），肺・腎病変と，PR3-ANCA陽性または血管炎の組織所見により確定診断します（厚生労働省GPA診断基準2002年改訂，**付録 表22**）．

ACR/EULAR 2022では，これらの所見をスコア化して分類します（2022年ACR/EULAR分類基準，**付録 表23**）．

［ANCA関連血管炎：EGPA］

好酸球性多発血管炎性肉芽腫症（EGPA）は，気管支喘息またはアレルギー性鼻炎の先行，好酸球増多，血管炎症状（発熱，紫斑，多発性単神経炎など）の臨床所見と，血管炎の組織所見によって診断します（厚生労働省によるEGPA診断基準，**付録 表24**）．EGPAではMPO-ANCA陽性率はMPAほど高くないため，MPO-ANCAは必須項目としては含まれていません．

ACR/EULAR 2022ではこれらの所見をスコア化して分類します（2022年ACR/EULAR分類基準，**付録 表25**）．

［IgA血管炎］

IgA血管炎（小児ではHenoch-Schönlein紫斑病）は，下肢優位の紫斑（palpable purpura，**第2部-2-3** 参照）を前提条件とし，腹痛，関節炎，腎障害，病

理組織でのIgA沈着のいずれかを満たすことで診断確定します（EULAR/PRINTO/PRESの分類基準，**付録 表27**）．

[クリオグロブリン血管炎]

クリオグロブリン血管炎は，クリオグロブリン陽性と，小血管炎を示唆する問診，臨床症状，検査所見を組み合わせて診断します（クリオグロブリン血管炎の暫定分類基準，**付録 表28**）．

Ⓑ中血管炎

[結節性多発動脈炎]

結節性多発動脈炎は，血管炎を示唆する2つ以上の臨床徴候と，組織所見における中・小動脈のフィブリノイド壊死の所見により確定診断します（2006年厚生労働省の診断基準，**付録 表29**）．

Ⓒ大血管炎

[巨細胞性動脈炎]

巨細胞性動脈炎は，高齢発症，頭痛，側頭動脈の圧痛または拍動低下，赤沈上昇と，側頭動脈生検の所見を組み合わせて診断します（1990年巨細胞性動脈炎の分類基準，**付録 表30**）

ACR/EULAR 2022では，それらに臨床症状（視力障害や顎跛行）や画像所見（エコー，MRI，CT，FDG-PET）を加えてスコア化して分類します（2022年ACR/EULAR 分類基準，**付録 表31**）．

[高安動脈炎]

高安動脈炎は，臨床症状（上肢のしびれや眼症状）と画像診断（大動脈またはその第一分枝に肥厚・狭窄性あるいは拡張性病変）をもとに確定診断します〔厚生労働省血管炎研究班による改訂診断基準（2017年），**付録 表32**〕．

ACR/EULAR2022では，それらをスコア化して分類します（2022年ACR/EULAR 分類基準，**付録 表33**）．

5 リウマチ性多発筋痛症（PMR）の臨床的特徴まとめ

①**関節炎の発症様式**：急性多関節炎（〜慢性多関節炎）
②**関節炎の性状**：滑液包炎，筋腱炎
③**関節炎の部位分布**：大関節優位

・肩関節，股関節→PMR

・手関節，足関節→RS3PE
④**関節外症状**：筋痛・頭痛・視力障害（GCA症状）
⑤**血液検査**：自己抗体陰性　CRP・ESR著明高値
⑥**画像検査**：関節エコー/MRIによる滑液包炎・筋腱炎

　PMRは，高齢者に亜急性に起きる大関節優位の関節炎であることに留意します．炎症反応はしばしば高値を示し，自己抗体は通常陰性です．

　診断には，臨床症状（高齢発症，両肩筋痛，上肢圧痛，亜急性発症，朝のこわばり，体重減少）と赤沈上昇をもって診断します（Birdの診断基準，**付録 表34**）．

　ACR 2012では，高齢発症（50歳以上），両肩筋痛，炎症反応高値を必要条件とし，自己抗体陰性と関節エコー所見を組み合わせてスコア化して診断します（2012年ACR/EULARのPMR分類基準，**付録 表35**）．

> **point**
> ● PMRの診断ための必要条件は，高齢発症，両肩筋痛，炎症反応高値．

6　結晶誘発性関節炎（Crystal）の臨床的特徴まとめ

①**関節炎の発症様式**：急性単関節炎（または急性多関節炎）
②**関節炎の性状**：強い炎症所見を伴う
③**関節炎の部位分布**：痛風では寒冷部位（第1MTP, 足関節），偽痛風ではOA部位（膝，足関節など）
④**関節外症状**：痛風結節
⑤**血液検査**：CRP著明上昇
⑥**画像検査**：X線で抜き打ち像（痛風），軟骨石灰化像（偽痛風）
⑦**関節液検査**：WBC増加，偏光顕微鏡による結晶検出

　結晶誘発性関節炎を診断する際は，基本的な病型が**急性単関節炎**（または急性多関節炎）であることに留意します．

　結晶誘発性関節炎の確定診断は，**関節液中からの尿酸結晶もしくはピロリン酸カルシウム結晶の検出**です（**第1部-3-9**参照）．穿刺ができない場合は，画像検査（X線・関節エコー）を参考にして診断します（**第1部-3-6, 7**参照）．

> **point**
> ● 結晶誘発性関節炎の診断には関節液および画像検査（X線・エコー）が有用．

第1部 「関節炎」を鑑別しよう

7 感染性関節炎（Infectious）の臨床的特徴まとめ

1）ウイルス性関節炎（Viral）の臨床的特徴

①関節炎の発症様式：急性多関節炎

②関節炎の性状：圧痛はあるが腫脹や変形に乏しい

③関節炎の部位分布：四肢末梢の小関節優位

④関節外症状：

・手足の浮腫，紅斑，貧血，肝障害など→パルボウイルス

・下肢紫斑→HBV，HVCなど

⑤血液検査：ウイルス血清反応または抗原陽性（抗パルボウイルスIgM抗体，HBs抗原，HCV抗体，HIV抗体など）

⑥画像検査：非特異的な関節炎所見

　ウイルス性関節炎を診断する場合は，**腫脹に乏しい急性多発関節炎**であることに留意し，血清抗体により確定診断します．

　パルボウイルス関節炎は，周囲の流行や，特徴的な関節外症状から疑い，抗パルボウイルスIgM抗体陽性をもって確定診断します．B型肝炎やC型肝炎ではクリオグロブリン血症により紫斑や関節炎を伴う場合があります．

2）化膿性関節炎（Bacterial）の臨床的特徴

①関節炎の発症様式：急性単関節炎（淋菌性と感染性心内膜炎では急性多関節炎）

②関節炎の性状：強い炎症反応を伴う

③関節炎の部位分布：いずれの関節も罹患しうる

④関節外症状：発熱，悪寒．IEになれば心雑音，オスラー結節，Janeway病変など

⑤血液検査：血液培養陽性．IEでは自己抗体陽性や低補体を伴う場合がある

⑥画像検査：骨破壊を伴うときがある

⑦関節液検査：WBC著増（50,000/μL以上），細菌培養陽性

　化膿性関節炎を診断する際は，まずは，**発熱を伴う急性単関節炎**であることに留意します．ただし淋菌性や感染性心内膜炎（IE）では，急性多関節炎を呈することがあります．

　関節液中の細菌培養陽性をもって確定診断となりますが，WBC著増（> 50,000/μL）の場合は化膿性関節炎が強く疑われます（**第1部-3-9**参照）．

4）各関節炎の特徴まとめ　　141

3) その他の感染性関節炎

　その他の感染性関節炎も，確定診断は組織からの培養検査になります．慢性単関節炎を呈する場合や，免疫抑制患者においては，関節液検査の際に抗酸菌培養を加えることに留意します．

さいごに

　本稿では，関節炎という観点から，代表的なリウマチ膠原病の診断基準について記載しました．リウマチ膠原病領域では，他にもさまざまな疾患が存在しますが，それらの診断基準については成書を参照してください．

〈文献〉

1) Rudwaleit M, et al：The development of Assessment of SpondyloArthritis international Society classification criteria for axial spondyloarthritis (part II): validation and final selection. Ann Rheum Dis, 68：777-783, 2009（PMID：19297344）
2) Raychaudhuri SP & Deodhar A：The classification and diagnostic criteria of ankylosing spondylitis. J Autoimmun, 48-49：128-133, 2014（PMID：24534717）
3) Toussirot E, et al：Spondylodiscitis in SAPHO syndrome. A series of eight cases. Ann Rheum Dis, 56：52-58, 1997（PMID：9059142）

〈橋本　求〉

第1部　「関節炎」を鑑別しよう

5）その他の関節炎疾患

● 7つのグループに入りきらない関節炎も知っておこう

　ここまで，関節炎をきたす疾患を主要な7つのグループに分け，それぞれの特徴的な臨床所見，検査所見について説明してきました．しかし，それらの分類には入りきらない関節炎が他にも存在します．ここではそのなかでも比較的頻度の高い関節炎の特徴について紹介します．

1　整形外科的疾患

　整形外科的疾患でも，リウマチ膠原病に酷似した病変を生じることがあります．整形外科医にとってはcommonな病態であることが多いため，整形外科医との連携が大事ですが，リウマチ膠原病内科医も一通りの知識をもっている必要があります．

Ⓐテニス肘（上腕骨外側上顆炎）／ゴルフ肘（上腕骨内側上顆炎）

　テニス肘では，短橈側手根伸筋の起始部が肘外側で障害されて生じます．ゴルフ肘は，円回内筋の付着部が肘の内側で障害されて起こります．ここで起きている病態が，関節炎なのか，付着部炎なのか，身体所見から鑑別できることが重要です（**第1部6-1**参照）．

Ⓑ滑液包炎（肩峰下，肘頭，膝蓋前，鵞足，大転子滑液包炎）

　関節を酷使したり，感染症が原因で，滑液包に炎症が起きる場合があります．肩，肘，膝，鵞足，大転子といった部位で比較的よく起こります．

5）その他の関節炎疾患　143

●絞扼性神経障害（entrapment neuropathy）

代表的なものとして手根管症候群，橈骨神経麻痺，足根管症候群があります．なかでも手根管症候群（carpal tunnel syndrome）は，最も頻度の高い疾患です．

また，Morton病も絞扼性神経障害の一種で，槌趾変形がある場合や，ハイヒールの常用などで趾のMTP関節でつま先立ちをすることによって，足趾に向かって伸びている神経が中足骨間を連結する靱帯（深横中足靱帯）と地面との間で圧迫され，足趾のしびれを引き起こします．

●その他

以下の整形外科的疾患もcommon diseaseであり，日常臨床で遭遇する可能性があります．より詳しい記載については関節の診察法を参照してください（第1部6-1参照）．

- ばね指
- 肩腱板断裂
- 頚椎，腰椎ヘルニア
- 脊椎管狭窄症
- 膝半月板損傷

それ以外の日常臨床で遭遇する頻度の低い疾患病態（キーンベック病，色素性絨毛結節性滑膜炎，多中心性細網組織球症など）については，本書では記述を割愛しました．それらの疾患については成書を参照してください．

2 腫瘍随伴性関節炎

悪性腫瘍による腫瘍随伴症候群として，関節炎に酷似した病態を生じるときがあり，関節炎の重要な鑑別診断になります．悪性腫瘍で関節炎をきたす原因はわかっていませんが，関節炎で分泌される物質と同じ物質（例えば，RS3PE症候群におけるVEGFなど）を腫瘍が分泌するために起きると考えられます．

●肥大性骨関節症（Hypertrophic osteoarthropathy：HOA）

肺がんをはじめとする悪性腫瘍が原因となりますが，それ以外の疾患（心疾患など）にも合併します．ばち指，長管骨の骨膜炎，関節炎を三徴候とします．

●Palmer fasciitis and polyarthritis syndrome（PFPAS）

手掌腱膜炎をきたします．卵巣がんが原因の場合が多いです．

第1部 「関節炎」を鑑別しよう

◉ RS3PE症候群

RS3PE症候群は，PMRと同様に高齢者におけるリウマチ性疾患の1つとして発症しますが，時に腫瘍随伴症候群としてRS3PEを発症する場合があります．腫瘍が産生するVEGFなどの物質が原因の1つと考えられています．RS3PEは一般にグルココルチコイド反応性が良好ですが，反応性不良の場合には腫瘍随伴症候群の可能性を考慮する必要があります．

◉ 皮膚筋炎（抗TIF1-γ抗体陽性）

皮膚筋炎は，一般に悪性腫瘍の合併によって誘発される場合がありますので注意が必要です．特に，抗TIF1-γ抗体が陽性の場合は，成人では悪性腫瘍合併の場合があるとされており注意が必要です（**第2部7-2**参照）．

> **point**
> ● ばち指や手掌腱膜炎を認めた場合には，悪性腫瘍の可能性を念頭におく.

3 irAE関節炎

悪性腫瘍に対するチェックポイント阻害薬の使用により，自己免疫疾患が起きることがあり，免疫介在性有害事象（immune-related Adverse Events：irAE）と呼ばれています．このirAEの1つの症状として関節炎をきたすことがあります．irAEによる関節炎の特徴は，抗CCP抗体やRFなどの自己抗体が陰性で，比較的急性に大関節優位に発症するという特徴があり，RS3PEやリウマチ性多発筋痛症（PMR）の病態によく似た症状で発症することが多いです．

> **memo irAE関節炎疑いの患者に行う血液検査**
>
> irAEでは，関節炎のみならずさまざまな自己免疫病態を発症します．したがって，関節炎だけでなく他のirAE症状についても一通りのスクリーニングを行うことが望まれます．irAEで起きやすい疾患病態として，下垂体炎，甲状腺自己免疫疾患，1型糖尿病，筋炎（心筋炎含む），間質性肺炎，炎症性腸疾患，関節炎などがあげられます．それらのスクリーニングのために，通常の血液検査，尿検査に加えて，ACTH，コルチゾール，fT4，TSH，血糖，HbA1c，CPK（CK-MB），KL-6などを測定します．関節炎に関しては，抗CCP抗体，RF，抗核抗体，補体などを測定し，既存の関節炎疾患の有無を判断します．

5）その他の関節炎疾患　145

4 ワクチン誘発性関節炎

COVID-19に対するmRNAワクチンの接種により，新規の自己免疫性関節炎を発症したり，関節リウマチ（RA）などの既存の関節炎の悪化をきたす場合があります．したがって，新規の関節炎の発症をみた場合には，直近のワクチンの接種歴にも注意して問診する必要があります．

また，膀胱がんの治療で行われるBCGの膀胱内投与後にも関節炎を発症することがあり，病態としては，反応性関節炎に分類されます．

5 更年期関節症

更年期に伴うエストロゲン分泌低下といったホルモン環境の変化により，関節症状を発症する場合があります．朝のこわばりや関節の自発痛，圧痛は認めますが，関節腫脹は乏しく，炎症反応は通常陰性です．閉経後，数年内に自然軽快することが多いです．

6 内分泌疾患に伴う関節症

糖尿病では，関節周囲の結合組織への微小血管障害や異常なコラーゲン沈着などにより，様々な筋骨格系の症状を呈します（例：Prayer's signなど，**第1部-6 ❶ 3）**参照）

甲状腺機能亢進症や低下症でも関節痛や筋痛を伴う場合があります（関節腫脹は伴わない）．

7 薬剤誘発性関節炎

さまざまな薬剤が薬剤性関節炎の原因となりえますが，下記に示す2つの薬剤に起因する関節炎は，特に日常臨床で遭遇することの多いため注意が必要です（**表**）．

❹アロマターゼ阻害薬誘発性筋骨格症状

乳がんや卵巣がんの治療でアロマターゼ阻害薬を使用された患者では，エストロゲンの合成が抑えられ，更年期関節症と同様に関節・骨格筋症状としてこわばりを生じる場合があります．

第1部 「関節炎」を鑑別しよう

表　薬剤性関節炎の原因薬剤

抗菌薬	
テトラサイクリン系	ミノサイクリン，ドキシサイクリン
キノロン系	シプロフロキサシン，レボフロキサシン
抗酸菌症治療薬	リファンピシン，リファブチン
ストレプトグラミン系	キヌプリスチン-ダルホプリスチン
抗真菌薬	ボリコナゾール
糖尿病治療薬	
DPP4阻害薬	シタグリプチン，サクサグリプチン，リナグリプチン，アログリプチン
化学療法	
アロマターゼ阻害薬	アナストラゾール，レトロゾール，エキセメスタン
タキソール系	パクリタキセル，ドセタキセル，カバジタキセル
レチノイド	
イソトレチノイン	
サイトカイン製剤	
IFN-α	インターフェロンアルファ，ペグインターフェロン
G-CSF	ニューポジェン，フィルグラスチム
向精神薬	
5-HT2A拮抗薬	ミアンセリン，ミルタザピン，ネファゾドン

Ⓑ DPP4阻害薬誘発性関節炎

　糖尿病治療薬のDPP4阻害薬を投与された患者では，RS3PE症候群によく似た関節炎を発症することがあります．

❽ サルコイドーシス

　サルコイドーシスは自己免疫疾患の1つですが，呼吸器内科で診療されている場合が多く，リウマチ膠原病内科医は経験が乏しくなりがちですので，注意して鑑別する必要があります．

　サルコイドーシス患者のなかで，関節症状を訴えるのは約1％です．サルコイド関節症には，急性型と慢性型とがあります．急性型はLöfgren症候群と呼ばれ，典型的には，3主徴（関節症状，肺門部リンパ節腫脹，結節性紅斑）を呈します．一方，慢性型は，大関節優位の慢性多発関節炎を呈します．関節炎に加えて指趾

5）その他の関節炎疾患　147

炎（dactylitis）を伴うことが多いです．関節や皮膚，リンパ節などの生検で，特徴的な非乾酪性類上皮細胞肉芽腫の組織所見を認めた場合に確定診断します．疾患に特異的な検査所見は存在しませんが，血清ACE（アンギオテンシン転換酵素），リゾチーム，可溶性IL-2レセプターの増加や，胸部X線におけるBHL（肺門部リンパ節腫脹），肺病変，心電図による心ブロックの有無などを確認します．

9 線維筋痛症

　患者が痛みを訴える部位が関節部位に限局しておらず，特有の圧痛点を認めた場合には線維筋痛症の可能性を考慮する必要があります．抗リウマチ薬による治療では軽快しない場合も多く，麻酔科によるペインコントロールや心療内科との連携も重要です．

さいごに

　日常診療で診るほとんどの関節炎疾患については，本書で示している7つの関節炎グループと，本稿で記述したその他の関節炎疾患で，おおよそ網羅されていると考えます．しかし，稀なものを含めれば，他にも数多くの関節炎をきたす疾患が存在します．それらの疾患については，リウマチ膠原病内科医にコンサルトするか，成書を参考にするようにしてください．

（橋本　求）

第1部 「関節炎」を鑑別しよう

6) 各関節の診察法

なぜ関節の診察が必要か？

　日本では高齢化が進み，関節疾患を抱える患者数が年々増加しています．高齢者の健康を担うプライマリ・ケア医には，肩や腰の痛みなどの一般的な整形外科疾患に加え，関節リウマチ（RA）やリウマチ性多発筋痛症（PMR）といった高齢者にも起こりうる炎症性関節炎にもある程度対応できる能力が求められています．また，リウマチ膠原病医においても，リウマチ膠原病とそれ以外の整形外科疾患を鑑別する必要があり，関節疾患への対応能力が広く求められるようになっています．本稿では，炎症性関節炎から代表的な整形外科疾患まで幅広い疾患を念頭に入れた関節の診察の手順を示します．

1 手の診察

> **point**
> ● 炎症性関節炎の好発部位の確認
> ● 関節炎と腱鞘炎の鑑別
> ● 膠原病疾患の手の特徴をおさえる

1) 視診

　関節に明らかな腫脹，変形があるかを確認します．DIP，PIP，MCPの関節腫脹についてはまずは左右差があるかどうかを確認するといいでしょう．例えば，**図1**の患者は左の第2PIP関節上の皮膚の皺が右第2PIP上と比べても少なくなっ

6）各関節の診察法　149

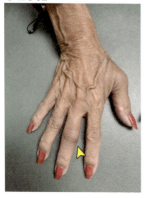
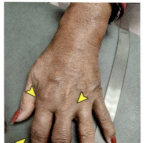

図1 関節腫脹
左第2・3MCP関節および左第2・3, 右第2PIPの関節腫脹

ていることがわかります．その他に右第3PIP，左第3PIP，左第2・3MCP関節が腫脹しているのがわかります．左右や他の指と皺の具合を比較すれば軽度の関節腫脹もより明確になります．

RAに特徴的な変形として**スワンネック変形**（PIP過伸展，DIP屈曲），**ボタン穴変形**（PIP屈曲，DIP過伸展），**MCP関節の尺側偏位**がありますが，これらは進行したRAにみられます（図2, 3）．また第1MCP関節の亜脱臼，IP関節屈曲によって起こる**Z deformity**も進行RAにみられる変形です（図2d）．これらの変形は関節周囲の腱に炎症による損傷が起こり，腱の屈曲と伸展のバランスが崩れた結果現れます．その他の変形として，変形性関節症（OA）に特徴的なDIP関節の亜脱臼による変形がないかを確認します（図4）．

爪の診察では乾癬に伴う爪の変形（爪陥凹，爪甲剥離症など）があるかを確認します（図5）．乾癬に伴う爪の変形があれば関節炎を併発している，もしくは将来，乾癬性関節炎（PsA）を発症するというデータがあり，関節炎の評価においても重要な所見です[1]．

一方，膠原病疾患に伴う関節炎を疑う場合は，レイノー現象，爪周囲紅斑（SLE，MCTD，強皮症，皮膚筋炎），指腹の萎縮（強皮症，SLE）などの有無を確認します．

2）触診

MCP，PIP，DIP，手関節，CMC関節の順番に触診し，圧痛，腫脹，熱感がないか確認します．

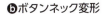
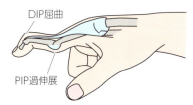
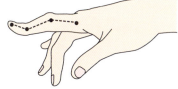
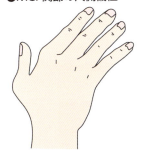
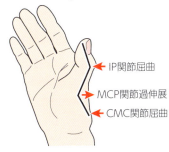

図2 スワンネック変形，ボタン穴変形，尺側偏位，Z deformity

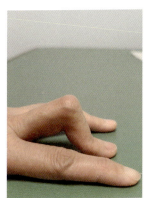
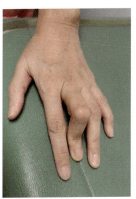

図3 ボタンネック変形

● MCP関節

　MCP関節は屈曲位において関節裂隙が広がるので，屈曲位で触診します．検者の第2～4指で患者の手掌を持ち，第5指で患者の指を屈曲させるとMCP関節を屈曲した状態に保てます．両側の母指の腹で触診することでより滑膜炎の広がりを評価できます（**図6**）．

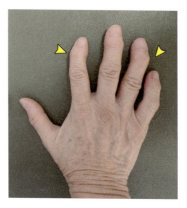

図4 OAに特徴的なDIP関節の亜脱臼

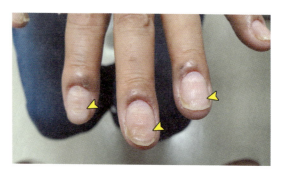

図5 乾癬に伴う爪陥凹

● PIP関節

　PIP関節の触診は両側の母指と示指で挟むようにして触診します（**図7**）．MCP関節と同様，PIP関節をやや屈曲した状態にすると関節裂隙が広がり評価しやすくなります．滑膜腫脹があれば片側の母指と示指で圧迫することで，もう一方の母指と示指に滑膜が押し出される様子が感じられます．滑膜腫脹は軟性で柔らかいのに対し，OAのように骨性の腫脹であれば硬性のゴツゴツとした触感になります．

● DIP関節

　DIP関節もPIP関節と同様に，やや屈曲位の状態を保持して両側の母指と示指で挟むようにして滑膜腫脹や骨変形がないか触診します．

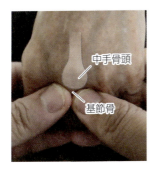
図6　左第3MCP関節腫張の触診

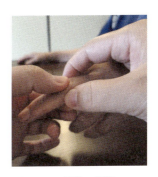
図7　PIP関節の触診

● 手関節

　手関節は橈骨と手根骨（舟状骨，月状骨）で構成される関節です．患者の手を両手で持ちながら，両母指の腹で手関節および手根骨間の関節を触診します（図8）．手根骨間の滑膜炎は手関節よりもやや遠位部で確認できます．

　RAを特に疑う場合は尺骨茎状突起上を走っている**尺側手根伸筋の腱**および**遠位橈尺関節**における圧痛，腫脹を確認します（図9）．両者の部位ともRAで頻繁に炎症が起こることが報告されています[2, 3]．

● CMC関節

　次に，CMC関節（第1手根中手骨関節）の圧痛，腫脹も確認します．CMC関節は中手骨と菱形骨の間にある関節で，片手で患者の母指の付け根〔解剖学的嗅ぎタバコ入れ（anatomical snuffbox）あたり〕を押さえながら，もう一方の手で中手骨の遠位部を左右に回転させて，痛みや捻髪音（crepitus）がないかを確認します（図10）．CMC関節の炎症はOAでより頻繁に起こりますが，稀にRAでも起こります．

● ドケルバン病の鑑別

　ドケルバン病は物をつかんだり，タオルを絞るなどの動作で手首の母指側に痛みが出ます．患者に拳をつくってもらい，尺側に曲げたときに手首の母指側に痛みが誘発されれば陽性です（Finkelstein test，図11）．腱鞘炎（短母指伸筋腱と長母指外転筋腱）の一種ですので，RAといった炎症性関節炎と区別してください．

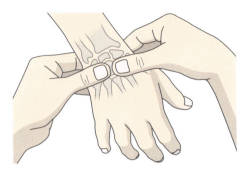

図8　手関節の触診

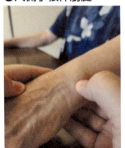
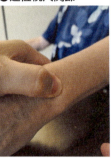

図9　尺側手根伸筋の腱，遠位橈尺関節の触診

● ばね指の鑑別

　ばね指はいわゆる屈筋腱の腱鞘炎で，掌側のMCP関節あたりの高さ（A1 pulley部）に隆起，圧痛を伴います．診察ではA1 Pulley部に圧痛があるか確認し，指の屈曲，伸展を行って同部位の隆起が触診できるか確認します（図12）．RA疑いの紹介で診察をしてみると，ばね指だったということもありますので注意してください．また，デュピュイトラン拘縮は手掌から指にかけて硬結ができ，指の伸展が困難になる疾患ですが手掌の診察で診断できます．

3）可動域

　手指，手関節の詳細な可動域は図13に示します．手関節の掌屈，背屈の可動域が制限されている場合はRAを疑う1つの根拠になります．MCP，PIP，DIP関節の簡単な可動域の検査としては，患者に握り拳をつくってもらい，爪を覆うく

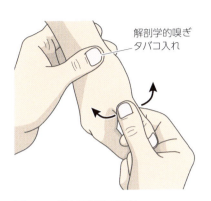

図10　CMC関節の診察

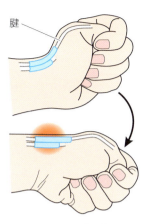

図11　ドケルバン病（Finkelstein test）

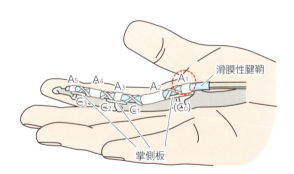

図12　ばね指はA1Pully部の隆起，圧痛を診察

らいまで完全に拳をつくれるかどうかで大まかに評価することができます．また，MCP関節を曲げずにPIPとDIP関節を屈曲させて指腹が手掌に届くどうかでPIPもしくはDIP関節の可動域の制限を評価することもできます．

　関節の可動域の評価ではありませんが，**Prayer's sign**といって糖尿病の患者で特徴的にみられる所見があります．手指を広げた状態で手を合わせたときに完全に合わせられず離開してしまう現象です（**図14**）．高血糖の状態が続くと，指の屈側に拘縮や肥厚が起こり指の伸展が障害されます．この所見を認めた場合はRAといった炎症性関節炎とは区別するようにしてください．糖尿病患者ではばね指も起こりやすく，手の診察は注意して行います．

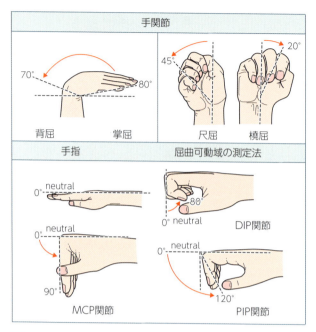

図13 手指,手関節の可動域

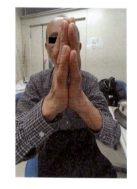

図14 Prayer's sign

> **memo**
> 手首の滑膜炎は触診で明らかな腫脹がなくとも,滑膜炎所見が存在することがあります.症例によっては診察所見が正常でも関節エコーを使った精査を考慮しましょう.

2 肘の診察

point
- 肘関節の滑膜炎の診察
- テニス肘,ゴルフ肘の評価方法

1) 視診

まずは肘関節を構成している3つの骨を同定します.上腕骨の外側上顆,尺骨の肘頭,橈骨頭です.肘を伸展したときに見える"くぼみ"は上腕骨の外側上顆,

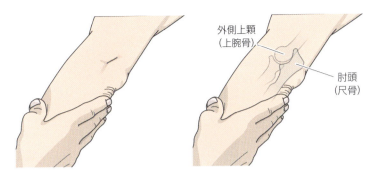

図15 上腕骨の外側上顆，尺骨の肘頭の間のくぼみ

尺骨の肘頭の間のスペースです（図15）．滑膜炎がある場合は，この"くぼみ"がなくなります．次に肘頭部において乾癬の所見がないか，また，肘頭部滑液包炎やリウマトイド結節，痛風結節（図16）がないかも視診によって確認します．

2）触診

　肘をやや屈曲位に保ち，尺骨の肘頭を触診し，滑液包炎や結節がないか確認します．その後，前述の伸展した際に現れる"くぼみ"の部分に親指を移動し，腫脹がないか確認します（図15，17）．"くぼみ"のやや外側にある上腕骨の外側上顆とその遠位にある橈骨頭を同定し，上腕骨の外側上顆と橈骨頭のスペースを触診します（図18）．この際，肘をやや屈曲させるとより同定しやすいです．

● 誘発テスト

　上腕骨外側上顆炎（テニス肘）は，前腕の伸筋腱（短橈側手根伸筋など）が上腕骨外側上顆に付着する部位に損傷を受けて痛みが発生するとされています．スポーツや仕事で過度に手首をそらす動作によりこれらの腱に炎症を引き起こします．診察としては手関節背屈時に抵抗を加え，外側上顆の伸筋腱の付着部に痛みが生じるかを確認します（図19a）．

　一方，**上腕骨内側上顆炎（ゴルフ肘）**は屈筋腱が上腕骨内側上顆に付着する部位に損傷を受けて痛みが発生します．手首の掌屈時に抵抗を加えて内側上顆部位に痛みが生じるかを確認します（図19b）．

　また，**線維筋痛症**では上腕骨の外側上顆より**2 cm程遠位に圧痛点**が認められることがあるので，線維筋痛症を疑うときはまずは触診を行います（図20）．

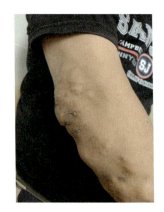

図16 肘頭部の痛風結節

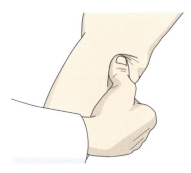

図17 上腕骨の外側上顆，尺骨の肘頭間の触診

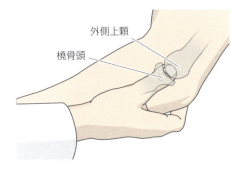

図18 上腕骨の外側上顆と橈骨頭の関節を触診

3) 可動域

　　肘関節の正常可動域は屈曲は145°，伸展は0°です．肘関節に腫脹があると完全に伸展することができず，関節炎が長期に続くと肘関節の屈曲拘縮が起こります．

第1部 「関節炎」を鑑別しよう

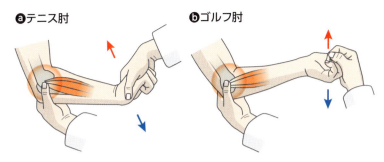

図19 テニス肘，ゴルフ肘の診察

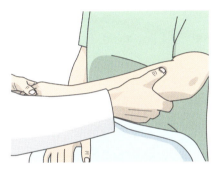

図20 線維筋痛症での圧痛ポイント

3 肩の診察

> **point**
> - 肩腱板の診察
> - 肩関節の可動域の評価
> - リウマチ性多発筋痛症や肩関節炎での可動域の評価

1）視診

　胸鎖関節，肩鎖関節に明らかな腫脹がないか左右で比較しながら確認します（**図21**）．また，背面からみて肩甲棘より上・下の筋肉（棘上筋，棘下筋）の萎縮がないか左右差含めて確認します（**図22**）．

6）各関節の診察法　159

2) 触診

　肩関節は深部にあるため，滑膜腫脹は触診では評価できませんが，肩前方の肩甲上腕関節を前方から触診することで圧痛の評価をすることはできます．胸鎖，肩鎖関節は触診できるため，圧痛，腫脹がないか確認します．肩腱板は触診できませんので，後述の誘発テストで評価します．

3) 可動域

　屈曲，内旋，外旋，外転の順に評価します（図23）．まずは肘を伸展した状態で，腕を前方に動かします．正常であれば屈曲は180°まで挙がるはずです．その後，手を腰の後ろに移動させて，内旋を評価します．次に，手を頭の後ろに移動させて，外旋を評価します．どちらの際も肘は屈曲した状態で移動させます．最後に肘を伸ばしたまま，腕を横に挙げさせて外転を評価します．正常であれば耳

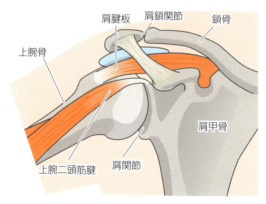

図21 肩関節の解剖

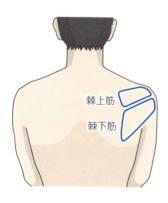

図22 棘上筋，棘下筋の萎縮がないかの視診

の横まで180°,腕を挙げることができるはずです.

外転時,特に60〜120°までの可動域の範囲内で肩の痛みを感じる現象を有痛弧徴候(painful arc sign)といいます.肩をよく使うことで起こるインピンジメント症候群に伴う現象で,上腕骨と肩峰の間に腱板の一部や肩峰下滑液包などが挟み込まれ,くり返して刺激が加わって滑液包に炎症が生じることで起こります.

リウマチ性多発筋痛症(PMR)では両肩の外転,屈曲に制限が起こり,挙上困難になります.肩関節炎(RAやOAが原因)の特徴としては,自動時(active range of motion)だけではなく,他動時(passive range of motion)においても痛みや可動域制限があり,**特に外旋制限があれば関節病変を疑います.**これは誘発テストのように,ある方向に負荷をかけたときに痛みや脱力が誘発される肩腱板炎/腱板損傷,肩関節周囲炎とは異なる点です.

4) 肩腱板の誘発テスト

前述のように外転時の痛みでもある程度,インピンジメント症候群の有無が確認できますが,Neerテスト(患者の腕を回内させ,前方挙上させる)とHawkinsテスト(肘を屈曲させた状態で肩を内旋させる)といった誘発テストがあり,肩の診察においてルーチンで行うことが多いです(図24).

棘上筋の評価では患者に母指を下に向けた状態で腕を前方挙上させ,その腕に加えられる下向きの力に対して抵抗させます(empty canテスト,図25a).その際に痛みや筋力低下,脱力があれば棘上筋の損傷を疑います.

棘下筋および小円筋の評価では,患者に肘を90°に屈曲した状態で腕を体側につけさせ,抵抗に対して外旋するように促します(図25b).その際に痛みや筋

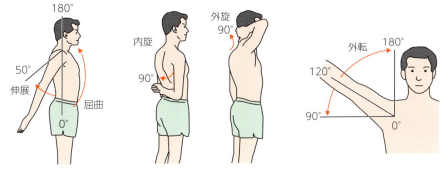

図23 肩関節可動域

力低下，脱力があれば棘下筋および小円筋の損傷を疑います．

　肩甲下筋の損傷を疑う際は，患者に患側の手を背後に回し，手背を腰に付けるように指示します．検者がその手を持ち，腰から離そうしたとき，患者はこの手を背中の皮膚に接触させずに維持できるかを評価します（lift off test）．

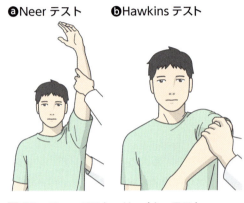

図24　Neerテスト，Hawkinsテスト

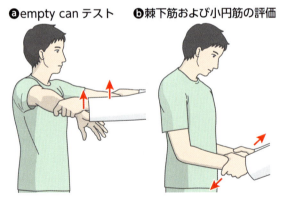

図25　empty canテスト，棘下筋および小円筋の評価

4 頚椎，腰椎の診察

> **point**
> - 頚椎，腰椎の可動域の診察
> - 脊椎ヘルニアの診察
> - 神経根障害の診察

1）視診，触診

視診では側弯，後弯といった脊柱管の変形を評価します．腰椎圧迫骨折の既往があると後弯になりますが，椎間板ヘルニアや変形性脊椎症などでも後弯は起こりえます．側弯の視診をする際は体幹を屈曲させ，患者の背後から視診することでより明確になります（図26）．

次に，脊柱管に沿って，軽く叩打することで痛みが起こるかを評価します．典型例では骨折，椎間板ヘルニア，椎体炎で痛みが生じます．傍脊柱管に沿って叩打痛がある場合は傍脊柱筋の炎症や損傷を疑います．

2）可動域

頚椎の診察では，まず患者が顎を胸に近づけられるかどうかを確認し，屈曲の可動域を評価します．次に，患者に天井を見上げてもらい，伸展の範囲を評価します．その後，顎を左右の肩に近づけられるかどうかを確認し，回旋の範囲を評価します．最後に，患者が耳を肩に近づけられるかどうかを確認し，側屈の範囲を評価します．

腰椎の可動域は前屈，後屈，側屈を評価します．**強直性脊椎炎では前屈，後屈，側屈の可動域が制限されます**．前屈の可動域制限の評価方法としてSchoberテストがあります．患者を直立させ，両側の上後腸骨棘を結ぶ線の正中をマークしま

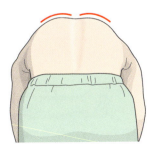

図26　側弯の視診

す（図27a）．上方に正中から10 cmの位置にもマークし（図27b），患者を最大限前屈させ，両マーク間の距離を測定します（図27c）．5 cm以上伸長しない場合を陽性とします．

3）疼痛誘発テスト

頚椎ヘルニアを疑う場合はスパーリングテストを行います（図28）．患者の頚部を伸展および患側に回旋をした状態で，頭頂部に手を置いて上から圧縮力を加えます．患側に痛み，痺れが出現すれば陽性です．

腰椎ヘルニアを疑う場合は下肢伸展挙上テスト（straight leg raising test）を行います（図29）．患者を仰臥位にして，片側の膝を伸展したまま，対側の下肢を30〜60°挙上します．坐骨神経に障害がある場合，大腿後面に放散痛が生じます．

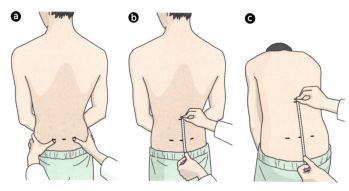

図27　Schoberテスト

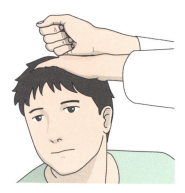

図28　スパーリングテスト

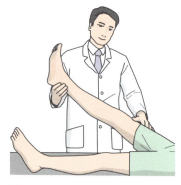

図29　下肢伸展挙上テスト

4) 神経学的テスト

　腰椎椎間板ヘルニアによる神経根障害を疑う場合は，少なくともL5，S1の支配領域に知覚鈍麻や筋力低下がないか評価します．L5の神経根障害が起きている場合は下腿外側，足背の知覚鈍麻，母趾背屈の筋力低下，S1では足外側の知覚鈍麻，足底筋の筋力低下が起こりえます（図30）．患者にかかと歩き，もしくはつまさき歩きをしてもらうことでおのおのの筋力評価の目安になります．

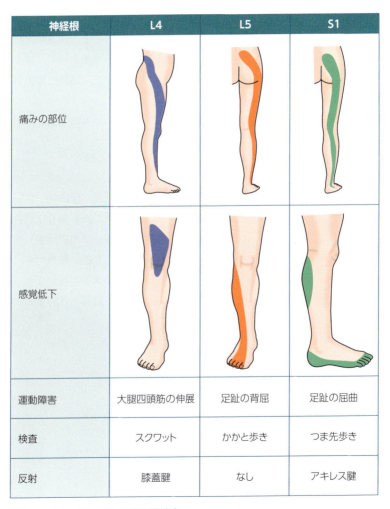

神経根	L4	L5	S1
痛みの部位			
感覚低下			
運動障害	大腿四頭筋の伸展	足趾の背屈	足趾の屈曲
検査	スクワット	かかと歩き	つま先歩き
反射	膝蓋腱	なし	アキレス腱

図30　L4，L5，S1の神経根障害
文献4より引用．

5 膝の診察

> **point**
> - 膝の関節腫脹の診察
> - 滑液包炎の診察
> - 膝変形性関節症の診察所見

1) 視診

まずは患者を臥位にして膝を伸展させた状態で視診します（図31）。関節液が貯留している場合，患者は膝を完全に伸展させることができません。膝が全体的に腫脹しているのか，もしくは膝蓋骨より前面や下方など，局所に腫脹がないか確認します。

また変形性膝関節症のリスクである内反変形（O脚）や大腿四頭筋萎縮，屈曲拘縮がないかも確認します。

2) 触診

膝全体および滑液包が存在する膝蓋骨下部，前部，上部，膝内側，後部を順番に触診して腫脹，圧痛，熱感がないか確認します。腫脹がある場合は骨性（変形性膝関節症による骨肥大）なのか，軟性（関節水腫あるいは滑膜腫脹）であるのかを確認します。関節水腫と比べて，滑膜腫脹の方がより硬い触感です。関節水腫の検出には，後述のバルジテストやバロットメントテストを行います（図35，36）。熱感の判断には指の背側で患側の膝を触診して，健側と比較するとよいでしょう。

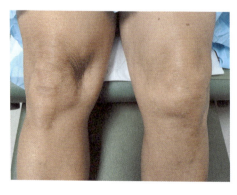

図31　左膝の関節腫脹

● 関節裂隙の圧痛

次に，内側および外側の関節裂隙に圧痛がないか確認します（図32）．関節裂隙は膝蓋腱の起始部より内側・外側に位置しており，屈曲した状態にするとくぼみとして触れることができます．膝をゆっくりと屈伸しながら触診することにより位置を確認できます．

● 膝OA

膝OAの診察としては大腿四頭筋の萎縮，骨肥大，滑膜腫脹，関節液貯留，内側の関節裂隙の圧痛，屈曲の際の捻髪音の有無を確認します．

● 膝蓋骨前滑液包炎

膝蓋骨の前部に腫脹や熱感がある場合，**膝蓋前滑液包炎**の可能性があります．膝蓋前滑液包炎は，細菌感染によるものだけでなく，膝を曲げた姿勢を頻繁にとることによって膝蓋前滑液包に過度な摩擦が生じ，炎症が引き起こされた結果として発生することがあります．かつては「女中膝（house maid's knee）」とも呼ばれていました．

● 鷲足滑液包炎

膝蓋骨のやや下方内側の触診では**鷲足滑液包炎**（Anserine bursitis）がないかを触診します（図33）．骨盤から起始する半腱様筋，薄筋，縫工筋（鷲足を構成している3つの筋肉）は合流して，後方から脛骨の内側に付着します．この部位に滑液包があり，頻繁な膝の屈曲などで過度に摩擦が起こることで炎症が起こります．稀にRAや痛風といった炎症性関節炎でも鷲足滑液包炎は起こりますので注意してください．

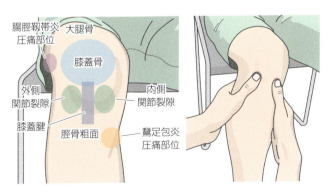

図32 関節裂隙の位置

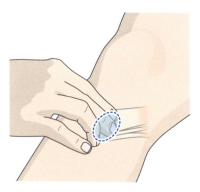

図33　鵞足滑液包炎の圧痛点

●大腿骨外側顆の外側面

外側の触診では大腿骨外側顆の外側面あたりに圧痛がないかを確認します．**腸脛靱帯炎**は別名，**ランナー膝**とも呼ばれ，長時間の膝の動きによって腸脛靱帯と大腿骨外側の摩擦が起こることで炎症が生じ，膝の外側に痛みを生じます．膝の上部外側をやや圧迫した状態で膝を屈曲位から伸展することで痛みが出現します．

●膝窩の腫脹

後部の触診では膝窩のやや内側に腫脹があるかを確認します．坐骨結節から起始する半膜様筋が膝窩を通過する部位と，大腿骨内側顆の後面から起始する腓腹筋の膝窩の部位に滑液包があり，関節液貯留が起こりえます〔いわゆる**ベーカー嚢胞**（**図34**）〕．関節内に何らかの要因で炎症が起き，関節液が必要以上に分泌される場合，この滑液包の部位に関節液が貯留します．OAやRA，半月板損傷などの膝疾患に合併，関連することが多いです．

3) 可動域

伸展と屈曲の可動域を評価する際，捻髪音の有無にも注意を払います．正常範囲では，伸展は0°，屈曲は140°です．歩行には少なくとも65°の屈曲が必要であり，階段を降りるためには90°，走るためには100°以上が必要とされています．屈曲の度合いは，患者の日常生活動作（ADL）を一定程度予測するうえで重要な指標となります．

4) 疼痛誘発テスト

関節液が貯留する疾患はさまざまですが，大きくはRAをはじめとした炎症性

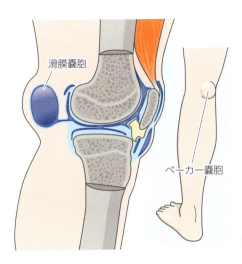

図34　ベーカー囊胞

関節炎と膝OAや変性による半月板損傷があげられます．関節液が貯留しているか調べるには**バルジテスト**（Bulge test）という方法があります（図35）．患者を臥位にさせ，膝をやや屈曲させた状態で膝の内側を下方から上方に関節液をミルキングすることで，関節液を外側に押し出します．続いて押し出された関節液を外側から内側に押し出し，膝の内側が盛り上がれば関節水腫が存在していることを示します．この診察法は関節液が少量のときでも同定が可能です．一方，関節液が大量にある場合は片方の手で膝蓋骨を上から触診し，もう片方の手で膝蓋骨の周りを触れて，膝蓋骨の浮遊感があれば関節液の存在を確認できます〔バロットメントテスト（ballottement test, 図36）〕．

　前・後十字靱帯および側副靱帯の動揺性や半月板損傷についてもさまざまな診察法があります．ここでは高齢者に比較的多い変性による半月板損傷についての診察について述べます．マックマレーテストは膝を最大屈曲位とし，内・外側の関節裂隙に手指を当て，下腿に回旋ストレスを加えながら膝を伸展させます（図37）．外側半月板損傷では下腿内旋で膝を伸展させるときに，内側半月板損傷では下腿外旋で膝を伸展させるときに疼痛が誘発されます．

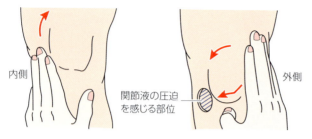

図 35　バルジテスト

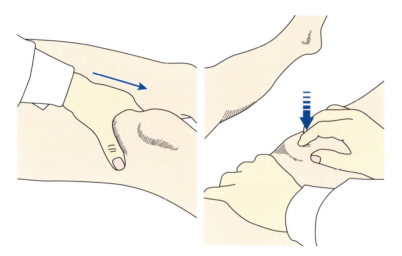

図 36　バロットメントテスト

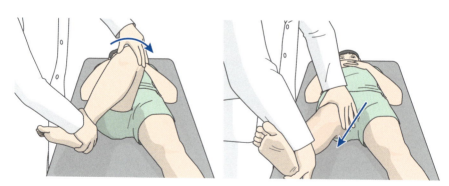

図 37　マックマレーテスト

第1部 「関節炎」を鑑別しよう

6 股関節の診察

point

- 股関節内病変がある場合の可動域の評価
  → the Log roll テストおよび股関節内旋，外旋の可動域評価
- 仙腸関節の診察
  → the Patrick-faber テスト
- 滑液包炎の診察

1）視診，触診

まずは**大転子滑液包炎**の診察が重要です．大腿部外側の股関節の大転子あたりを同定して，触診で圧痛があるか評価します．

2）可動域，疼痛誘発テスト

患者を仰臥位にし，患者の膝を伸展させた状態で，両手で大腿部を左右に動かします（the Log roll テスト，**図38**）．関節病変がある場合，患者は鼠径部あたりに痛みを訴えます．次に，内旋，外旋，屈曲，伸展の可動域を評価します（**図39**）．内旋，外旋時は膝を屈曲させて評価します．一般的には股関節内病変があるときは回旋時（特に内旋）に可動域制限（＋鼠径部あたりの痛み）が起こります．可動域の角度は個人でばらつきがあるので，健側との比較して左右で違いがあるのか評価することが必要です．

リウマチ性多発筋痛症（PMR）では痛みのために股関節の可動域が制限されることがあります．OAといった関節病変がある際も同様で，特に内旋から制限されることが多いです．可動域制限が起こるその他の鑑別診断としては**インピンジメント症候群**があげられます．股関節の屈曲，内旋時に寛骨臼辺縁部と大腿骨頚部ないしは骨頭頚部移行部付近がくり返しインピンジメントすることにより，寛骨臼縁の関節唇および関節軟骨に損傷が惹起され，屈曲および内旋の可動域制限が起こります．特に30〜50代といった比較的若年の股関節痛として起こることが特徴的です．また，前述の大転子滑液包炎は関節内疾患ではないため一般的には可動域制限は起きませんが，炎症が強い場合は痛みによる可動域制限が起こることがあります．

仙腸関節の診察として the Patrick-faber（flextion, abduction, external rota-

6）各関節の診察法　171

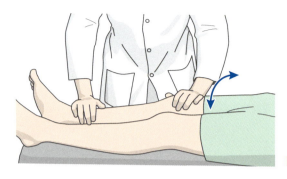

図38　the Log rollテスト

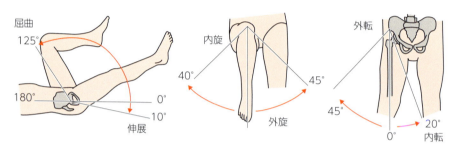

図39　股関節の関節可動域

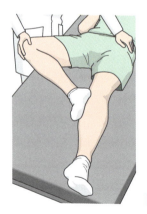

図40　the Patrick-faberテスト

tion）テストを行います．患側の膝を屈曲させた状態で足首部分を対側の膝の上に乗せ，患側の膝を上から押すことで症状が出るかを確認します（図40）．典型例では仙腸関節炎があれば臀部に，股関節病変がある場合は鼠径部にも痛みが生じます．

第1部 「関節炎」を鑑別しよう

7 足首の診察

point
- 距腿関節の診察
- 腱鞘滑膜炎の同定

1）視診，触診

　足首の前部，内果，外果に明らかな腫脹がないかを視診します．同部位を触診して腫脹，圧痛，熱感がないか確認します．RAでは**後脛骨筋**（posterior tibial tendon），**長短腓骨筋**（peroneus longus and short tendon）**に腱鞘滑膜炎が起こ**ることが報告されています[5]．後脛骨筋の腱鞘滑膜炎は内果のやや後ろを走行する部位に起こるため，この部位に圧痛，腫脹がある場合はRAを疑う根拠になります（**図41**）．また，外果のやや後ろを触診し，長短腓骨筋の腱鞘滑膜炎の有無も確認します．

　その他に，RAでは**距舟関節**（talonavicular joint），**距骨下関節**（subtalar joint）にも関節炎が起こることが報告されています．患者の痛みが足背やや近位側にあれば距舟関節の圧痛，腫脹の評価を行います．内果，外果やや下方のくぼみに沿って圧痛，腫脹があれば距骨下関節の病変を疑う契機になります（**図42**）．

2）可動域

　足首（距腿関節）の可動域の正常範囲は底屈が45°，背屈は20°です．RAやOAで関節内病変があると可動域制限が起こります．

6）各関節の診察法　　173

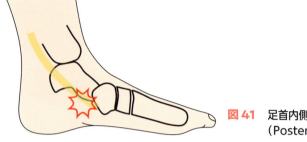

図41 足首内側にある後脛骨筋 (Posterior tibial tendon)

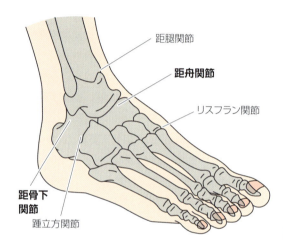

図42 足首の関節

8 足の診察

> **point**
> - 足趾変形の視診
> - 中足指節（MTP）関節の診察
> - 足底筋膜，アキレス腱の診察

視診，触診

患者には靴下を脱いでもらい，足趾の変形がないか確認します．変形では外反母趾が一般的ですが，RAではハンマー趾（hammer toe），鉤爪趾（claw toe），槌趾（mallet toe）といった腱の機能不全による変形が起こります（図43）．足

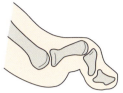 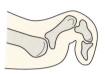

ⓐ ハンマー趾 (hammer toe)　**ⓑ 鉤爪趾 (claw toe)**　**ⓒ 槌趾 (mallet toe)**

図43　RAによる足趾の変形

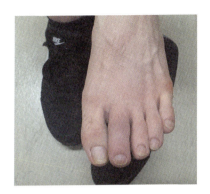 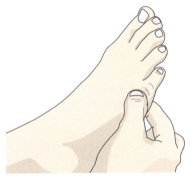

図44　趾炎　　　　　図45　第5MTP関節の触診

　趾の変形に伴う胼胝も頻繁に起こるため，これらの所見がないか確認します．また，SpAの症状である趾炎（dactylitis）の有無も確認します（**図44**）．

　次に，中足指節関節（MTP関節），足根中足関節（リスフラン関節）に明らかな腫脹がないか視診，触診を行います．MTP関節の触診では母指と示指で挟むように触診します（**図45**）．**RAではMTP関節，なかでも第5MTP関節に滑膜炎が好発**するため，MTP関節の診察は特に注意して行います．

　足底の診察ではアキレス腱付着部や，足底筋膜が起始している踵骨部に圧痛がないか確認します（**図46**）．SpAはアキレス腱炎を起こすため，同部位に腫脹，圧痛がないか注意して確認します．

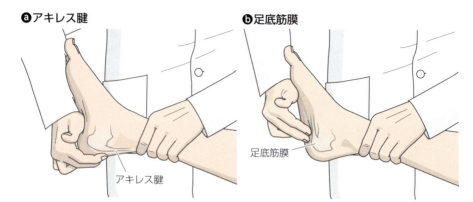

図46 アキレス腱,足底筋膜の触診

〈文献〉

1) Sobolewski P, et al：Nail involvement in psoriatic arthritis. Reumatologia, 55：131-135, 2017（PMID：28769136）
2) Filippucci E, et al：Hand tendon involvement in rheumatoid arthritis: an ultrasound study. Semin Arthritis Rheum, 41：752-760, 2012（PMID：22055542）
3) De Smet L：The distal radioulnar joint in rheumatoid arthritis. Acta Orthop Belg, 72：381-386, 2006（PMID：17009815）
4) 「AHCPR Acute Low Back Problems in Adults」（Bigos SJ, at al, eds），AHCPR Pub，p5, 1994
5) Harman H & Tekeoğlu İ：Ankle pathologies in patients with inflammatory rheumatic diseases: a clinical and ultrasonographic study. Int J Rheum Dis, 20：675-684, 2017（PMID：28294565）

（神野定男）

第1部 「関節炎」を鑑別しよう

7） ケースシリーズ

①急性の左膝の痛みと腫れ！ 鑑別診断は？

頻度 ★★★　難易度 ★☆☆

▶症例

【患者】72歳男性

【現病歴】3日前，朝起きると突然左膝に腫脹，痛みが出現．何とか立ち上がれるが，痛みのために歩行困難であった．明らかな外傷は否定．微熱あり．

【既往歴】糖尿病，心房細動がある．肺炎，皮膚感染といった感染症の既往はなし．

【生活歴】日本酒や焼酎を1日1合以上飲み，肉は週に2回くらい食べる．

【内服歴】ワルファリン4mg，メトホルミン内服中．

【身体所見】バイタルサインは体温が37.2度である以外は正常．意識は清明，左膝にやや発赤，腫脹，熱感あり．左膝の可動域は腫脹のため制限されている．

【検査所見】

・**血液（2カ月前）**：血算，腎機能，肝機能は正常であったが，HbA1c 8.1%，PT-INR 2.7であった．

・**血液（現在）**：WBC 12,000/μL，CRP 10.2 mg/dL と上昇，尿酸値 6.2 mg/dL（正常値＜6.0 mg/dL）．
他の血算，腎機能，肝機能は正常であった．

・**X線**：左膝には明らかな骨折はなく，関節裂隙狭小化，軟骨石灰化像といった所見も認められなかった．

1）鑑別診断のためのキーワード

- 急性発症：本症例は「3日前」というように日時まで明確に覚えている．
- 飲酒の既往
- 糖尿病

7）ケースシリーズ　①急性の左膝の痛みと腫れ！　鑑別診断は？　177

- ワルファリン内服中：外傷は否定しているものの，大酒飲みであり，転倒したのを覚えていない可能性もある．
- 尿酸値おおむね正常

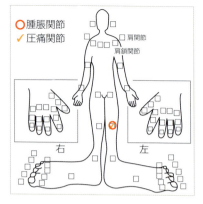

	急性	慢性
単関節炎	Crystal / Bacterial	OA
多関節炎	Viral / PMR / (Crystal) / (CTD)	RA / OA / SpA / CTD

2) いざ鑑別診断！

　急性単関節炎の症例です．鑑別診断としては，結晶誘発性関節炎や化膿性関節炎が鑑別にあがります．基礎疾患としてコントロール不良の糖尿病があるため，化膿性関節炎には特に注意が必要です．加えて本症例では，ワルファリンを内服しており関節内血腫も鑑別診断として考慮する必要があります．

　結晶誘発性関節炎として考えた場合，膝という部位としては偽痛風を考えますが，大酒飲みという病歴からは痛風も鑑別にあがります．膝のX線上では偽痛風の典型像である軟骨石灰化の所見はありませんでした．尿酸値はおおむね正常ですが，痛風発作時は尿酸値が正常になることがあるため，痛風発作は否定できません．

　以上のように本症例ではさまざまな鑑別疾患が考えられます．化膿性関節炎の除外，および結晶誘発性関節炎の評価のためにも左膝の関節穿刺を行いました．関節液は濃黄色で白血球数36,000/μL，多核球86％と炎症性関節炎に一致しました．偏光顕微鏡にて無数の針状結晶が確認でき，急性痛風発作と診断に至りました（第1部-3-9 図参照）．関節液のグラム染色，細菌培養は陰性で感染症は否定

できました.

　本症例では結晶誘発性関節炎と化膿性関節炎の鑑別が1つのポイントです．鑑別には関節穿刺が必要ですが，現病歴からの1つの鑑別方法として，結晶誘発性関節炎は本症例のように急性に起こるため，患者は数日前のこの時間から急に症状が現れたというように発症を明確に覚えていることが多いです．

　治療としてはコルヒチン投与にて改善が乏しかったこと，ワルファリン内服中であったためNSAIDsが比較的禁忌であったことから，経口グルココルチコイド短期投与を行い，改善に至りました．

◆ 診断：痛風

point
- 急性単関節炎を疑う症例では，関節穿刺による鑑別が望ましい.

memo
　今回の症例とは異なりますが，血清尿酸値が4 mg/dL以下の場合，痛風の可能性は低くなります．実際に2015年ACR/EULARの痛風のガイドラインでも尿酸値が4 mg/dL以下の場合は合計スコアから4点引かれます（合計8点以上で痛風と分類）[1].

〈文献〉
1）Dejaco C, et al：2015 recommendations for the management of polymyalgia rheumatica: a European League Against Rheumatism/American College of Rheumatology collaborative initiative. Arthritis Rheumatol, 67：2569-2580, 2015（PMID：26352874）

（神野定男）

第1部 「関節炎」を鑑別しよう

7）ケースシリーズ

②急性単関節炎
～emergencyを見逃さない

頻度 ★★☆　難易度 ★★★

▶症例

【患者】77歳男性

【現病歴】急性脳梗塞のために1カ月前に入院の既往あり．入院中，中心静脈カテーテル挿入に関連したMethicillin-resistant Staphylococcus aureus（MRSA）血流感染を起こしたため，カテーテル抜去を行い，バンコマイシンにて点滴治療を受けた．その後，症状が改善したため，リハビリテーション施設に転院した．リハビリテーション施設にて数日の間に悪化する左手首の痛み，腫れが出現し，左手を使うことが困難となった．他の関節の症状は否定．

【既往歴】高血圧．

【内服歴】アスピリン，アムロジピン，カンデルサルタン．

【身体所見】体温37.1度，それ以外のバイタルサインは正常．心肺音正常．左手首に圧痛，腫脹，熱感あり．他の関節は明らかな異常なし．以前挿入されていた，中心静脈カテーテル挿入部位の発赤，腫脹なし．

【検査所見】
・血液：炎症反応高値（CRP 8.2 mg/dL），尿酸値5.4 mg/dL（正常6以下）．
血算，電解質，腎機能，肝機能とも特記すべき所見はなかった．
RF，抗CCP抗体陰性．
・X線：図1．

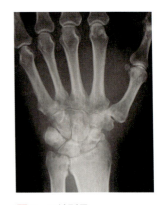

図1　X線所見

1）鑑別診断のためのキーワード

- 急性発症
- 直近のMRSA血流感染の既往

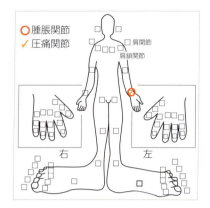

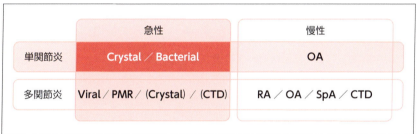

2）いざ鑑別診断！

　急性単関節炎の症例です．化膿性関節炎あるいは結晶誘発性関節炎を疑うべき所見です．化膿性関節炎の場合，カテーテル感染からMRSA菌血症を起こし治療された既往がありますが，治療が不十分であった可能性があります．結晶誘発性関節炎と考える場合，部位からは偽痛風が疑われます．

　この症例のポイントはMRSA血流感染の既往です．さらなる問診を行ったところ，抗菌薬の点滴治療が1週間程度で終了していたことが判明しました．MRSA血流感染の治療は血液培養陰性確認後から最低2週間，もしくは心内膜炎が除外できない等の場合は4～6週間以上抗菌薬で治療することが一般的であることから考えても，治療としては不十分でした．またフォローアップの採血にて血液培養陰性を確認できていませんでした．このような背景から血流感染の治療が不十分な可能性があるため，化膿性関節炎含めた感染症を評価する必要があります．一方，X線所見においては手関節および橈尺関節に関節裂隙の狭小化と骨びらんを認めました．MRIを撮像したところ，T1強調画像で手根骨中心に骨びらんが認められました（図2）．画像的には関節リウマチ（RA）としても矛盾はしませ

んが，このような短期間に急速に骨びらんが起こることはRAでは稀です．

その後，感染症除外目的に行った血液培養においてMRSAが検出されました（2セット中2セット）．また，経胸壁エコーにおいて，弁に疣贅は確認されませんでした．

これらの所見から化膿性関節炎を最も疑い，整形外科にコンサルトを行ったところ，左手関節の切開ドレナージ，洗浄の適応になりました．術中，関節鏡にて膿性の滲出液が認められ，培養によってMRSAが確認されたことから，化膿性関節炎および血流感染の診断に至りました．治療としてバンコマイシン点滴治療を6週間行い，その後改善に至りました．

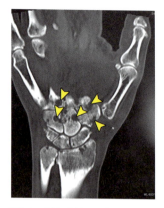

図2　MRI所見

化膿性関節炎は急速進行性に関節破壊をきたすため，medical emergencyです．本症例のX線およびMRIで観察された骨びらんは，化膿性関節炎による急速な骨破壊の過程を表していたと考えられます．化膿性関節炎の危険因子として高齢，糖尿病，RA，皮膚感染，人工関節，関節手術，HIV感染などが知られています[1]．確定診断には関節液の細菌培養が必要ですが，培養結果が出る前に関節穿刺にて関節液の白血球が50,000/μL以上，また多核球90%以上という所見があれば，化膿性関節炎の確率は高くなります（第1部-3-9参照）．

◆ 診断：化膿性関節炎

● 化膿性関節炎は急速に骨破壊をきたすことから，早期の確定診断・治療が必要である．

〈文献〉

1) Margaretten ME, et al：Does this adult patient have septic arthritis? JAMA, 297：1478-1488, 2007（PMID：17405973）

（神野定男）

謝辞
　本稿の執筆にあたり，症例を共有していただきました野口貴志先生（京都大学整形外科教室）に心より感謝申し上げます．

第1部　「関節炎」を鑑別しよう

7) ケースシリーズ

③急性の下肢の痛み　～現病歴が不明瞭な関節痛には要注意！

頻度 ★★★　難易度 ★★☆

▶症例

【患者】82歳女性

【現病歴】認知機能の低下あり，明らかな経緯は不明だが，少なくとも数日前より体動困難，左下肢の痛みあり．ベッドから起き上がれなくなったため，救急車を要請．体動困難のために入院．

【既往歴】関節リウマチ（RA）．詳細不明も約3カ月前から左手首の痛みがあり，1カ月前に近医を受診したところ，診察によって左手首の滑膜炎が疑われ，また抗体がRF 23 IU/mL（正常＜15）と上昇していることからRAと診断された．症状が強かったので，プレドニゾロン15 mgを開始されたところ，左手首の関節炎は軽快していた．認知症もあり．

【社会歴】独居．

【内服歴】プレドニゾロン15 mg.

【身体所見】バイタルサインは正常．心肺音に異常なし．

左股関節のLog rollテスト（第1部-6-1参照）にて顔をしかめる．左股関節の可動域は痛みのために評価困難．右股関節のLog rollテスト，可動域ともに正常範囲．

左手関節を含め他の関節に明らかな圧痛，腫脹の所見なし．

【検査所見】

・**血液**：血算，電解質，腎機能，肝機能，尿酸値，尿検査は特記すべき所見なし．炎症反応高値（CRP 23 mg/dL），CPK高値（1,750 IU/L）．

・**CT**：胸腹部CTにて感染症を疑うような所見なし．

1) 鑑別診断のためのキーワード

- 発症は不明だが急性，亜急性の経過の可能性
- 左股関節に病変を疑う所見
- 直近のRAの診断
- グルココルチコイド内服中
- 炎症反応高値
- CPK高値

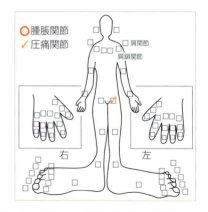

	急性	慢性
単関節炎	Crystal / Bacterial	OA
多関節炎	Viral / PMR / (Crystal) / (CTD)	RA / OA / SpA / CTD

2) いざ鑑別診断！

　左股関節の急性単関節炎を疑う症例です．一般的に急性単関節炎は結晶誘発性関節炎と化膿性関節炎が鑑別としてあげられますが，本症例は詳細不明なものの，直近にRAの診断があり，RAの悪化によって左股関節の急性単関節炎が起こっている可能性もあります．認知症の既往もあり，病歴が不明な部分が多く，ある程度検査に頼りながら鑑別を考える必要があります．

　本症例はRAの悪化と考えられ，リウマチ膠原病内科にコンサルトされた症例です．身体所見から左股関節に病変があると考え，左股関節の関節エコーを行ったところ，左大腿骨頚部において高エコーに映るはずの骨の連続性が失われていました（図1）．右大腿骨頚部のエコー画像と比較すると異常所見はより明らかです．本症例は大腿骨頚部骨折と考え，整形外科にコンサルトしたところ確定診断に至りました．なお，入院時に感染症精査目的にて行った腹部CTにて左大腿骨頚部の骨折が写っていました（図2）．

　高齢者では転倒といったエピソードを必ずしも覚えていない場合があります．特に認知機能が低下している患者では注意する必要あります．初期検査でX線が

第1部 「関節炎」を鑑別しよう

ⓐ 左股関節長軸　　　　　　　ⓑ 右股関節長軸

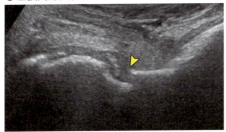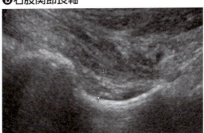

図1 股関節エコー

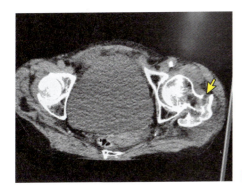

図2 骨盤部CT

含まれていないこともあり，骨折が見逃されている可能性もあります．症例によっては単関節炎の鑑別に骨折も含むべきでしょう．なおCRPやCPKの上昇は，骨折に伴う炎症や筋挫滅をみていた可能性があります．

◆ **診断：左大腿骨頚部骨折**

> **point**
> ● 急性単関節炎の鑑別に骨折も含める！

（神野定男）

7）ケースシリーズ　③急性の下肢の痛み　〜現病歴が不明瞭な関節痛には要注意！

第1部 「関節炎」を鑑別しよう

7) ケースシリーズ

④慢性の左肩の痛み, 非典型例にご注意を

頻度 ★★☆　難易度 ★★★

▶症例

【患者】65歳男性

【現病歴】腎不全にて3年前より透析中. 1年ほど前より左肩の痛みがあり, 近医にて肩関節周囲炎と診断された. 湿布, 温熱療法にて経過観察されていたが改善しなかった. その後, 発熱や呼吸器症状はないものの, 採血にてCRP上昇（4〜7 mg/dL）を指摘されていた. 透析中ということもあり, 感染症除外目的で血液培養, 全身CTにて評価されたが感染症は否定的であった. その後, 両手首, 両膝, 右肩の痛みも出現した. 症状悪化し, 歩行困難となったため家族により救急要請.

【既往歴】腎不全, 透析中.

【内服歴】なし.

【身体所見】バイタルサインは正常. 意識清明. 関節の診察では両側第2〜4PIP関節の圧痛, 腫脹あり. 両手首にも圧痛, 腫脹あり. 左肩挙上困難.

【検査所見】

・血液：血算, 電解質, 腎機能, 肝機能検査は透析下であること以外は特記すべきことなし. 炎症反応高値（CRP 17 mg/dL）.

186　すべての臨床医が知っておきたいリウマチ・膠原病の診かた

1) 鑑別診断のためのキーワード

- 慢性発症
- 左肩の痛みから発症
- 保存療法にて症状の改善なし
- 炎症反応高値
- 慢性単関節炎から1年の経過で慢性多関節炎に移行

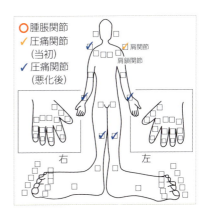

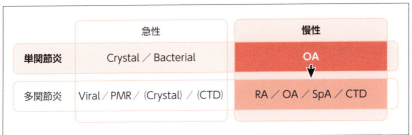

2) いざ鑑別診断!

　当初は左肩の慢性痛の症例でした．近医にて肩関節周囲炎と診断されていたようですが，保存的治療で改善はなく，経過で多関節炎に移行した症例です．左肩の痛みを慢性単関節炎と考えると鑑別には変形性関節症（OA）があげられますが，膝関節，股関節，DIP・PIP関節が好発部位であり，外傷といった既往がなければ片側の変形性肩関節症は一般的ではありません．他に慢性単関節炎の鑑別で感染症があげられます．感染症のなかでは結核，非定型抗酸菌，真菌が慢性単関節炎を引き起こす可能性があります．透析中という既往歴から感染症の評価を検討してもよい症例ですが，病歴の情報からは積極的にこれらの感染症は疑いません．一方，関節リウマチ（RA）の典型例は小関節中心に発症する慢性多関節炎ですが，単関節から発症することもあり，特に高齢者は大関節から生じる症例があります．

　その他に透析アミロイドーシスによる肩関節症が鑑別に挙げられますが，本症例は片側の肩の痛みであり，透析期間が3年と比較的短いことが典型例と異なります．

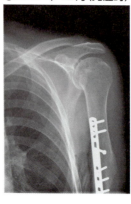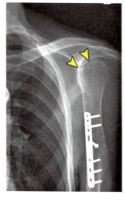

図1 左肩関節裂隙の狭小化

　この症例は慢性対称性の多関節炎に進行した時点で自己抗体の検査が行われ，RF 44 IU/mL（正常＜15），抗CCP抗体 36 U/mL（正常＜4.5）と高値でありました．関節エコーでは両手関節に明らかな滑膜炎の所見が認められ，血清反応陽性RAと診断しました．このように高齢発症のRAは大関節（膝，肩関節）から発症する症例があり，OAや肩関節周囲炎といった非炎症性疾患と鑑別困難な例があり，診断が遅れる場合があります．また本症例ではRFおよび抗CCP抗体は陽性でしたが，**自己抗体陰性の高齢発症RA症例**も多く存在します．なお，本症例は発症から2年半の間で，左肩関節の関節裂隙の狭小化がすでに起こっていました（図1）．基本的には炎症による関節裂隙の狭小化は不可逆的であり，治療効果が最も期待できる時期，いわゆるwindows of opportunityの間に適切なRAの初期治療を行う必要性を示唆する症例です．

memo

　図2は単関節炎で発症した血清反応陽性のRAの別の症例です．典型例ではありませんが，単関節発症のRAも存在することに留意してください．

◆ 診断：関節リウマチ（RA）

point

- 高齢発症RAの場合，OAや肩関節周囲炎といった非炎症性関節炎と鑑別が困難な例があり，診断が遅れる場合がある．

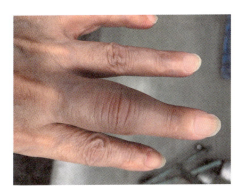

図2 単関節炎：血清反応陽性RA

（神野定男）

第1部 「関節炎」を鑑別しよう

7) ケースシリーズ

⑤高齢発症の多関節炎, まず疑うべきは？

頻度 ★★★　難易度 ★☆☆

▶症例

【患者】85歳男性

【現病歴】約3週間前から全身の痛みを認めており，ほぼ寝たきり状態になった（もともとのADLは自立していた）．症状としては両肩，両股関節の痛みが中心であったが，両手指，手首，両肘にも痛みがあった．近医の整形外科を受診し，右肩の関節グルココルチコイド注射が行われたが，効果は1日で消退した．症状が持続しており，痛みによりADLが著明に損なわれたため，家族により救急搬送された．

【既往歴】軽度の認知症．

【内服歴】ドネペジル．

【身体所見】バイタルサインは正常，意識清明．心肺音正常．両側肩関節の圧痛，疼痛による両側上肢挙上の制限，右股関節の外旋時の疼痛あり．両側第2〜4PIP関節にやや腫脹，圧痛あり．両手関節にやや腫脹，圧痛あり．両肘の圧痛あり．

【検査所見】

・血液：血算，電解質，腎機能，肝機能は特記すべき所見なし．
　炎症反応高値（CRP 19.9 mg/dL，ESR 107 mm/hr）．

1) 鑑別診断のためのキーワード

- 高齢者
- 急性発症
- 大関節を含む複数の関節症状
- 炎症反応高値

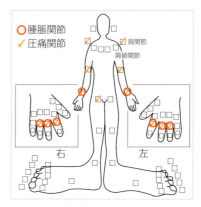

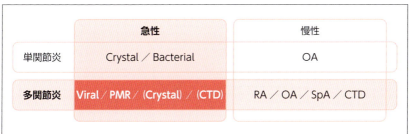

2) いざ鑑別診断！

　亜急性の多関節炎の症例です．高齢者における急性多関節炎の鑑別診断としてはリウマチ性多発筋痛症（PMR）と高齢発症関節リウマチ（RA）があげられます．肩・股関節といった大関節優位の関節炎を疑う所見があり，対称性の関節分布であることからもPMRに一致します．一方，高齢発症RAは急性発症，また手指の関節症状があることからも鑑別にあがります．また，頻度は低いですが，細菌性心内膜炎は小関節中心の急性多関節炎を起こします[1]ので，除外する必要があります．本症例は大関節中心であることが異なりますが，強い炎症所見があることからも細菌感染の評価が必要な症例ともいえます．若い女性の場合は，パルボウイルスB19感染症や淋菌性関節炎などの感染症も急性多発関節炎の鑑別に入りますが，本症例の患者背景では疑いません．

　PMRを疑い，肩関節の関節エコーを行ったところ，三角筋下滑液包炎が認められました（図，第1部-3-7 図9参照）．また各種自己抗体（RF，抗CCP抗体，抗核抗体）は陰性であり，2012年ACR/EULARガイドラインにおいても合計7点（4点以上で診断）とPMRの分類基準も満たします（鑑別診断である血清反応陰

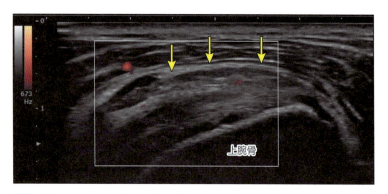

図 関節エコー：三角筋下滑液包炎

表 PMRと高齢発症RAの臨床所見の比較

	PMR	高齢発症RA
発症	急性	急性もあり
罹患関節	大関節中心	大関節中心もあり
血清RF/ACPA	陰性	陰性症例もあり
末梢関節炎	−	＋
関節付近の炎症（extracapsular inflammation）	＋	−
臀部痛，股関節痛	＋	比較的少ない
巨細胞性動脈炎の合併	＋	−
治療	グルココルチコイド中心	DMARDs

文献2, 3をもとに作成.

性の高齢発症RAの可能性については後述）．また，血液培養含む感染症の評価は行いましたが，細菌感染は否定的でした．また，顎跛行や頭痛，視覚障害などの症状がなく，巨細胞性動脈炎の合併は否定的でした．以上よりPMRと診断しグルココルチコイド導入し，改善に至りました．

　PMRと高齢発症RAは鑑別が困難な場合があります．高齢発症RAの症例は比較的急性に発症し，血清反応陰性の症例も比較的多いことからPMRと類似しているからです（**表**，第1部-3-4 **表6**参照）．また，PMRであった症例がその後，末梢関節炎が主体となりMRIで骨びらん（erosion）を認めるようになった結果，高齢発症RAへと移行する場合もあります．本症例は主たる症状は頚肩部の筋痛であったこと，RAを証明するerosionなどの所見は認められなかったことから総

合的にPMRと診断しました.

◆ 診断：リウマチ性多発筋痛症（PMR）

> **point**
> - 高齢で大関節主体の亜急性関節炎ではPMRを疑う.
> - 自己抗体陰性であり，関節エコー所見も診断に有用.

〈文献〉

1) Soor P, et al：Multifocal Septic Arthritis Secondary to Infective Endocarditis: A Rare Case Report. J Orthop Case Rep, 7：65-68, 2017（PMID：28630844）

2) Ohta R & Sano C：Differentiating between Seronegative Elderly-Onset Rheumatoid Arthritis and Polymyalgia Rheumatica: A Qualitative Synthesis of Narrative Reviews. Int J Environ Res Public Health, 20：, 2023（PMID：36767155）

3) McGonagle D, et al：Comparison of extracapsular changes by magnetic resonance imaging in patients with rheumatoid arthritis and polymyalgia rheumatica. J Rheumatol, 28：1837-1841, 2001（PMID：11508586）

（神野定男）

7）ケースシリーズ
⑥急性多関節炎，渡航歴含めた病歴聴取を忘れずに

頻度 ★☆☆　　難易度 ★★★

▶症例

【患者】26歳女性

【現病歴】1週間前より全身の関節痛および筋痛がある．関節の痛みは両指，両手首，両足首，両足に及ぶ．関節の腫れは否定．関節の痛みと同時に発熱，悪寒も生じ，体温は38度まであがった．また，指に赤みのある発疹があることに気づいた．特に痒みはない．その他の症状としては頭痛があり，右目の奥のあたりがズキズキと痛む．嘔気もあり．約2週間前に1週間ほどタイのバンコクおよびアユタヤに滞在したが，特にキャンプなどはしていない．

【既往歴】特になし．

【診察所見】体温38度，心拍数101回/分以外は正常．意識清明．皮疹は図参照．関節の診察では両側第3MCP関節と両側第4, 5PIP関節に圧痛があるも明らかな腫脹なし．他の関節に圧痛，腫脹なし．心肺音正常．

【検査所見】
・血液：WBC 4,000/μL, Hb 11.6 g/dL, Plt 86,000/μL, CRP 3.14 mg/dL, 電解質，腎機能，肝機能検査は特記すべきことなし．

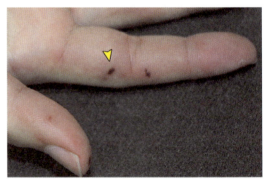

図　皮疹

1) 鑑別診断のためのキーワード

- 急性発症
- タイへの渡航歴：本邦ではみられない感染症を含めた鑑別診断を考える必要がある
- 発熱，頭痛
- 指の皮疹
- 血小板減少

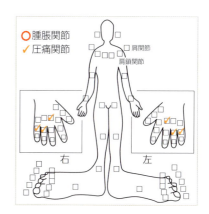

	急性	慢性
単関節炎	Crystal / Bacterial	OA
多関節炎	Viral / PMR / (Crystal) / (CTD)	RA / OA / SpA / CTD

2) いざ鑑別診断！

　急性多関節炎の症例です．急性多関節炎の鑑別診断としては，若年女性で，末梢の小関節優位の多関節炎ですので，ウイルス感染症（Viral），もしくは，膠原病の初期症状が疑われます．一方，高齢者で大関節優位で発症するリウマチ性多発筋痛症（PMR）は患者の年齢から否定的です．膠原病の症状としてはレイノー現象や日光過敏，皮疹といったSLEなどの膠原病に特徴的な関節外症状は認めませんでした．本症例は関節痛とともに皮疹があり，ウイルス感染症を評価する必要があります．代表的なものはパルボウイルスB19があげられますが，タイに渡航歴があり，デング熱，ジカ熱，チクングニア熱（Chikungunya），といった蚊を媒介とした熱帯・亜熱帯地域からの輸入感染症も考える必要があります．他のウイルス感染症として，HIVやEBウイルスも急性に皮疹，関節症状を起こします．サイトメガロウイルスは免疫抑制下に関節炎を起こすことが知られていますが，本症例ではそのような患者背景はありません．

　本症例はタイへの渡航歴があったことと，発熱，頭痛（後眼窩痛），白血球，血小板減少を伴っていたことからデング熱による関節痛を疑いました．デング熱の

IgM検査が陽性で診断に至りました.

　デング熱による関節症状は関節，筋肉，腱に及ぶものの，いわゆる滑膜炎をきたすことはないといわれています．一方で，腰痛をきたすこともあり，このような点はウイルス感染症として特徴的といえます．曝露から発症まで5〜7日間であり，診断に関してはデングウイルスのIgM抗体の測定が広く行われています．IgM抗体は発症から4，5日間して陽性になることが多く，2，3カ月陽性が継続するといわれています．その他にPCRによる診断方法があり，発症から5日以内の初期の段階でも診断が可能です．なお，日本では4類感染症ですので，直ちに保健所に届け出が必要です.

　なお，皮疹としては斑状丘疹状発疹（maculopapular rash）が多く，その他に斑状出血（ecchymosis），点状出血（petechiae）が起こります[1]．本症例では点状出血の所見があり，デング熱を疑う1つの所見と考えました.

◆ 診断：デング熱

> **point**
> ● 急性多関節炎でウイルス感染症を疑う場合は渡航歴を含めた病歴聴取および皮疹の有無を評価する.

> **memo ライム病**
> 　本邦では稀ですが，欧米であれば急性の片側膝関節炎があればライム病も鑑別診断として入ってきます．そのような症例を疑う場合には，ライム病が流行している場所に行ったのか，また皮疹の有無も確認しましょう.

〈文献〉

1）Thomas EA, et al：Cutaneous manifestations of dengue viral infection in Punjab（north India）. Int J Dermatol, 46：715-719, 2007（PMID：17614800）

（神野定男）

196　　すべての臨床医が知っておきたいリウマチ・膠原病の診かた

第1部 「関節炎」を鑑別しよう

7）ケースシリーズ

⑦入院中の高齢者における 急性多関節炎

頻度 ★★★　難易度 ★★☆

▶症例

【患者】92歳女性

【現病歴】内科病棟に入院中．入院理由は食欲不振，歩行困難であり，全身検索も兼ねて入院となった．入院時の採血，全身のCTでは明らかな異常はなく，年齢による食思不振，全身衰弱と初期診断され，点滴治療を受けていた．入院7日後，看護師の回診にて膝と足首に激しい痛みを訴えていることが報告された．いつから症状が起こったかは明らかではないが，入院時には症状はなかった．

【既往歴】高血圧．

【内服歴】なし．

【身体所見】バイタルサインは体温が37.1度であること以外は正常．意識は清明．診察では左足首の腫脹，熱感，圧痛あり（**図1**）．痛みのため，可動域制限あり．また両膝にも関節腫脹，やや熱感あり（右＞左）．右膝が腫脹のためにやや可動域の制限がある．

【検査所見】

・**血液**：炎症反応高値（CRP 23 mg/dL），尿酸値 3.8 mg/dL（正常 6 以下）．血算，電解質，腎機能，肝機能とも特記すべき所見はなかった

・**X線**：両膝に軽度の関節裂隙の狭小化および軟骨石灰化あり．左足関節は骨折や有意な関節裂隙の狭小化なし．

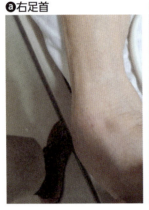 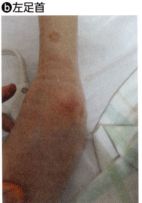

図1 両足首

1) 鑑別診断のためのキーワード

- 入院中に急性発症
- 診察にて両膝，左足首を含む多関節炎
- 血液検査にて炎症反応高値
- 尿酸値 3.8 mg/dL
- 両膝のX線で関節軟骨石灰化あり

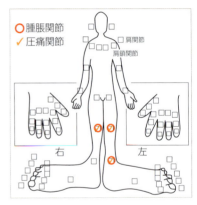

	急性	慢性
単関節炎	Crystal / Bacterial	OA
多関節炎	Viral / PMR / (Crystal) / (CTD)	RA / OA / SpA / CTD

2) いざ鑑別診断！

　本症例は入院後に発症しており，また診察にて両膝と左足関節に滑膜炎を疑う所見があることから，急性多関節炎に一致します．高齢であることを考えてもリ

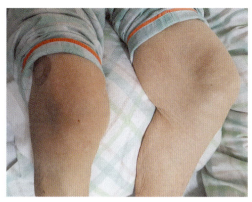
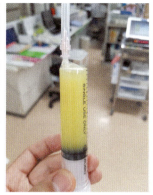

図2 両膝の写真，関節穿刺吸引した関節液

　ウマチ性多発筋痛症（PMR）が鑑別疾患にあげられますが，この症例はPMRに特徴的な肩や股関節の症状や所見がありません．他の鑑別疾患としては，必ずしも典型的ではありませんが，結晶誘発性関節炎（Crystal）で多関節炎を起こすこともあります．本症例では特に，入院中に患者が急性の激しい痛みを訴えたエピソードがあり，結晶誘発性関節炎の可能性が示唆されます．結晶誘発性関節炎の場合，本症例では大関節主体ですので，偽痛風がまずは考えられます．膝のX線にて関節裂隙に軟骨石灰化があることも偽痛風に特徴的な所見です．著明な炎症反応を伴う急性関節炎という点では化膿性関節炎も考えられますが，多関節炎であることが典型例とは異なります．

　結晶誘発性関節炎を疑いましたが，化膿性関節炎の除外も含めて関節穿刺を行いました．右膝の関節穿刺にて，図2のように濃黄色の関節液が確認できました．偏光顕微鏡にて偽痛風に特徴的な菱形の結晶が確認でき（図3），偽痛風の確定診断に至りました（第1部-3-9参照）．感染症除外目的で関節液のグラム染色，培養を行ったところ，陰性であり感染症は否定的でした．治療としては非ステロイド性消炎鎮痛剤のみで改善しました．

　このような高齢患者が入院中に炎症所見を伴い，大関節を中心に急性関節炎を疑わせる症状がある場合は結晶誘発性関節炎のなかでも偽痛風を考えます．入院時といったように体に侵襲がかかった時に起こりやすいと考えられています．その他に，外傷，手術や低マグネシウム血症，副甲状腺機能亢進症が発症のリスクにあげられています．典型例としては単関節炎を起こしますが，本症例のように急性多関節炎や発熱を伴うこともあり，初期診断として化膿性関節炎と誤診され

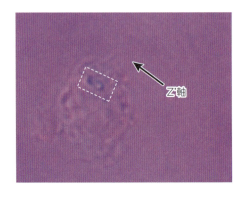

図3 偏光顕微鏡の所見

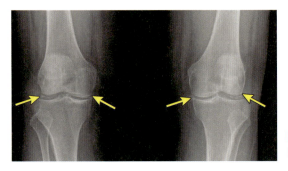

図4 両膝X線正面像
両側膝半月板の石灰化（→）.

ることも報告されています[1]．

　なお，偽痛風の確定診断は関節液を吸引して結晶の有無を確認する必要がありますが，関節穿刺を行うことが困難な場合はX線や関節エコーにて軟骨石灰化といった所見があれば偽痛風を疑うことができます．膝の半月板，手首の三角線維軟骨複合体，恥骨結合，第2, 3 MCP関節やその他に股関節の関節軟骨の部分にも軟骨石灰化が認められることがあります．病歴から偽痛風を疑う場合はこれらの部位や両膝のX線や関節エコーを行い軟骨石灰化の有無から診断に有用な情報を得ることが望ましいでしょう（**図4**，**第1部-3-6 図27**参照）．ただし，X線や関節エコーの軟骨石灰化の所見は高齢で全く無症状の患者にもみられるので，その所見のみで確定診断になるわけではない点に注意が必要です．

◆ **診断：偽痛風**

第1部 「関節炎」を鑑別しよう

> **point**
> ● 高齢の入院患者に強い炎症所見を伴う，急性関節炎（単関節または多関節）を発症した場合は偽痛風を疑う．

〈文献〉

1) Masuda I & Ishikawa K：Clinical features of pseudogout attack. A survey of 50 cases. Clin Orthop Relat Res：173-181, 1988（PMID：3349673）

（神野定男）

第1部 「関節炎」を鑑別しよう

7) ケースシリーズ

⑧蜂窩織炎疑い,でも抗菌薬が効いていない?

頻度 ★★☆　難易度 ★★★

▶症例

【患者】72歳女性

【現病歴】3〜4日間で右足の発赤,腫れ,痛みが発症.痛みのため,歩行困難になり救急に来院.蜂窩織炎が疑われ,入院にて点滴抗菌薬治療(セファゾリン)を行うも,3日間の治療で明らかな改善はなし.

【既往歴】強皮症があり,症状としては比較的軽度の手足のレイノー現象があるが膠原病内科の定期フォローアップは行っていない.他に高血圧があり,内服薬は降圧剤一種類のみである.血圧のコントロールは良好.痛風や関節リウマチといった既往歴はなし.

【内服歴】アムロジピン.

【身体所見】バイタルサイン正常.図1のように右足前部に発赤があり.第2, 3MTP関節に圧痛,腫脹あるも,同部位含めた広い範囲に発赤,圧痛,熱感あり.右足関節には圧痛や可動域の低下はなし.心肺音は正常.

【検査所見】
・血液:WBC 12,000/μL, CRP 4 mg/dL, CRE 1.2 mg/dL, 尿酸値 6.8 mg/dL(正常値< 6.0), 他の血算,電解質,肝機能の結果に特記すべき所見はなかった.
・X線:右足部の骨折やMTP関節,IP関節,足関節の有意な関節裂隙狭小化といった所見は認められなかった.

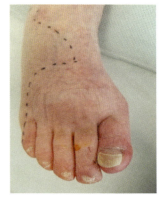

図1　右足の発赤と腫れ

1) 鑑別診断のためのキーワード

- 急性発症
- 蜂窩織炎の疑い
- 抗菌薬にて改善が乏しい
- 尿酸値やや上昇

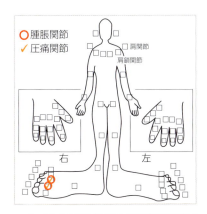

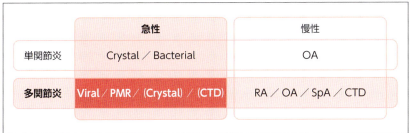

2) いざ鑑別診断！

　本症例は急性に右足前部の発赤，腫れ，痛みを発症しました．右足前部全体に腫脹，圧痛があり，皮膚，皮下組織に限局して炎症があるのか，もしくはMTP関節に炎症が起こっているのか不明確でした．

　炎症が皮膚，皮下組織に限局していれば蜂窩織炎として考え，初期治療であるセファゾリンで改善が乏しかった理由を考える必要があります．その場合はMRSAなどの細菌感染がカバーできていなかったかもしれません．

　もし，MTP関節に炎症が起きている場合，急性に発症した点から化膿性関節炎や結晶誘発性関節炎（Crystal）も考える必要があります．また，関節炎があると仮定した場合，既往歴として強皮症があることから膠原病による関節炎も鑑別にあがります．しかしながら，強皮症に合併したとすると関節リウマチ（RA）合併例でなければこのような腫脹を伴う急性関節炎は一般的でありません．脊椎関節炎（SpA）についても急性に多関節炎として発症することはありえますが，本症例は乾癬や炎症性腸炎といったSpAを疑わせる病歴は認められず，また足部にも，指趾炎や爪病変といった所見は認められませんでした（図1）．

身体所見だけでは関節炎の有無が不明でしたので，鑑別のためにベッドサイドにて関節エコーを行ったところ，第2, 3MTP関節に滑膜炎の所見，および痛風に特徴的なdouble contour signが認められました（軟骨に痛風結晶の沈着が起こることで高エコーに見えるために，骨の高エコーな像と並行に2重にみえるという特徴的所見，図2，第1部-3-7参照）．感染症除外と確定診断目的にエコー下にて第2MTP関節の関節穿刺を行い，少量の関節液を吸引できました．偏光顕微鏡にて確認したところ多数の針状結晶が確認でき，急性の痛風発作と診断しました．抗菌薬は中止し，急性痛風発作の治療としてNSAIDsにて治療を行ったところ，症状は改善し治療開始日より数日後に歩行可能，退院となりました．その後，高尿酸血症治療薬としてアロプリノールを追加し，急性発作時の屯用としてコルヒチンを処方したところ，その後の発作も起きていません．

　本症例のように感染症の初期治療で改善しない場合は，目的とする菌をカバーできていない可能性があるのか，もしくは感染症以外の可能性を考える必要があります．特に今回のように足部全体に症状がある場合はMTP関節に実際に病変があるのか，診察では判断が困難なことがあります．その場合は滑膜炎があるかを評価するために，関節エコーあるいはMRIといった検査も考慮してください．また，結晶沈着性関節炎は単関節炎で起きることが多いですが，本症例のように急性多関節炎として起きることもあります．

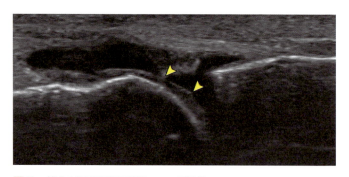

図2　第2 MTP関節の関節エコー長軸像
Double contour sign (▷).

第1部 「関節炎」を鑑別しよう

◆ 診断：痛風

> **point**
> ● 結晶性誘発性関節炎では，蜂窩織炎様の腫脹をきたす場合がある．
> ● 関節炎の有無を明らかにするために，エコーやMRIなどの画像検査を活用する．

（神野定男）

第1部 「関節炎」を鑑別しよう

7）ケースシリーズ

⑨ RF 陽性だと関節リウマチ？

頻度 ★★★　難易度 ★☆☆

▶症例

【患者】85歳女性

【現病歴】約5年前より徐々に悪化する両手指の痛みと腫れがあった．左手の第4指からはじまり，徐々に他の関節に拡がっていった．痛みは常時あるが，我慢できないほどではない．朝のこわばりはなし．日常生活に大きな問題はないが，最近物をよく手から落とす．近医を受診したところ，採血にて RF 18 IU/mL と軽度上昇（正常値＜ 15），抗CCP抗体陰性であったため，関節リウマチ（RA）の疑いにてリウマチ科に紹介となった．

【既往歴】高血圧．

【内服歴】アムロジピン．

【身体所見】図1のような手指の骨変化あり．他の関節に圧痛，腫脹なし．

【検査所見】

・血液：血算，電解質，腎機能，肝機能，異常なし．CRP 0.1 mg/dL，RF 18 IU/mL と軽度上昇（正常値＜ 15），抗 CCP 抗体陰性．

・X線：図2参照．

206　すべての臨床医が知っておきたいリウマチ・膠原病の診かた

第1部 「関節炎」を鑑別しよう

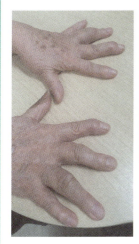
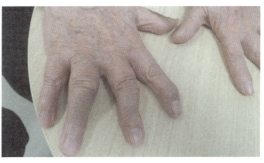

図1 85歳女性，両指の痛み・腫れ

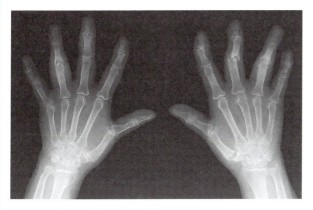

図2 両手 X線所見

7）ケースシリーズ ⑨RF陽性だと関節リウマチ？

1）鑑別診断のためのキーワード

- 慢性発症
- 朝のこわばりはなし
- RF軽度上昇
- X線にてDIP，PIP，CMC関節の骨破壊像

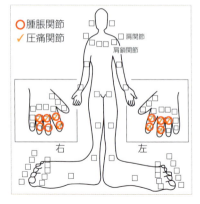

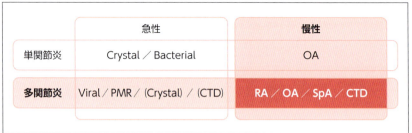

2）いざ鑑別診断！

　本症例はリウマチ外来にコンサルトされることが多い症例の1つです．両手指の対称性の慢性多関節炎の症例であり，DIP，PIP関節中心に変形，腫脹があることから，部位的特徴は変形性関節症（OA）に一致します．また，このDIP，PIP関節に認めた腫脹は硬い「骨性」であり，OAによる関節腫脹であることを示唆します．一方，採血ではRF陽性であり，OAにRAが合併している可能性もあるかもしれません．しかしながら，これだけの関節腫脹があるにもかかわらず，朝のこわばりがない点はRAとしては典型的ではありません．

　OAの手指のX線所見はDIP，PIP，CMC関節の関節裂隙狭小化，骨棘，軟骨下硬化像が主体ですが，本症例のように骨びらん（erosion）も起こっている場合には，**erosive OA**と呼ばれます．一方，RAはPIP，MCP，手関節における関節裂隙狭小化，辺縁性骨びらん像が主体で，骨棘，軟骨下硬化像はOAを合併していない限り起こりません．本症例はDIP，PIP，CMC関節中心の関節裂隙狭小化，骨棘，軟骨下硬化像，中心性骨びらんであり，erosive OAに一致します（**図2**）．

　なお，実臨床ではDIP，PIP関節に変形，腫脹がある場合，乾癬性関節炎（PsA）

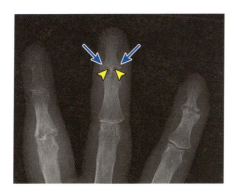

図3 DIP関節のgull wing appearance
および中心性骨びらん

gull wing appearance（→），中心性骨びらん（▷）．

も鑑別にあがります．本症例は乾癬の既往もなく，またX線においてgull wing appearance（かもめが翼を広げたようにみえる）や中心性骨びらんといったOAに典型的な所見が認められている（図3，第1部-3-6 図13参照）のでOAに一致しますが，PsAとの鑑別が困難な症例も存在することに注意して下さい．

本症例は血清RFが弱陽性です．このような場合は偽陽性の可能性を考えます（第1部-3-5参照）．RFは決して特異度が高い検査ではなく，健康成人でも一定数RFが陽性になり，特に高齢になるほど偽陽性率が高くなるというデータがあります[1,2]．また，RA以外の疾患，例えば，シェーグレン症候群，慢性肝炎でもRFは陽性になるため，RFが陽性であるからといって，RAの確定診断になるわけではありません．

本症例はOAに典型的なX線所見であったこと，また念のために行ったPIP関節のエコーからも滑膜炎が否定的であったことから，血清RF陽性は偽陽性と判断しOAと診断しました．

> **memo**
>
> OAとPsAはともにDIP関節とPIP関節の罹患が多く骨増殖性変化をきたすため，鑑別が難しい症例も多くあります．OAの画像所見では関節辺縁から伸びる辺縁性骨棘（marginal osteophyte）や中心性骨びらんが認められます．一方，PsAでは，関節辺縁から少し離れた関節包や靱帯の付着部である傍関節領域に傍関節性骨増殖（periarticular bone proliferation）や非辺縁性骨棘（non-marginal osteophyte）と呼ばれる骨増殖性変化がみられます．この傍関節性骨増殖

と辺縁性骨びらんにより作られる骨変化はmouse ear signと呼ばれ、PsAに特徴的な骨所見といえます（図4）.

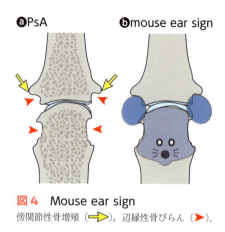

図4　Mouse ear sign
傍関節性骨増殖（→），辺縁性骨びらん（▶）.

◆ 診断：手指の変形性関節症（erosive OA）

> **point**
> - 手指の変形性関節症は関節裂隙狭小化，骨棘，軟骨下硬化像が主体であるが，骨びらんも起こりうる.
> - RFの偽陽性は健康成人でも報告されており，高齢になるほどその割合は高くなる.

〈文献〉
1) Tasliyurt T, et al：The frequency of antibodies against cyclic citrullinated peptides and rheumatoid factor in healthy population: a field study of rheumatoid arthritis from northern Turkey. Rheumatol Int, 33：939-942, 2013（PMID：22829412）
2) van Schaardenburg D, et al：Rheumatoid arthritis in a population of persons aged 85 years and over. Br J Rheumatol, 32：104-109, 1993（PMID：8428220）

（神野定男）

第1部 「関節炎」を鑑別しよう

7）ケースシリーズ
⑩非対称性の慢性多関節炎といえば？

頻度 ★★☆　難易度 ★☆☆

▶症例

【患者】48歳男性

【現病歴】約3カ月前より特に誘引はなく右足の痛みが出現．朝に症状が強い．運送業の仕事をしており，足に負荷がかかると痛みは悪化する．また同時期くらいより左指にも痛みと腫れが起こった．

【既往歴】

約3年前：両膝の痛みがあり，近医にて膝変形性関節症（OA）と診断され，不定期に関節注射にて治療している．

約20年前：頭皮の乾癬があり，改善と悪化をくり返し，皮膚科にて外用薬にて治療されていたが，ここ数年は症状なく安定している．

【内服歴】ロキソプロフェン 60 mg，1日3回．

【身体所見】両足に爪の変化あり（図1）．明らかな皮疹はなし．右2足趾に腫脹あり．右第2, 3MTP関節に圧痛，腫脹あり．左手指第4PIP関節にやや腫脹，圧痛あり．両膝の診察では明らかな水腫，腫脹，圧痛は認められなかった．アキレス腱に腫脹，圧痛なし．両目に充血所見なし．

【検査所見】

・血液：血算，電解質，腎機能，肝機能に異常なし．炎症所見正常．RF，抗CCP抗体陰性．

・X線：両足には明らかな関節裂隙狭小化，骨びらん，骨折の所見なし．膝は両側とも内側膝関節裂隙に軽度の狭小化あり．

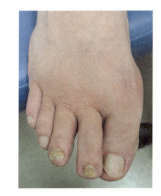

図1 右足の所見

1）鑑別診断のためのキーワード

- 慢性発症
- 非対称性の関節分布
- 足趾全体の腫脹
- 頭皮の乾癬の既往

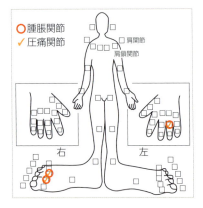

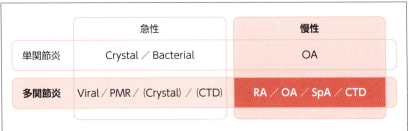

2）いざ鑑別診断！

　慢性多関節炎の症例です．非対称性の関節分布，乾癬の既往，図1の爪所見からもまずは乾癬性関節炎（PsA）を疑います．また，第2足趾全体に腫脹があり，指趾炎の所見にも一致します．臨床所見をPsAの分類基準（2006年CASPAR分類，付録 表3）[1]にあてはめると，炎症性関節炎があり，かつ乾癬の既往（2点），爪乾癬（1点），RF陰性（1点），指趾炎（1点）の合計5点（3点以上で分類）になり，PsAの基準を満たします．

　ベッドサイドで関節エコーを行ったところ，図2のように右第3MTPに滑膜炎が認められました．また，左第4手指伸側PIPの関節エコーを行うと，伸筋腱に低エコー所見があり，ドップラーにて腱および腱の周辺に炎症が確認できました（図3）．MCP関節より遠位の伸筋腱には腱鞘がないため，これは腱鞘滑膜炎ではなく，peritenon extensor tendon inflammation（PTI）といって伸筋腱自体に炎症が起こっている状態を示します（第1部-3-7 図8参照）．この変化は付着部炎（enthesitis）のように腱自体に炎症を起こす脊椎関節炎（SpA）に特徴的な所見であり，RAとの鑑別に有用な場合があります[2]．

第1部 「関節炎」を鑑別しよう

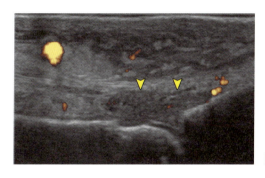

図2 右第3MTP伸側長軸像

◆ 診断：乾癬性関節炎（PsA）

ⓐ グレースケール　　　　　　　　**ⓑ ドップラー**

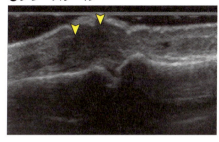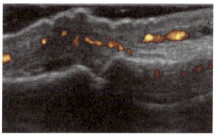

図3 左第4手指伸側PIP長軸像

> **point**
> ● 慢性非対称性の関節炎はSpAに特徴的な所見．
> ● 乾癬の既往・所見がないか評価する．

〈文献〉
1) Taylor W, et al：Classification criteria for psoriatic arthritis: development of new criteria from a large international study. Arthritis Rheum, 54：2665-2673, 2006（PMID：16871531）
2) Zabotti A, et al：Differentiation between early rheumatoid and early psoriatic arthritis by the ultrasonographic study of the synovio-entheseal complex of the small joints of the hands. Clin Exp Rheumatol, 34：459-465, 2016（PMID：26939710）

（神野定男）

7）ケースシリーズ ⑩非対称性の慢性多関節炎といえば？

第1部 「関節炎」を鑑別しよう

7）ケースシリーズ

⑪高齢者の多関節炎
～全身消耗症状に要注意！

頻度 ★☆☆　難易度 ★★☆

▶症例

【患者】79歳女性

【現病歴】約3カ月前より両手首，手指を中心に全身の関節痛が起こった．痛みは朝に強く，朝のこわばりは1時間以上続く．ベッドから起き上がるのが困難な日がある．また最近疲れやすく，食欲低下もあり，この1カ月で体重が3kg減少した．また最近，両足が腫れているのに気づいた．腰痛，発熱，頭痛，視野障害，手足のしびれはない．

【既往歴】高血圧症．

【内服歴】アムロジピン．

【身体所見】バイタルサインは正常．意識清明．両眼球結膜に充血所見あり．眼瞼結膜に蒼白所見あり．口腔内潰瘍なし．頸部リンパ節腫脹なし．皮疹なし．心肺音正常．

両側第2～4PIP関節に明らかな腫脹はないものの，圧痛が認められた．両手首の圧痛あり．右手首の腫脹あり．また下腿には軽度のpitting edemaが認められた．両肩の挙上は問題なく，側頭部に圧痛なし．

【検査所見】

・血液：貧血（Hb 9.2 g/dL），Plt高値（$50.3 \times 10^4/\mu$L），炎症反応高値（CRP 12 mg/dL，赤沈 > 100 mm/h），アルブミン低値（1.6 mg/dL）が認められた．WBC，腎機能，肝機能は正常．

・尿：尿蛋白，尿潜血はなし．

・X線：両手，両足は正常．

・関節エコー：両側手関節に滑膜炎の所見が認められた（右 > 左）．

214　すべての臨床医が知っておきたいリウマチ・膠原病の診かた

1）鑑別診断のためのキーワード

- 慢性発症
- 対称性の関節分布
- 全身消耗症状（全身倦怠感，食思不振）
- 両眼球結膜に充血所見
- 貧血，炎症反応高値
- 低アルブミン血症

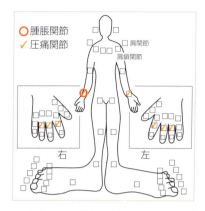

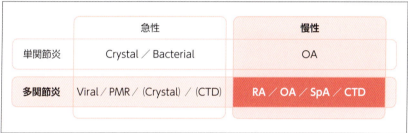

2）いざ鑑別診断！

　両手指，手関節を中心とした対称性の慢性多関節炎の症例です．慢性対称性の多関節炎は関節リウマチ（RA）および膠原病に伴う関節炎が鑑別にあげられます．

　この症例のポイントは関節症状以外に全身の消耗症状があることです．採血でも，貧血および著明な炎症所見を認めています．加えて，身体所見にて両眼球結膜の充血所見があることにも着目しましょう．本症例では，眼の充血について眼科にコンサルトしたところ，強膜炎であるとの回答を得ました（第2部-3-1 図2参照）．RAでも，悪性RAとして強膜炎を伴うことがありますが，これらの所見は比較的早期のRAとしては典型的ではありません．多関節炎および強膜炎をきたす疾患として考察すると，RA以外では，血管炎（他には脊椎関節炎，SLEといった膠原病など）が鑑別にあがります．患者が高齢であること，全身の消耗症状があり，炎症反応が高値であることからANCA関連血管炎〔本邦では特に顕微鏡的多発血管炎（MPA）〕を疑いました．実際に採血を行うとMyeloperoxidase（MPO）-ANCAが238 IU/mL（正常＜3.5）と高値でした（第1部3-5参照）．皮疹や腎障害は認めておらず生検できる部位がなかったため確定診断ではありませ

んが，早期のMPAに伴った炎症性関節炎と臨床的に診断し，その後経口グルコ
コルチコイド投与を行い改善しました．外来にて漸減し少量の投与にて寛解状態
を維持できています．

　本症例では，MPAに伴う腎炎所見は認めませんでしたが，慢性炎症による低ア
ルブミン血症をきたして，下腿浮腫を起こしたと考えられます．

◆ 診断：顕微鏡的多発血管炎（疑い）

> **point**
> ● 高齢患者において，関節症状および全身消耗症状を伴う場合，ANCA関連血管炎
> や巨細胞性動脈炎といった血管炎も鑑別にあげる．

（神野定男）

第1部 「関節炎」を鑑別しよう

7) ケースシリーズ
⑫若年発症の慢性関節炎
～炎症性腰背部痛の評価をしよう

頻度 ★ ☆ ☆　難易度 ★ ★ ☆

▶症例

【患者】19歳男性

【現病歴】約3カ月前より特に誘引がなく，左足の指が腫れていることに気づいた．外傷は否定．同じ頃より左膝の痛みもあり，徐々に悪化．最近は歩行時に左膝と左足に痛みを感じる．また，左胸上部にも痛みがあり，ベッドから起き上がるときなどに痛みを伴う．腰痛もあり，椅子に長時間座った後に悪化するが，一度動き出すと症状は改善する．いずれも朝に症状が強くなる．
先行する感染症を否定．発熱，皮疹，呼吸器症状，下痢，下血，排尿時の痛み，視野異常，羞明，手足のしびれはない．

【既往歴】特になし．

【家族歴】なし．

【社会歴】大学1年生．直近の性交渉歴なし．

【内服薬】なし．

【身体所見】．左第2MTP関節に圧痛，腫脹あり（図1参照）．左胸鎖関節の腫脹，圧痛あり．左膝の腫脹，圧痛，熱感あり，可動域はやや制限．手掌，足底に膿疱なし．その他に明らかな皮疹はなし．アキレス腱に腫脹，圧痛なし．両目に充血所見なし．

【検査所見】

・血液：血算，電解質，腎機能，肝機能に異常なし．炎症所見正常．RF，抗CCP抗体陰性．

・X線：両足，両膝には明らかな関節裂隙狭小化，骨びらん，骨折の所見なし．

7) ケースシリーズ　⑫若年発症の慢性関節炎　～炎症性腰背部痛の評価をしよう　217

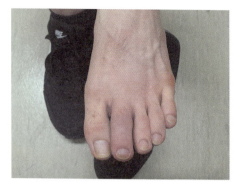

図1　左足

1) 鑑別診断のためのキーワード

- 若年発症
- 慢性の経過
- 非対称性の関節分布
- 足趾の腫脹
- 朝に症状が強く，また同じ姿勢を続けると悪化．体動とともに改善する特徴的な腰痛
- 胸鎖関節炎

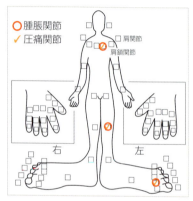

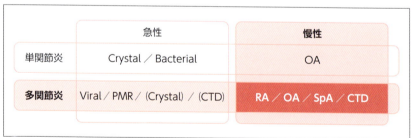

2) いざ鑑別診断！

　慢性多関節炎の症例です．非対称性の関節分布であり，また典型的な指趾炎の症状があることからもまずは脊椎関節炎（SpA）を疑います．また，腰痛があり朝に症状が強く，体動にて改善するという病歴は**炎症性腰背部痛**に一致します．これは強直性脊椎炎（AS）を含む軸性脊椎関節炎（axial spondyloarthritis）の腰

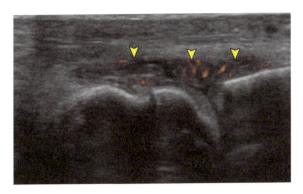

図2 左第2 MTP関節長軸像

ⓐ グレースケール　　　　　**ⓑ ドップラー**

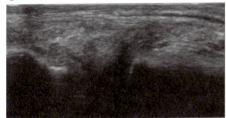 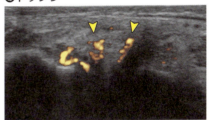

図3 左胸鎖関節関節エコー

痛に特徴的であり，腰椎ヘルニアといった整形疾患が主に動作時に痛みが悪化するのとは対照的です．乾癬，反応性関節炎，炎症性腸疾患などの他のSpA所見は病歴，身体所見からは認められませんでした．

関節エコーを行ったところ，左第2MTP関節，左胸鎖関節に滑膜炎の所見が認められました（**図2，3**）．胸鎖関節炎はSAPHO症候群に特徴的な所見ですが，SpAでも認められることのある所見の1つです．若年でもあり，炎症性腰背部痛に一致した病歴があったため，ASを含めた体軸性脊椎関節炎を疑いHLA検査を行ったところ，HLA-B27が陽性でした（**第1部-3-5 ❺参照**）．発症からの経過も短く，X線では仙腸関節において異常所見はありませんでしたが，MRIでは骨髄浮腫の所見が認められました（**第1部-3-8 図4参照**）．また眼症状はありませんでしたが，HLA-B27陽性体軸性脊椎関節炎はぶどう膜炎（虹彩毛様体炎）の合併を起こすことがあるため念のため眼科にコンサルトを行いぶどう膜炎，強膜

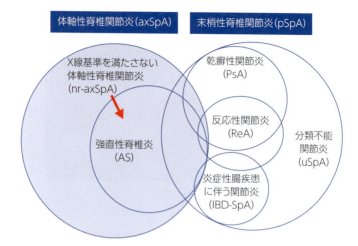

図4　SpAのスペクトラム
文献1をもとに作成.

炎といった所見がないことを確認しました．本症例は非ステロイド性消炎鎮痛剤を開始したところ症状が改善し，経過観察しているところです．

　本症例ではX線では明らかな仙腸関節の所見がないので，体軸性脊椎関節炎のなかでもnon-radiographic axial spondyloarthritis（nr-axSpA）と診断しました．厳密にはX線上の所見があるASと区別されますが，nr-axSpAとASは炎症性腰背部痛という点では共通の症状があり，nr-axSpAからの経過でASに発展することがあります（図4，第1部-4 ❸1）参照）．

◆ 診断：non-radiographic axial spondyloarthritis

> **point**
> ● 比較的若年発症のSpAにおいてはASも鑑別になり，炎症性腰背部痛がないかを評価する．

〈文献〉
1) Raychaudhuri SP & Deodhar A：The classification and diagnostic criteria of ankylosing spondylitis. J Autoimmun, 48-49：128-133, 2014（PMID：24534717）

（神野定男）

第1部 「関節炎」を鑑別しよう

7）ケースシリーズ

⑬先行感染症状のある慢性多関節炎，鑑別すべきは？

頻度 ★★☆　難易度 ★★★

▶症例

【患者】26歳女性

【現病歴】約2カ月前より左膝，右肘の痛み，腫脹が特に誘引なく起こった．朝に症状が強く，最近は歩行時に両膝の痛みを感じ，階段の昇り降りが困難なときがある．また関節痛が起こる前に排尿時に痛みがあることがあった．発熱，皮疹，呼吸器症状，消化器症状，視野異常，羞明，手足のしびれといった症状はなし．

【既往歴】特になし．

【家族歴】なし．

【社会歴】デスクワーク中心の仕事．独身，交際相手あり．

【内服薬】なし．

【身体所見】左膝の腫脹，熱感あり．可動域は痛みのためやや制限．右肘の痛み，腫脹あるも可動域は正常．明らかな皮疹はなし．アキレス腱に腫脹，圧痛なし．両眼球結膜に充血所見なし．指趾炎を疑わせる所見はなし．

【検査所見】

・**血液**：血算，電解質，腎機能，肝機能に異常なし．CRP 0.8 mg/dL と軽度上昇．

・**X線**：両足，両膝に明らかな関節裂隙狭小化，骨びらん，骨折の所見なし．

1）鑑別診断のためのキーワード

- 若年発症
- 慢性の経過
- 非対称性で大関節中心の分布
- 先行感染を疑う排尿時痛

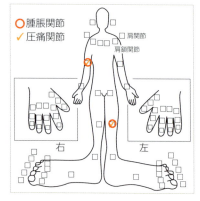

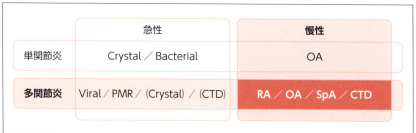

	急性	慢性
単関節炎	Crystal / Bacterial	OA
多関節炎	Viral / PMR / (Crystal) / (CTD)	RA / OA / SpA / CTD

2）いざ鑑別診断！

　慢性多関節炎の症例です．非対称性の関節分布で大関節中心であり，まずは脊椎関節炎（SpA）を疑います．SpAの鑑別において，乾癬，反応性関節炎（ReA），強直性脊椎炎，炎症性腸疾患を疑う情報はなさそうですが，さらなる問診，検査を検討するべきでしょう．慢性多関節炎の他の鑑別疾患では関節リウマチ（RA）があげられますが，大関節から発症するのは若年発症のRAでは非典型的です．また，結合組織疾患（CTD）の関節炎としては年齢，性別からはSLEが鑑別にあげられますが，本症例の関節炎が大関節中心で非対称性の分布であることと，関節炎以外の全身症状が乏しいことが特徴とは異なります．

　本症例は**先行感染を疑わせる排尿時痛**があり，乾癬といった症状がなく，また若年でもあったためSpAのなかでもReAを疑いました．実際，クラミジア，淋菌を含む性感染症の精査を行ったところ，*Chlamydia trachomatis* の尿PCRが陽性でした．性感染症に合併した，ReAと診断しました．性感染症の抗菌薬治療とともに（パートナーの治療も含む），関節症状に対しては非ステロイド性消炎鎮痛剤を開始しましたが，関節症状は改善乏しく，従来型合成抗リウマチ薬（csDMARDs）

でも効果が乏しかったため，生物学的製剤を開始して（本邦では保険適応はない）改善に至りました．

ReAはSpAの一種ですが，他のSpAと異なる点は**関節症状の前に先行感染があ**ることです．先行感染としては尿路，消化器，性感染症があげられるため（近年はCOVID-19感染後の反応性関節炎も報告されている），ReAを疑う場合は適切な問診を行い，症状に応じて尿・便の細菌培養，性感染症の検査を行います．ただ，**先行感染症状がない無症候性の感染症**（特に女性の性感染症）が契機で起こるReAもあります[1]．早期の関節炎でRAやPsAといった典型像でない場合は，先行感染症状がない場合でもReAを疑うべき症例があることに注意してください．

◆ 診断：反応性関節炎（ReA）

> **point**
> ● ReAを疑う場合は適切な問診を行い，症状に応じた感染症の検査を行う．
> ● 先行感染症状がないReAに注意！

〈文献〉

1）Kvien TK, et al：Reactive arthritis: incidence, triggering agents and clinical presentation. J Rheumatol, 21：115-122, 1994（PMID：8151565）

（神野定男）

第1部　「関節炎」を鑑別しよう

7）ケースシリーズ

⑭慢性多関節炎，関節外症状に着目しよう

頻度 ★★☆　難易度 ★★☆

▶症例

【患者】21歳女性

【現病歴】約半年前より特に誘引なく，手指の痛みが起こった．症状は朝に比較的強い．最近は朝，拳をつくることがやや困難なときがあるが，日常生活に不自由はない．他の関節の痛みは否定．

また2カ月前に原因不明の胸の痛みが突然起こり，症状が続いたため救急外来に受診したが，X線，心電図，採血では異常なく，問題ないと言われた．症状は数日続いたが，痛み止めで徐々に改善した．

他の症状としては気温が下がったときに手指が白くなるときがある．色調変化は，両側第3，4指のPIP関節から遠位にみられることが多く，色調が回復する際に痛みを伴う．発熱，皮疹，口内炎，呼吸器症状，消化器症状，排尿時の痛み，手足のしびれといった症状はなし．

【既往歴】特になし．

【社会歴】学生．

【内服薬】なし．

【身体所見】バイタルサイン正常．両側第2〜4PIP関節に軽度の腫脹および圧痛あり．口内炎の所見なし．頸部リンパ節腫脹なし．明らかな皮疹はなし．心肺音正常．

【検査所見】

・血液：血算，電解質，腎機能，肝機能，炎症反応に異常なし．

・X線：両手指に明らかな関節裂隙狭小化，骨びらんはなし．

1）鑑別診断のためのキーワード

- 慢性の経過
- 対称性で小関節中心の分布
- 原因不明の胸の痛み
- 気温変化による指の色調の変化

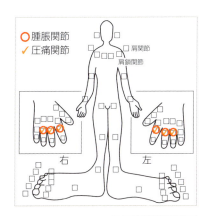

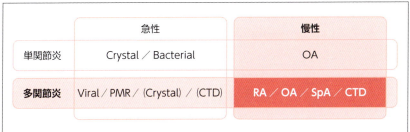

2）いざ鑑別診断！

　慢性多関節炎の症例です．小関節において対称性の分布であり，関節リウマチ（RA）あるいは結合組織疾患（CTD）を疑います．この症例のポイントは**関節外症状の存在**です．一過性の胸痛の既往があり，前述の情報からは明らかな原因を特定することはできませんが，心外膜炎や胸膜炎などの漿膜炎の症状であった可能性があります．また気温の変化での指の色調変化は**レイノー現象**を疑う所見です（第2部-2-1 図1参照）．若年の女性で小関節中心の多関節炎があり，心外膜炎，レイノー現象が出現していた可能性を考えると全身性エリテマトーデス（SLE）を疑います．

　さらなる検査をすると，採血でRF，抗CCP抗体陰性であり，抗核抗体160倍（Homogeneousパターン），抗dsDNA抗体陽性でした．尿検査で尿潜血，尿蛋白はなく，補体や抗Sm抗体，抗リン脂質抗体は正常でした．ACR/EULAR分類基準（付録 表7）に当てはめると，関節症状（6点），抗dsDNA抗体陽性（6点），があるとすれば合計で12点になり，10点以上で分類基準を満たすことからSLEと分類されます．なお，胸痛発作時に心電図や心エコー，胸部X線にて心外膜炎

や胸水が確認できたわけではないので漿膜炎の6点は点数に加えませんでしたが，臨床的には胸痛があり，漿膜炎を疑う所見でした．

　それでは，関節症状がある患者でどのようなときにSLEを疑うのでしょうか．**まずは早期関節炎でRF，抗CCP抗体が陰性である場合**はSLEを鑑別に考えた問診，診察を行うことが必要です．問診・診察で脱毛，口内炎，発疹，レイノー現象含めた皮膚症状，胸痛などの漿膜症状の有無や，発熱といった全身症状を認める場合はSLEを疑うべきです．また一般検査で血球減少，尿蛋白といった所見もSLEを疑う契機になります．そのような症例ではANA（陽性であれば抗dsDNA抗体，抗Sm抗体といった各種抗体検査を追加），補体，抗リン脂質抗体といった血液検査を行い精査しましょう．特に尿蛋白がある場合には腎機能悪化を急速に起こすこともありますので，早期に診断することが必要です．

　なお，SLEに伴う関節炎はRA合併症例でない限りは著明な滑膜炎の所見を起こすことは少ないです．本症例も手指の関節症状は比較的軽度であったため，NSAIDsとヒドロキシクロロキンで治療し，コントロール良好です．

◆ 診断：SLE

> **point**
> ● 関節症状がある患者で皮膚症状，漿膜症状などの関節外症状がある場合はSLEを疑う．
> ● SLEを疑う患者には尿検査にて尿蛋白や尿潜血の有無を必ず評価．

（神野定男）

第1部　「関節炎」を鑑別しよう

7）ケースシリーズ

⑮RAの悪化じゃなかった？次の一手は

頻度 ★ ☆ ☆　難易度 ★ ★ ☆

▶症例

【患者】64歳女性

【現病歴】罹病期間21年の関節リウマチ（RA）患者．メトトレキサートとプレドニゾロンにて治療された後，2年前からTNF阻害薬が導入され，疾患活動性は寛解が維持されていた．4カ月前から，左第4指のPIP関節を中心とした疼痛，腫脹，しびれが出現した．当初，RAの悪化としてメトトレキサートやプレドニゾロンの増量が行われたが，改善がみられなかった．3週間前からは，左環指の腫れが手部全体に拡がってきた．発熱，体重減少なし．咳，痰なし．

【既往歴】甲状腺機能低下症，帯状疱疹．

【内服歴】メトトレキサート8 mg/週，プレドニゾロン10 mg，TNF阻害薬．

【生活歴】幼稚園教諭のため，砂場で作業をすることがある．

【身体所見】体温36.7度，血圧132/71 mmHg，脈拍77回/分．
左手環指にPIP関節を中心とした手指全体の腫脹を認める（**図1**）．他の部位の関節に，明らかな活動性関節炎の所見を認めない．
胸部：肺雑音なし，心雑音なし．下腿浮腫なし．

【検査所見】

・**血液**：WBC 4,610/μL，Hb 11.4 g/dL，Plt 14.6 × 10^4/μL，
TP 6.3 g/dL，AST 23 IU/L，ALT 16 IU/L，LDH 249 IU/L，BUN 24 mg/dL，
CRE 0.76 mg/dL，CRP < 0.1 mg/dL，RF 5 IU/mL，抗CCP抗体6,325 U/mL，Tスポット®. TB陰性，抗MAC抗体< 0.5 U/mL，β-D-glucan陰性．

・**血液培養**：陰性．

7）ケースシリーズ　⑮RAの悪化じゃなかった？次の一手は　　227

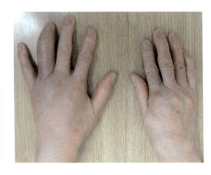

図1 PIP関節を中心とした手指全体の腫脹
画像提供：松山赤十字病院リウマチ膠原病センター 水木伸一先生．

1）鑑別診断のためのキーワード

- 生物学的製剤治療中のRA患者にみられた慢性単関節炎
- RA治療強化に対して不応性
- 砂場への接触機会あり

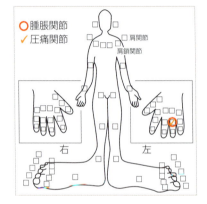

	急性	慢性
単関節炎	Crystal / Bacterial	OA
多関節炎	Viral / PMR /（Crystal）/（CTD）	RA / OA / SpA / CTD

2）いざ鑑別診断！

　RAに対して生物学的製剤による治療中の患者に生じた慢性単関節炎の症例です．当初，RAの悪化を疑われて治療強化が行われましたが，改善はみられませんでした．慢性単関節炎の分類は，表では主な疾患はOAとなっていますが，本症例ではRA悪化やその他の原因を含めて考える必要があります．診察上，左環指はPIP関節局所を中心として指全体が腫脹しています．このような免疫抑制治

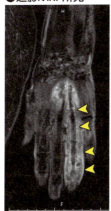
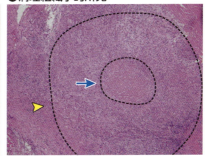

図2　造影MRI，病理組織学的所見
a) 屈筋腱腱鞘滑膜及び環指の軟部組織に造影効果を認める（▷）．
b) 中心部（→）に変性壊死を伴う肉芽腫病変（▷）を認める．
画像提供：松山赤十字病院リウマチ膠原病センター　水木伸一先生．

療中のRA患者に手指の腫脹がみられた場合には，関節炎の再燃以外に，蜂窩織炎や骨髄炎などの**細菌感染**，抗酸菌や真菌を含めた**日和見感染症**を疑う必要があります．

　造影MRIを撮像しますと，左環指の屈筋腱腱鞘滑膜および軟部組織に造影効果を認めました（**図2a**）．RA増悪と感染症の鑑別診断および治療目的に，腱鞘滑膜切除術を施行したところ，病理学的には，絨毛状の滑膜増生と炎症細胞の浸潤に加え，中心に変性壊死を伴う肉芽腫病変を認めました（**図2b**）．細菌検査では，一般細菌陰性，抗酸菌塗抹陰性，結核菌および*Mycobacterium avium complex*のPCRは陰性でしたが，培養6週後に抗酸菌*M. intracellulare*が培養同定され，**非結核性抗酸菌症（NTM）**の診断を確定しました．TNF阻害薬を中止し，メトトレキサートとプレドニゾロンの治療を継続しながらリファンピシン，エタンブトール，クラリスロマイシンの3剤併用療法にて治療を行い，RAおよびNTMともに落ち着いた状態を維持しています．

　生物学的製剤による治療中は，結核菌やNTMによる抗酸菌感染症には十分に気をつける必要があります．特にガーデニングなど土壌との接触機会のある患者は，皮膚や肺の抗酸菌感染を発症するリスクがあります．本症例のようにWBCやCRPの増多を伴わないことも多く，また，関節炎の出現様式も，慢性単関節炎

だけでなく，急性単関節炎や慢性多関節炎などのさまざまな様式をとることがあります．リウマチ性疾患の増悪との鑑別のためには，外科的切除術も積極的に考慮し，組織学的に肉芽腫病変や菌体を検出したり，抗酸菌培養で菌を同定する必要があります．また抗酸菌の培養は一般には37度で実施されますが，皮膚抗酸菌症の原因となる抗酸菌には至適発育温度が30度前後の菌が存在しますので2つの温度での培養が必要です．

◆ 診断：非結核性抗酸菌症（NTM）

> **point**
> ● 免疫抑制患者の慢性単関節炎では抗酸菌を含めた感染性関節炎を疑う必要がある．

（橋本　求）

第2部
よくある主要徴候から鑑別しよう

1	全身症状	232
2	皮膚症状	240
3	眼症状	268
4	耳鼻咽喉症状	285
5	口腔症状	291
6	胸部症状	303
7	神経・筋症状	323
8	泌尿器症状	337

第2部　よくある主要徴候から鑑別しよう

1) 全身症状

①発熱・不明熱

1 原因がわからない発熱患者がきたら

● 膠原病に特徴的な発熱

　発熱は膠原病の初発症状になることがあります．一般的には**37度台の微熱**（low grade fever）が間欠的に**数日続く**といった症状が多く，随伴症状も倦怠感といった非特異的な症状のみのことも多いです．経過とともに発熱以外の症状，例えば発疹，朝のこわばり，関節痛，口腔潰瘍といったより疾患に特異的な症状が起こります．膠原病の発熱は微熱であることが多いですが，成人スチル病のように高熱をきたし，1日のうちに体温の変動があるが平熱には戻らない弛張熱や，家族性地中海熱病のように間欠的に高熱が起こることもあります．一方，持続的な高熱でかつ悪寒戦慄といった随伴症状がある場合は膠原病では一般的ではなく，むしろ細菌感染といった感染症が疑われます．

● 不明熱の定義と原因疾患

　発熱が3週間以上続き，38度以上の高熱が数回出現し，病歴，身体検査，および初期の検査結果にもとづいて，原因が明らかに特定できない場合は**不明熱**と定義されます．不明熱の原因として報告されている疾患は感染症，膠原病，悪性腫瘍を中心に200以上と多岐にわたります．膠原病を疑って不明熱の原因検索をする際には，一般的な感染症や悪性腫瘍がある程度評価されていることを確認する必要があります．感染症としては結核，心内膜炎，腹部・骨盤膿瘍，副鼻腔炎の原因となる細菌感染やEBV・CMV・HIVといったウイルス感染，悪性腫瘍としては，悪性リンパ腫や白血病などの血液系疾患に注意が必要ですが，それ以外の呼吸器系（肺がん），消化器系（胃がん，大腸がん，肝臓がん）の悪性腫瘍でも発

232　すべての臨床医が知っておきたいリウマチ・膠原病の診かた

第2部　よくある主要徴候から鑑別しよう

熱をきたす場合があり，症例によっては他科との連携も必要になってきます．

● 膠原病を疑ったら

発熱，不明熱を起こしうる膠原病は多岐にわたりますので，**まずは比較的頻度の高い疾患から評価しましょう**．そのなかでも，高齢者では巨細胞性動脈炎（GCA），リウマチ性多発筋痛症（PMR），ANCA関連血管炎，若年者では成人スチル病，全身性エリテマトーデス（SLE），ベーチェット病といったように年齢により頻度の高い疾患に優先順位をつけて評価することができます（表1，ただし，高齢者が多い日本では高齢発症の成人スチル病，SLEも起こりうる）[1]．その他に関節リウマチ（RA，特にリウマトイド血管炎を合併した場合），remitting sero-negative symmetrical synovitis with pitting edema（RS3PE）症候群，痛風/偽痛風，多発性筋炎（PM）/皮膚筋炎（DM），結節性多発動脈炎，高安動脈炎，サルコイドーシス，菊池病，自己炎症症候群も不明熱の原因として報告されています（表2）．自己炎症症候群は頻度としては稀ですが，若年者で周期性発熱をきたす場合は鑑別診断として考慮する必要があります（表3）．まずはPMRや成人スチル病といった比較的頻度の高い疾患を否定し，病歴や診察でさらに発熱，不明熱の原因になる膠原病の鑑別診断をしていけばよいでしょう[2]．

表1　不明熱の原因になりうる主な膠原病疾患

	症状	身体所見	検査所見
GCA/PMR	頭痛，視覚障害，顎跛行，筋痛	上肢の挙上困難（PMR）側頭部圧痛	前部虚血性視神経症，側頭動脈エコーのハローサイン，側頭動脈生検
ANCA関連血管炎	食思不振，体重減少，関節痛，皮疹，しびれ，上気道症状，呼吸器症状など	紫斑，滑膜炎，中耳炎，副鼻腔炎所見など	腎機能障害，血尿，MPO-ANCA，PR3-ANCA上昇，好酸球上昇
成人スチル病	咽頭痛，発疹，顎下，頚部の腫れ	リンパ節腫脹，滑膜炎，サーモンピンク皮疹，ケブネル現象，脾腫	好中球増加，フェリチン増加
SLE	発疹，関節痛，口腔潰瘍，光線過敏症，漿膜炎症状，レイノー現象など	口腔潰瘍，滑膜炎，蝶形紅斑，脱毛など	血球減少，ANA，抗dsDNA，Sm抗体C3，C4低下尿蛋白，腎機能低下
ベーチェット病	口内炎，外陰部潰瘍，皮疹，眼痛など	アフタ性潰瘍，外陰部潰瘍，結節性紅斑，毛嚢炎，血栓性静脈炎，眼球結膜発赤	非肉芽腫性汎ぶどう膜炎（眼病変），回盲部潰瘍（腸管ベーチェット），脳MRIフレア高信号・髄液細胞増多（神経ベーチェット）

1) 全身症状　①発熱・不明熱　　233

表2　不明熱の原因になりうる他の膠原病疾患

- RA（特にリウマトイド血管炎を合併した場合）
- RS3PE症候群
- 痛風/偽痛風
- PM/DM
- 結節性多発動脈炎，高安動脈炎
- サルコイドーシス
- 菊池病
- 自己炎症症候群

表3　主な自己炎症性症候群

疾患名	家族性地中海熱（FMF）	TNF受容体関連周期性症候群（TRAPS）	PFAPA症候群※
遺伝形式	常劣	常優	－
責任遺伝子	MEFV	TNFRSF1A	－
発症年齢	20歳以下	10歳以下（成人発症の報告もあり）	5歳以下（成人発症の報告もあり）
発症期間	12時間〜3日間	7日以上	5日以内
発症間隔	1カ月	5〜6週間	1〜2カ月
随伴症状	漿膜炎，関節炎，皮疹	筋肉痛，結膜炎，消化器症状，皮疹	扁桃炎，口内炎，リンパ節炎
治療	コルヒチン，IL-1拮抗薬	グルココルチコイド，IL-1拮抗薬	シメチジン，コルヒチン，グルココルチコイド

※周期性発熱，アフタ性口内炎，咽頭炎，リンパ節炎症候群.

> **point**
> - 発熱が膠原病の初発症状になることがある．間欠的な微熱が特徴的.
> - 膠原病の検索と同時に，発熱，不明熱の原因として感染症や悪性腫瘍も評価されていることを確認.
> - 高齢者ではGCA，PMR，ANCA関連血管炎，若年者では成人スチル病，SLE，ベーチェット病をまずは疑う.

2 不明熱の原因となる膠原病の病歴，身体所見

　症状，身体所見から膠原病を疑う場合の主な鑑別診断について，**表1**にまとめました．関節痛や筋肉痛がある場合は膠原病疾患を疑う契機になり，高齢者では

第2部　よくある主要徴候から鑑別しよう

まずはPMRやGCAの評価を行うとよいでしょう．大関節中心に関節炎の所見がないか，また視力障害，頭痛，顎跛行，側頭部圧痛といった所見がないか評価します．

　熱型を確認し，1日における頻回の発熱（弛張熱）がある場合には成人スチル病が鑑別にあがります．口内炎や口腔潰瘍はベーチェット病またはSLEを示唆しますが，外陰部潰瘍はベーチェット病に特異的な所見です．皮膚所見としては蝶形紅斑がSLEに特異的な所見です．成人スチル病は消失するサーモンピンク皮疹が教科書的に有名ですが，実臨床では斑状丘疹の発疹などさまざまな皮疹の形態をとることがあります[3]．結節性紅斑はベーチェット病，サルコイドーシスで起きますが，毛嚢炎，血栓性静脈炎はベーチェット病で比較的特異的な所見です．紫斑の存在はANCA関連血管炎やIgA血管炎などの小血管炎を疑い，皮膚生検を考慮します．唾液腺の腫大はシェーグレン症候群，サルコイドーシスの手がかりになります．リンパ節腫脹は成人スチル病，SLE，菊池病，サルコイドーシスなどで比較的頻繁に起こります．心外膜炎があればまずはSLEを考えますが，RA，強皮症でも起こります．ぶどう膜炎症状はベーチェット病，サルコイドーシスで起こります．稀ですが，精巣炎，精巣上体炎は結節性多発動脈炎で起こります．

> **point**
> ● 発熱，不明熱の原因となる膠原病を疑う場合の病歴，身体所見は関節，皮膚（口腔潰瘍含む）の評価が特に重要．

③ 発熱，不明熱の原因として膠原病を疑う場合の主な検査

　発熱，不明熱を病歴，身体所見から主たる膠原病の鑑別をしていくための検査の流れは以下に記します（**表4，図**）．

表4　主な膠原病疾患に焦点をあてた不明熱の検査

- 血算・血液像目視，肝機能，腎機能，CRP，血沈，フェリチン，CPK，尿検査
- 抗核抗体および各種特異抗体，RF，抗CCP抗体，MPO-ANCA，PR3-ANCA，C3，C4，B，C型肝炎検査
- 胸部X線写真
- 血管狭窄，局所炎症性病変の評価に頸部・胸腹部造影CT，MRA，FDG-PETを考慮
- 感染症や悪性腫瘍の評価に各種培養，Tスポット®. TB，胸腹部CT，心エコーなども適時行う

1）全身症状　①発熱・不明熱　　235

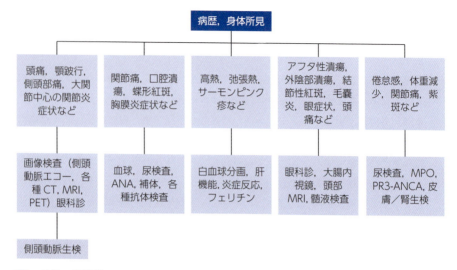

図 発熱，不明熱の原因として膠原病を疑う場合の主な検査

● GCA

　病歴から巨細胞性動脈炎（GCA）を疑う場合は眼科診にて虚血性視神経症の評価を行います．また，診断には側頭動脈エコーが非侵襲的で典型所見があれば有用ですが，検査を行える施設が限られており，また陰性であってもGCAを完全に否定できるわけではありません．頭部MRAを行い，側頭動脈の異常所見の有無を確認する方法もありますが，こちらも偽陽性や偽陰性の問題があります．確定診断には側頭動脈の生検が必要ですが，サンプリングエラーの問題もあり診断が困難な場合があります．エラーを防ぐために，生検の検体を1 cm以上確保することも推奨されています[4]．また，大動脈・総頸動脈・鎖骨下動脈などの頭蓋領域外の動脈を侵す大血管型巨細胞性動脈炎（large-vessel giant cell arteritis：LV-GCA）を疑う場合は，血管狭窄，局所炎症性病変の評価に頸部，胸腹部造影CT，MRA，あるいはFDG-PETを考慮します．

● ANCA関連血管炎

　次にANCA関連血管炎を疑う場合は，MPO-ANCA，PR3-ANCAを提出します．皮膚所見で紫斑，尿所見で糸球体腎炎を疑う所見（尿潜血，尿蛋白，変形赤血球，赤血球円柱，顆粒球円柱など）があれば確定診断目的に皮膚生検や腎生検を考慮します．

第2部 よくある主要徴候から鑑別しよう

● 成人スチル病

成人スチル病を疑う場合は血算でWBC，肝機能，炎症反応，フェリチンを検査します．

● SLE

SLEを疑う場合は一般検査に加えて，ANA，補体，各種抗体（抗dsDNA抗体など）を検査します．

● ベーチェット病

ベーチェット病を疑う場合は，基本的には病歴，身体所見によって診断しますが，血液検査のうちHLA-B51，A-27検査も判断材料となります．これは遺伝子検査で本邦では保険適用外で自費検査になります．ぶどう膜炎精査目的であれば眼科診，腹部症状があれば大腸内視鏡，脳神経症状があれば頭部MRI,髄液検査も考慮します．

● 高安動脈炎

高安動脈炎を疑う場合は，血管狭窄，局所炎症性病変の評価に頚部，胸腹部造影CT，MRAあるいはFDG-PETを考慮します．

● 自己炎症症候群

周期性発熱の病歴から自己炎症症候群を疑う場合，*MEFV*や*TNFRSF1A*といった遺伝子検査も参考となりますが，保険適用外であり検査を行える施設も限られていますので，リウマチ専門医に紹介するのがよいでしょう．

4 症例提示

▶ 症例

【患者】18歳女性

【現病歴】3カ月前から特に誘因なく発熱し，38度を超えることがあった．症状は2週間ほど続き，その後，1週間ほど平熱に戻ったが，また発熱した．また，軽い咽頭痛が起こることもあるが，症状は軽度である．口腔潰瘍，皮膚症状，呼吸器症状，関節症状，手足のしびれは否定．結核の曝露否定．最近の旅行否定．

【既往歴】特になし．

【内服歴】特になし．

【社会歴】高校3年生．

1) 全身症状 ①発熱・不明熱　　237

【身体所見】診察時のバイタルサインは正常も自宅での体温は38度の記載あり．両側頸部に圧痛のない比較的硬性のリンパ節腫脹あり（最大径2cm）．皮疹なし．心肺音正常．腹部所見正常．下肢に腫脹なし．関節炎の所見なし．

【検査所見】

・**血液**：WBC 3,800/μL（分画正常）と低下もヘモグロビン，血小板は正常範囲．LDH正常．CRP 1.4 mg/dLと上昇．腎機能，肝機能正常．ANA，RF，抗CCP抗体とも正常であった．フェリチン796 ng/mLは正常範囲内．

・**尿**：正常．Tスポット®．TB陰性．

・**血液培養**：2セットは48時間で検出せず．EBV，CMVのIgM正常範囲．

・**X線**：胸部正常．

◆ **解説**

　若年女性で3カ月以上の間欠的な発熱，頸部リンパ節腫脹を認める症例です．持続的な高熱はなく，血液培養陰性，胸部X線正常であることから細菌感染は否定的であり，EBVといったウイルスや結核を疑わせる病歴，所見は乏しいです．悪性腫瘍に関しては初期検査のみの情報からは明らかではありませんが，リンパ節腫脹があることから悪性リンパ腫含めた精査も必要かもしれません．

　膠原病の鑑別疾患としては若年女性であることから，まずはSLE，成人スチル病，ベーチェット病，菊池病，自己炎症症候群が鑑別にあがります．SLEとしてはWBC低下がありますが，他の皮疹，口腔潰瘍，滑膜炎といった症状がなく現段階では否定的です．WBC上昇なく，分画正常，フェリチンも正常であり，成人スチル病も否定的です．また，アフタ性潰瘍などの皮膚所見がなくベーチェット病も否定できるでしょう．自己炎症症候群としては間欠的な発熱と咽頭痛を伴うことから，PFAPA症候群が鑑別にあがります．ただし，本症例は発症が18歳であること，口内炎の所見を認めないこと，咽頭炎が軽度であること，症状が1週間以上続いていることが典型的なPFAPA症候群とは異なります．その他に発熱，リンパ節腫脹からサルコイドーシスも鑑別にあがります．呼吸器症状がないこと，胸部X線で肺門部リンパ節腫脹がないことが典型例とは異なります．

　本症例は若年女性，発熱，リンパ節腫脹から菊池病を疑いました．悪性腫瘍の評価も兼ねて頸部のリンパ節生検を行ったところ，非肉芽腫性で**組織球性壊死性リンパ節炎**の所見を認め悪性腫瘍は否定的であり，**菊池病**として矛盾しない所見でした．NSAIDsにて対症療法をしたところ発熱，頸部リンパ節腫脹とも改善しました．外来での経過で発熱は2，3カ月に1週間ほどの頻度で起こっていました

が，半年後ほどから発熱もなくなり，観察1年の時点で発熱も起こらず，SLEの発症もありませんでした．本症例は良好な経過を辿りましたが，なかにはSLEや成人スチル病などの膠原病に移行する患者もいるので注意が必要です．

◆ 診断：菊池病

〈文献〉

1) Zenone T：Fever of unknown origin in rheumatic diseases. Infect Dis Clin North Am, 21：1115-35, x, 2007（PMID：18061091）
2) Cunha BA, et al：Fever of unknown origin: a clinical approach. Am J Med, 128：1138.e1-1138.e15, 2015（PMID：26093175）
3) Cozzi A, et al：Cutaneous manifestations of adult-onset Still's disease: a case report and review of literature. Clin Rheumatol, 35：1377-1382, 2016（PMID：24737284）
4) Hellmich B, et al：2018 Update of the EULAR recommendations for the management of large vessel vasculitis. Ann Rheum Dis, 79：19-30, 2020（PMID：31270110）

（神野定男）

第2部　よくある主要徴候から鑑別しよう

2）皮膚症状

①レイノー現象

1 それって本当に「レイノー現象」？

　レイノー現象とは，寒冷刺激により起きる，指先の白色⇒紫色⇒赤色の色調変化を意味します．しかし，健常者でも，冷たいところに手を入れたらかじかんで真っ白になったり，氷水につけたら指先が紫色になったりすることはよく経験するのではないかと思います．では，そういった健常者でも起きる色調の変化と，本当のレイノー現象とは，どのように見分けたらよいのでしょうか？

　ポイントは**血管の攣縮**にあります．レイノー現象では，寒冷刺激により血管が攣縮し，末梢循環の阻血と血流の再疎通による反応性の血管拡張が起きます．典型的にはそれは血管攣縮の起きた血管に限局して起こりますので，レイノー現象に特徴的な指先の色調変化は「**ある指**」の「**ある部位から末梢**」の部位に，**スパッと切ったように現れる**のです（**図1**）．

　したがって，患者さんが「寒冷刺激で手の指先の色が変わります」と言われたときには，「それはどの指によく起こりますか？」と尋ねるとよいでしょう．その際に「全部の指でなくこれら数本の指に特に起こりやすいです」と答えたり，「この指のここから先の指先が，特に色が変わりやすいです」と答えた場合は，典型的なレイノー現象である可能性が高くなります．

> **point**
> ● レイノー現象は血管攣縮．だから指全体でなく数本の指に起こりやすい！

240　すべての臨床医が知っておきたいリウマチ・膠原病の診かた

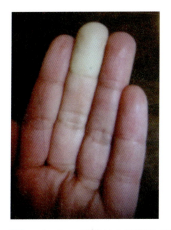

図1 レイノー現象は血管攣縮で生じる
画像提供：大阪公立大学皮膚科 廣保 翔先生.

② 膠原病に伴うレイノー現象をどうやって見分ける？

　レイノー現象は，特段の理由がなく健常人に起きる一次性のレイノー現象と，膠原病などの疾患に伴って起きる二次性のレイノー現象とに大別されます．臨床的に問題になるのは，膠原病に伴うレイノー現象になりますが，それをどのように見分けたらよいでしょうか？

　膠原病は結合組織に炎症が起きる疾患ですから，血管壁にもしばしば炎症を伴います．すなわち，微細な血管炎（vasculopathy）を伴うことは，さまざまな膠原病，とりわけANA関連CTDに共通する特徴であると言えます．膠原病では，微細な血管炎を背景にレイノー現象が起きますので，血管で攣縮と再疎通をくり返すことによって，毛細血管が拡張して瘤を形成したり，血流途絶が起きたりします．そのため，膠原病に伴うレイノー現象では，**毛細血管の走行異常を伴います**．この変化は，末梢血管が折り返す部分にあたる爪郭を，キャピラロスコープ（毛細血管拡大鏡）やダーモスコープ（皮膚拡大鏡）を用いてみることによって観察することができます．

　健常人では爪郭の毛細血管のcapillary loopは均一な太さで並んでいますが，膠原病に伴うレイノー現象の場合はこれが不均一になり，拡大や途絶の所見が認められます（**図2a**）．これを**爪郭毛細血管異常**といい，膠原病に伴うレイノー現象の重要な特徴になります．

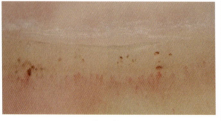
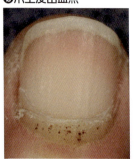
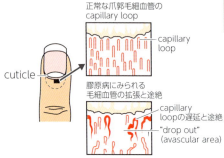

図2　レイノー現象に伴う爪郭毛細血管異常

a，b）画像提供：大阪公立大学皮膚科 廣保 翔先生.

　爪郭毛細血管異常は，ダーモスコープを用いれば明確に観察することができますが，レイノー現象が頻繁に起きている指では，爪上皮における微小出血として肉眼でも十分に観察することができます（**図2b**）．これを**爪上皮出血点**と呼び，同様に膠原病に伴うレイノー現象の重要な特徴になります．

　したがって，レイノー現象を疑う患者さんがいた場合，患者さんが「指の色が変わりやすい」と言った指の爪上皮を観察し，爪上皮出血点を認めた場合は，何らかの膠原病に伴うレイノー現象である可能性が高いでしょう．膠原病に伴わない一次性のレイノー現象の場合は，通常このような爪郭毛細血管異常や爪上皮出血点を認めません．一次性レイノー現象では，それ以外にも**表1**のような臨床的が報告されていますので鑑別の参考になるでしょう．

　また，膠原病の場合は爪上皮出血点以外にも，微細な血管炎に基づく**爪周囲紅斑**（periungual erythema）もしばしば観察されます（第2部-6-2 図2a）．

> **point**
> ● 膠原病に伴うレイノー現象では，爪郭毛細血管異常や爪上皮出血点，爪周囲紅斑などの所見を認める．

第2部　よくある主要徴候から鑑別しよう

表1　一次性レイノー現象の特徴

1．寒冷刺激またはストレスにて血管攣縮が起きる
2．両手に対称性に起きる
3．組織の壊死や壊疽は伴わない
4．二次性の原因が見当たらない
5．爪郭毛細血管異常が認められない
6．赤沈が正常
7．抗核抗体などの血清学的異常を伴わない

3 レイノー現象の鑑別診断

　レイノー現象の鑑別診断においては，まずは，寒冷刺激による血管攣縮が認められるかどうかを確認します．続いて，爪郭毛細血管異常や爪上皮出血点などの臨床的所見が認められるかどうかによって，それが膠原病に伴う二次性のレイノー現象なのかどうかを大まかに鑑別することができます．

　レイノー現象はANA関連CTDで起こりやすいですが，そのなかでも，最も頻度が高いのは強皮症と混合性結合組織病（MCTD）になります．これら2つの疾患では，レイノー現象が診断基準に含まれており，しかも初発症状になりえます．したがって，レイノー現象を正確に診断できることはこれらの疾患を鑑別するための第一ステップになります．

　強皮症では，レイノー現象を初発症状として，続いて**手指腫脹**（puffy finger）が起こります（診断基準，**付録 表13**参照）．この手指腫脹が起きている期間を強皮症の浮腫期と呼びます．その後，手指あるいは足趾に限局した皮膚硬化（sclerodactyly）や，手指あるいは足趾を超える皮膚硬化（scleroderma）へと進みます．皮膚硬化の進行は，皮膚を小さくつまむ（small pinch）ことと大きくつまむ（large pinch）で評価することができます．硬化の初期ではsmall pinchはできなくてもlarge pinchは可能ですが，進行とともにlarge pinchも難しくなります．また，皮膚硬化とともに血流障害もすすみ，指先潰瘍（digital ulcer）や潰瘍瘢痕（pitting scar）が認められます．血流障害や皮膚硬化がさらに進めば，指腹萎縮や短指症，関節拘縮なども起こります．血流障害は指先以外にも手掌などの毛細血管拡張（telangiectasia）としても観察できます．

　MCTDでは，レイノー現象またはソーセージ様手指腫脹（swollen fingers）が初発症状となります（診断基準，**付録 表14**参照）．手指腫脹は，強皮症では浮腫期にのみ認められいずれ皮膚硬化へと移行しますが，MCTDでは全経過を通じて手指腫脹が続く点が異なります．

2）皮膚症状　①レイノー現象　　243

強皮症やMCTDの診断には，手指の所見だけでなく全身の所見も重要です．強皮症の場合には，間質性肺炎や肺高血圧症，逆流性食道炎などの全身所見を伴います．MCTDの場合には，全身性エリテマトーデス（SLE）所見（血球減少，漿膜炎など），強皮症所見（肺線維症，逆流性食道炎など），多発性筋炎（PM）/皮膚筋炎（DM）所見（CPK上昇など）の混合所見や，肺高血圧症の合併がみられます．

なお，前述したように，微小血管炎はさまざまな膠原病の共通所見ですので，強皮症やMCTDだけでなくSLEやシェーグレン症候群（SS），PM/DM，血管炎症候群などさまざまな膠原病において，レイノー現象は観察されます．それらの疾患の鑑別にも，それぞれの疾患に特徴的な臨床症状についての詳細な問診と身体所見をとることが重要です．

> **point**
> ● レイノー現象は，強皮症とMCTDをはじめとするANA関連CTDで起こりやすい．

4　レイノー現象の鑑別に有用な血液検査（表2）

レイノー現象の鑑別において最も重要な血液検査は抗核抗体（ANA）です．レイノー現象を認めSpeckledパターンの抗核抗体が陽性である場合は，MCTDに伴う抗RNP抗体や，強皮症（全身型）に伴う抗Scl-70抗体の存在が疑われます（第1部-3-5参照）．Discrete speckledパターンの抗核抗体が陽性の場合は，ほぼ100％で強皮症（限局型）の抗セントロメア抗体が存在します．Nucleolarパターンの抗核抗体が陽性の場合は，強皮症（全身型）の抗RNA polymerase Ⅲ抗体が存在する可能性がありますが，それが陰性であったとしてもNucleolarパターンの抗核抗体が存在すること自体が強皮症の可能性を示唆します（Nucleolarパターンの抗核抗体を呈する，未同定の強皮症関連自己抗体が存在すると考えられています，第1部-3-5参照）．

ANA関連CTD以外にも表3のような疾患が二次性レイノー現象の原因となります．それらの臨床所見を注意深く観察することが大切です．

> **point**
> ● レイノー現象を認めた場合，まずは抗核抗体の染色パターンから！

第2部　よくある主要徴候から鑑別しよう

表2　レイノー現象の鑑別に有用な血液検査

1	血算・一般生化学・尿検査
2	抗核抗体・補体・疾患特異的自己抗体 ANA関連自己抗体：抗Scl-70，抗セントロメア，抗RNA polymerase III，抗RNP，抗Sm，抗dsDNA，抗SS-A/B抗体 その他：ANCA，抗リン脂質抗体など
3	fT4・TSH，クリオグロブリンなど

表3　レイノー現象の鑑別診断

一次性レイノー現象	
二次性レイノー現象	
膠原病・リウマチ性疾患	強皮症，MCTD，SLE，PM/DM，SS，ANCA関連血管炎など
血液疾患	クリオグロブリン血症，腫瘍随伴症候群など
動脈疾患	閉塞性動脈硬化症など
神経学的疾患	手根管症候群など
内分泌疾患	甲状腺機能低下症，褐色細胞腫など
職業性	振動機械使用など
薬剤性	エルゴタミン，抗がん剤化学療法など
その他	複合性限局性疼痛症候群（CRPS）など

5　症例提示

▶症例

【患者】42歳女性

【現病歴】6カ月ほど前から，左右の指（特に右第2指と左第4，5指）が寒冷刺激により真っ白になり，その後紫色に変わるという色調変化をくり返すようになった．色調変化が起きた後は，指先に痛みを伴う．手指がソーセージのように腫れてきたことと，最近，息切れのために，歩行時に休まなければ歩くことができなくなってきたため来院した．胸やけや眼乾燥，口腔内乾燥の症状は認めない．

【既往歴】なし．

【家族歴】なし．

2）皮膚症状　①レイノー現象　　245

【内服歴】エルゴタミン，βブロッカーなどの内服歴なし．

【身体所見】右第2指，左第4指の爪上皮に出血点を認める．手指は全体に腫脹している．指先に皮膚硬化や潰瘍瘢痕を認めない．口腔内乾燥なし．ゴットロン徴候/ヘリオトロープ疹なし．呼吸音：背部で両下肺野に吸気終末のfine crackleを聴取する．心音：II音の分裂なし，心雑音なし．MMT正常．

【検査所見】

・**血液**：WBC 2,500/μL，HbとPlt値は正常．CPK 254 U/mL，他正常．抗核抗体：640倍陽性（Speckledパターン）．KL-6 854 U/mL.

・**尿**：尿蛋白・尿潜血なし．

◆ 解説

病歴より，レイノー現象に合致する特徴的な指先の色調変化を認め，爪上皮出血点を伴うことから，何らかの膠原病に伴うレイノー現象であることが示唆されます．手指がソーセージ様に腫脹していますが，皮膚硬化や指先潰瘍などの所見を伴わない点からは，強皮症よりもMCTDが疑われます．

臨床所見・血液検査をみますと，WBC軽度低値（SLE所見），胸部fine crackleとKL-6上昇から間質性肺炎（強皮症所見），筋力は正常ですがCPK上昇（PM/DM所見）というMCTDに特徴的な3疾患（SLE・SSc・PM/DM）のオーバーラップ所見を認めます．抗核抗体は640倍陽性でspeckledパターンであることからも，抗RNP抗体の存在が示唆されます．

実際にこの症例では，抗RNP抗体が654 U/mLと高値陽性で，抗Sm抗体や抗dsDNA抗体など他の自己抗体は陰性でした．MCTDとそれに伴う間質性肺炎と診断し，間質性肺炎を治療標的としてグルココルチコイド治療を行いました．なお，MCTDでは肺高血圧症の合併が問題となりますが，本症例の心エコー検査では肺高血圧症の所見は認めませんでした．

◆ 診断：MCTD

（橋本　求）

第2部 よくある主要徴候から鑑別しよう

2）皮膚症状

②結節性紅斑

1 つまむと痛い，結節性紅斑

　結節性紅斑とは，急性に発症する**皮下の脂肪織炎**です．直径数cm程度の**結節を伴う紅斑**で，**下腿伸側を中心とした四肢に発症しやすく，自発痛と圧痛を伴います**．通常は，**1週間から10日ほどで退色し自然消退**します．すなわち，「下肢に生じるつまむと痛い紅斑」といったところに特徴があります（**図1**）．

　歴史上，結節性紅斑らしき症状については，1762年，モーツァルトの父が，当時6歳だったモーツァルトが罹患した皮膚の症状について記述したものが，最初ではないかと言われています[1]．「息子の咽頭がやられて，熱を出した後痛いというのでみると，足のすねにやや盛り上がった，銅貨ほどの大きさの赤く腫れ上がった発疹がいくつかできていました」という記述があります．この記述に，結節性紅斑の特徴が余すことなく表されています．

　結節性紅斑は，特定の原因が認められない**特発性結節性紅斑が半数以上**を占め，次いで多いのが**溶血性連鎖球菌に伴う結節性紅斑**になります．モーツァルトのエ

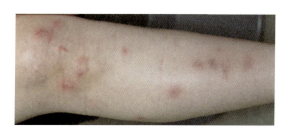

図1　結節性紅斑
画像提供：大阪公立大学皮膚科 廣保 翔先生．

2）皮膚症状　②結節性紅斑　247

ピソードでは咽頭痛から発生していますので，溶連菌感染後の結節性紅斑の可能性が高いでしょう．特発性または連鎖球菌に伴う結節性紅斑の場合，一般には**2週間以内に消退傾向となり，瘢痕を残さず治癒**します．新たな皮疹が生じることもありますが，それぞれ2週間以内に消退し，合計で6週間以上続くことはありません．逆にいいますと，**2週間以上続いて自然消退しなかったり，何度も反復したりする場合**は，膠原病を含めた何らかの原因疾患による**続発性結節性紅斑**を疑う必要があるでしょう．

> **point**
> - 結節性紅斑の原因として，特発性と溶連菌感染後が最も多い．
> - 2週間以上続いたり，何度も反復する結節性紅斑は，続発性を疑う必要がある．

2 結節性紅斑の鑑別診断

　下肢には，結節性紅斑以外にもさまざまな原因により紅斑が出現しますので，まずは，**病歴や皮疹の性状が，臨床的に結節性紅斑に特徴的かどうか**を確認します．**皮疹に圧痛があるか**（痛みがなければ多型滲出性紅斑や虫刺疱などを考慮），**下腿の伸側が中心か**（屈側の場合は硬結性紅斑などを考慮），**静脈瘤がないか**（あればうっ滞に伴う硬化性脂肪織炎などを考慮），**発熱がないか**（あればSweet病などを考慮）などを確認し，結節性紅斑以外の可能性がないかを確認します．

　病歴，所見が結節性紅斑に合致する場合，まずは特発性や溶連菌感染に伴う結節性紅斑の可能性を考慮しますが，2週間以上続いたり何度も反復する場合は，続発性結節性紅斑を考慮します．続発性の原因として，膠原病，感染症，薬剤性，悪性腫瘍，膵疾患，妊娠などさまざまな可能性が考えられます（**表**）．

　膠原病疾患のなかで結節性紅斑を合併しやすいのは，**ベーチェット病，サルコイドーシス，炎症性腸疾患**になります．したがって，これらの疾患に特徴的な症状がないか，口内炎や陰部潰瘍（ベーチェット病），霧視や視力低下，眼充血などの眼症状（ベーチェット病，サルコイドーシス），下痢，血便，腹痛などの消化管症状（炎症性腸疾患）について問診します．

　感染症として，溶連菌以外にも，結核やマイコプラズマなどさまざまな感染症がきっかけとなる場合があります．薬剤性の場合もありますので，最近新たに投与された薬剤（経口避妊薬や抗菌薬など）がないか確認します．さらに，悪性腫瘍の可能性も考慮し，体重減少や発熱，寝汗などの症状を確認します．膵疾患や，

第2部　よくある主要徴候から鑑別しよう

表　結節性紅斑をきたしやすい疾患

病名	随伴所見	組織所見
特発性	なし	隔壁性脂肪織炎
溶連菌性	溶連菌性咽頭炎	隔壁性脂肪織炎
ベーチェット病	口内炎，陰部潰瘍，ぶどう膜炎	小葉脂肪織炎や血栓性静脈炎を認める場合は，結節性紅斑様皮疹
サルコイドーシス	ぶどう膜炎，肺門部リンパ節腫脹，心ブロック	肉芽腫を認める場合は皮膚サルコイドーシス（結節性紅斑様皮疹）
炎症性腸疾患	下痢，血便	肉芽腫を認める場合は皮膚クローン病（結節性紅斑様皮疹）

妊娠の可能性も考慮しましょう．

> **point**
> ● 結節性紅斑をきたしやすい膠原病は，ベーチェット病，サルコイドーシス，炎症性腸疾患．

③ その病理像は，結節性紅斑？ それとも結節性紅斑様皮疹？

　下肢には，結節性紅斑だけでなく，前述したさまざまな原因による紅斑が出現しますので，外観や経過だけでは診断が困難な場合が存在します．そのような場合には，皮膚生検が原因鑑別のために有用です．なお，結節性紅斑を疑って皮膚生検を行う場合，脂肪織の深さまで切り取るためにパンチ生検よりも深部切開生検が推奨されます．

　典型的な結節性紅斑の病理所見は，脂肪隔壁の結合組織に炎症のある「**隔壁性脂肪織炎（septal panniculitis）**」で，**血管炎や肉芽腫の所見を伴わないこと**がその特徴になります．特発性の結節性紅斑や，溶連菌感染後の結節性紅斑は，典型的な隔壁性脂肪織炎の所見を示します（**図2**）．

> **point**
> ● 結節性紅斑の典型的な病理所見は，血管炎や肉芽腫を伴わない隔壁性脂肪織炎．

　一方で，続発性の場合は，臨床経過が典型的な結節性紅斑に合致したとしても，病理像が結節性紅斑とは若干異なる場合が存在します．具体的には，脂肪隔壁でなく脂肪細胞の小葉に炎症のある小葉性脂肪織炎（lobular panniculitis）の所見

2）皮膚症状　②結節性紅斑　249

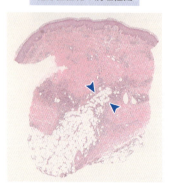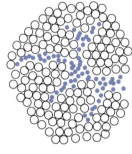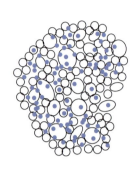

図2　結節性紅斑の病理所見
脂肪組織の隔壁に沿って炎症細胞の浸潤がみられる（▶）．
画像提供：大阪公立大学皮膚科 廣保 翔先生．

を認めたり（**図2b**），血管炎や肉芽腫の所見がある場合です．その場合は，結節性紅斑ではなく，**結節性紅斑様皮疹**として区別されます．

　例えば，ベーチェット病に伴う結節性紅斑では，小葉性脂肪織炎や静脈炎の所見を認める場合があり，そのような場合は，結節性紅斑ではなく結節性紅斑様皮疹と呼ばれます[2]．サルコイドーシスも結節性紅斑を好発する代表的疾患で，結節性紅斑，関節痛，肺門部リンパ節腫脹の3主徴を示す急性サルコイドーシスは，**Löfgren症候群**と呼ばれます．しかし，皮膚生検にて真皮下層から脂肪織にかけて類上皮細胞肉芽腫の所見を認めた場合は，結節性紅斑ではなく，結節性紅斑様皮疹の1つである**皮膚サルコイド**として分類されます．クローン病でも，典型的な隔壁性脂肪織炎の所見を示すときもありますが，生検にて腸管病変と同様の類上皮細胞肉芽腫を認めた場合は，**皮膚クローン病**と診断されます．膠原病以外でも，例えば膵炎では，小葉性脂肪織炎を示し脂肪細胞が好塩基性に染まる特徴的な壊死像を認める場合，皮下結節性脂肪壊死症と病理学的に区別されます．結核も，結節性紅斑を合併する場合もありますが，組織学的に小葉性脂肪織炎であれば，**バザン硬結性紅斑**と診断します．バザン硬結性紅斑は，組織学的に乾酪壊死やその周囲の巨細胞浸潤をしばしば伴います．

　一方，臨床像がそもそも結節性紅斑と異なる場合は，最初から結節性紅斑とは区別されます．例えば，SLEに伴う深在性ループス（Lupus profundus）の場合は，下肢よりも上肢に起きやすく，瘢痕を残す点が結節性紅斑とは異なります．

病理学的にも，隔壁性脂肪織炎ではなく小葉性脂肪織炎であり，表皮真皮境界部に免疫グロブリンの沈着を認めるため区別できます．結節性多発動脈炎，高安動脈炎，多発血管炎性肉芽腫症などの血管炎症候群でも下肢に結節性病変を伴うことがありますが，結節性紅斑とは臨床像が異なり，生検では壊死性血管炎の所見を認めるため病理学的にも区別できます．Sweet病でも，有痛性の隆起性紅斑を示しますが，病理学的には，脂肪織ではなく真皮から皮下組織にかけての好中球の浸潤が主体です．

4 結節性紅斑の鑑別に有用な検査

　血液検査では，白血球増多，CRP上昇，赤沈上昇などの非特異的な炎症反応を示します．溶連菌感染については溶連菌迅速検査やASO，結核についてはクオンティフェロンやTスポット®. TB（以降T-spot）を確認します．ベーチェット病に特異的な血液検査はありませんが，臨床症状から強く疑う場合はHLA-B51やA26は参考所見となります（**第1部-3-5 ⑤**参照）．サルコイドーシスを疑う場合には，血清ACEやリゾチームなどを測定し，胸部X線で肺門部リンパ節腫大や肺野病変を確認します．炎症性腸疾患を疑う場合には，下部消化管内視鏡検査を行います．アルコール多飲歴がある場合は，膵炎を疑いアミラーゼやリパーゼを検査します．

5 症例提示

▶ 症例

【患者】27歳女性

【現病歴】インドネシアからの留学生．1カ月ほど前から，両下肢伸側に紅斑が出現するようになった．紅斑は自発痛を伴い，つまむとさらに痛い．同時期から，膝や足関節にも関節痛を自覚するようになった．日本に留学してから下痢が多く，血便を伴うこともあった．体重は半年間で5 kg減少している．それ以外には特に自覚症状はない．

【既往歴】特になし．

【家族歴】特になし．

【内服歴】経口避妊薬の内服なし，抗菌薬の内服なし．

【生活習慣】飲酒・喫煙なし．

【身体所見】口内炎なし．陰部潰瘍なし．
左足外果に図3のような圧痛・硬結を伴う紅斑を認める．両膝，両足関節に軽度の腫脹と圧痛を認める．

【検査所見】
- 血液：CRP 1.2 mg/dL，ESR 56 mm/h，WBC 10,200/μL，ASO陰性，ACE正常，T-spot陰性．
- X線：胸部に特記すべき異常所見なし．

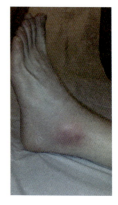

図3 左足外果に認めた紅斑
画像提供：神野定男．

◆ 解説

　本症例の両下肢伸側や左足外果に出現した「つまむと痛い」紅斑（図3）は，臨床像として結節性紅斑に合致します．皮膚生検を行ったところ隔壁性脂肪織炎の病理所見であり，典型的な結節性紅斑と診断されました．症状は2週間以上続いており，何らかの基礎疾患にもとづく続発性結節性紅斑を疑う必要があります．溶連菌は陰性で，インドネシアから来日していますので結核にも注意する必要がありますが，T-spotは陰性でした．

　結節性紅斑に加えて，膝・足の大関節の関節炎を認めます．ベーチェット病，サルコイドーシス，炎症性腸疾患について考えますと，ベーチェット病を疑うアフタ性口内炎や陰部潰瘍，ぶどう膜炎などを示唆する所見はありません．サルコイドーシスを疑う視力障害や胸部X線肺門部リンパ節腫脹，ACE上昇などは認めません．一方，下痢・血便を認めていますので，炎症性腸炎の可能性はありそうです．そこで，下部内視鏡検査を行ったところ，図4のような所見を認め，潰瘍性大腸炎とそれに伴う結節性紅斑と診断しました．

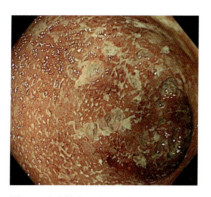

図4　潰瘍性大腸炎の内視鏡画像
びまん性炎症により血管透見像が消失した粘膜に，粘液膿性の分泌物の付着や多発性びらん・潰瘍を伴う．
画像提供：大阪公立大学消化器内科 細見周平先生．

診断：潰瘍性大腸炎に伴う結節性紅斑

〈文献〉
1) Franzen C：Leopold Mozart and the first description of erythema nodosum. Arch Dermatol, 144：1049-1050, 2008（PMID：18711081）
2) 岡本祐之，他：結節性紅斑とサルコイドーシス．日サ会誌，41：9-18, 2021

（橋本　求）

第2部　よくある主要徴候から鑑別しよう

2）皮膚症状

③紫斑

1　押して見分ける紫斑と紅斑

　紫斑（purpura）とは，皮膚や粘膜の肉眼的に観察可能な出血（赤血球の血管外漏出）を意味します．それでは，紫斑と，真皮内の毛細血管の血管拡張や充血により生じる紅斑（erythema）とを，どのように区別したらよいでしょうか？

　紫斑と紅斑を区別する方法は，「圧迫して消退する」かどうかを確認することです．紫斑では赤血球が血管外に漏出していますので圧迫しても消えませんが，紅斑は毛細血管内の充血によって生じていますので圧迫により退色します．すなわち，紫斑は「圧迫で消失しない」という特徴から紅斑などと区別されるのです．

> **point**
> ● 紫斑と紅斑の違いは，圧迫で消失するかどうか．

　紫斑は，その大きさにより，点状紫斑（petechiae：1〜3 mm），中間型紫斑（interminated：4〜10 mm），斑状紫斑（ecchymosis：10 mm以上数cm以内）に分けられます．また，時間経過に伴って，発生時の鮮紅色から暗赤色⇒紫褐色⇒黄色⇒退色と変化します．

　紫斑の存在は，全身性の出血傾向や血管炎の存在を示唆する所見になる場合がありますので，紫斑を認めた場合には注意が必要です．

2　血管炎に伴う紫斑は，ぷっくりと盛り上がるpalpable purpura

　紫斑は，大きく分けて血小板減少や凝固因子欠乏，物理的な圧迫，血管脆弱性

254　すべての臨床医が知っておきたいリウマチ・膠原病の診かた

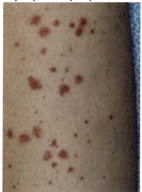
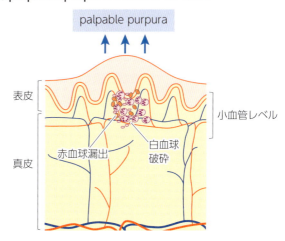

図1　palpable purpura
真皮上中層の小血管の炎症により，紫斑の部位が盛り上がってくる（→）．
画像提供：大阪公立大学皮膚科 廣保 翔先生．

などによる**非炎症性の紫斑**と，血管炎による**炎症性の紫斑**とに分けられますが，これらも見分けるコツがあります．

　血管炎に伴う紫斑を見分けるための最も重要なポイントは，「**盛り上がりを触知できる（＝浸潤を触れる）紫斑（palpable purpura）**」であるかどうか，になります．血管炎に伴う紫斑であれば，真皮の上中層における小血管に炎症が起きているため，**紫斑の部位がぷっくりと盛り上がってくるのです**（図1）．

　さらに，血管炎による紫斑の場合は，**紫斑だけではなく，それ以外の血管炎所見をしばしば伴います**．紫斑に加えて，多発性単神経炎や糸球体腎炎，間質性肺炎や強膜炎などの血管炎所見も認めた場合には，紫斑の原因が血管炎である可能性が高まります．したがって，palpable purpuraを認めた場合は，紫斑以外にも血管炎を疑う臨床所見がないか，全身をくまなく診察する必要があるのです．

> **point**
> ● 血管炎に伴う紫斑の特徴は，palpable purpura（盛り上がりを触知できる紫斑）．

表1 non-palpable purpura の鑑別診断

- 血小板減少症性紫斑（ITP，TTPなど）
- 凝固因子欠乏（ワルファリン，DICなど）
- 播種性血管内部凝固
- 血管脆弱性紫斑（グルココルチコイド，老人性など）
- 血流うっ滞性紫斑
- 異常蛋白症（シェーグレン症候群，アミロイドーシス，原発性マクログロブリン血症）
- 抗リン脂質抗体症候群

③ 紫斑の鑑別診断

　紫斑を認めた場合は，まずは臨床的にpalpable purpuraかnon-palpable purpuraであるかを確認します.

　non-palpable purpuraの場合は，血小板減少や凝固障害，血管脆弱性などの原因について精査をします（**表1**）. 抗血小板薬（アスピリンなど）や抗凝固薬（ワルファリンなど）による薬剤性紫斑，グルココルチコイド長期内服に伴う血管脆弱性紫斑，加齢による老人性紫斑，血流うっ滞性紫斑などが考えられます. また，アミロイドーシスや原発性マクログロブリン血症，シェーグレン症候群などに伴う高γグロブリン血症状などの異常蛋白症も，non-palpable purpuraの原因となります.

　膠原病領域で血小板減少をきたしやすいのは，血小板減少性紫斑病（ITP）で，しばしば下腿に点状の紫斑をきたします. 血栓性血小板減少症（TTP）でも，しばしば著明な血小板減少や貧血を伴い，紫斑や点状出血をきたしやすくなります. 播種性血管内凝固症候群（DIC）においては，血小板や凝固因子の欠乏により出血傾向となり，紫斑の原因となります. 抗リン脂質抗体症候群では，血栓形成に起因した紫斑を生じることがあります.

> **point**
> - **non-palpable purpura** を認めた場合は，血小板，凝固因子を確認する.

　一方，紫斑に盛り上がりがあり，palpable purpuraが疑われる場合は，皮膚生検を行い，血管炎が存在するかどうか病理組織学的に確認することが重要です.

　血管炎に伴うpalpable purpuraの組織所見は，「**皮上中層の小血管レベルの壊死性血管炎（病理学的には白血球破砕性血管炎）**」であり，その特徴として，①血管壁への好中球の浸潤，②壁内および腔内のフィブリン沈着（フィブリノイド壊死），③赤血球の血管外漏出，④核破砕像や核塵を伴う白血球の存在，があげられ

256　　すべての臨床医が知っておきたいリウマチ・膠原病の診かた

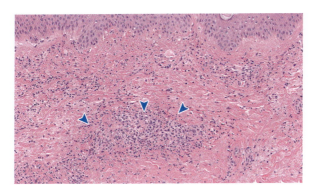

図2 Palpable purpura の病理像
真皮上中層の小血管の周囲に，核塵を伴う好中球浸潤の浸潤を認める
（白血球破砕血管炎，▶）．
画像提供：大阪公立大学皮膚科 廣保 翔先生．

ます（図2）．

> **point**
> ● palpable purpura を認めた場合は，皮膚生検を行い血管炎の所見を確認する．

　palpable purpura の原因となる血管炎は，IgA 血管炎，ANCA 関連血管炎，クリオグロブリン血管炎，全身性エリテマトーデス（SLE）や関節リウマチ（RA）などの膠原病に伴う二次性血管炎などの小血管炎です．したがって，それらの小血管炎による臨床所見がないか診察を行います．IgA 血管炎では腹痛や腎炎，ANCA 関連血管炎では眼・鼻・耳症状や多発性単神経炎，糸球体腎炎や間質性肺炎などの可能性がないかを調べます．palpable purpura を認め，組織所見が白血球破砕血管炎であったものの，全身性血管炎の所見は認めない場合には，皮膚白血球破砕血管炎との診断に至ります．

> **point**
> ● palpable purpura の原因疾患は小血管炎で，IgA 血管炎，ANCA 関連血管炎，クリオグロブリン血管炎，SLE や RA などの二次性血管炎などを考える．

表2　炎症性紫斑（palpable purpura）の鑑別診断

膠原病	特徴	組織所見
IgA血管炎	腹部アンギーナや糸球体腎炎を合併する．溶連菌感染がきっかけとなるときがある	皮上中層の小血管に白血球破砕血管炎，血管壁にIgA沈着
ANCA関連血管炎	MPA：肺・腎・神経 GPA：上気道・肺・腎神経 EGPA：好酸球増多・気管支喘息・心・神経病変	真皮上層より深いレベルの小中血管に壊死性血管炎 免疫複合体は沈着しない
クリオグロブリン血管炎	混合型（Ⅱ型・Ⅲ型）のクリオグロブリン血症に合併 HBV，HCVが原因となる場合がある	白血球破砕血管炎 IgMや補体の沈着を認める
膠原病に伴う二次性血管炎	SLE：紫斑や蕁麻疹様血管炎 RA：紫斑や強膜炎	白血球破砕血管炎 SLE：IgG/A/Mおよび補体が沈着
膠原病以外の原因による二次性血管炎	感染症（淋菌，IE，パルボウイルス），薬剤性過敏性血管炎（サイアザイド系利尿薬，PTU），悪性腫瘍	白血球破砕血管炎
皮膚白血球破砕血管炎	全身の血管炎所見を伴わない	白血球破砕血管炎

4 紫斑をきたしやすい血管炎（表2）

1) IgA血管炎（シェーンライン・ヘノッホ紫斑病／アナフィラクトイド紫斑）

IgA血管炎は毛細血管レベルの血管炎で，下肢のpalpable purpuraの原因疾患として最も多いです．組織所見では，白血球破砕血管炎の所見に加え，蛍光抗体直接法で血管壁周囲にIgAの沈着を認めます（生検時期によっては認めない場合もある）．全身症状として，糸球体腎炎（IgA腎症）や腹部アンギーナを合併する場合があります．溶連菌の感染が発症のきっかけとなることがあります．最近はCOVID-19感染による続発性の報告もあります．

2) ANCA関連血管炎

ANCA関連血管炎（MPA，GPA，EGPA）では，しばしばpalpable purpuraを伴います．皮膚生検では，白血球破砕血管炎以外に，真皮上中層よりも深いレベルの小中型の血管に，壊死性血管炎の所見を認める場合があります．多発血管炎性肉芽腫症（GPA）では肉芽腫の所見を認めることもあります．免疫複合体の沈着は通常認めません．それぞれの血管炎に特徴的な全身症状〔顕微鏡的多発血管

258　すべての臨床医が知っておきたいリウマチ・膠原病の診かた

炎（MPA）であれば肺・腎・神経，GPAであれば上気道・肺・腎・神経，好酸球性多発血管炎性肉芽腫症（EGPA）であれば好酸球増多や気管支喘息，心・神経病変など〕について精査します．

3) クリオグロブリン血管炎

クリオグロブリン血症のうち混合型（II型，III型）のクリオグロブリン血症では，IgM型リウマトイド因子やポリクロナールIgGが免疫複合体を形成し小型血管炎を惹起します．病理像は白血球破砕血管炎で，免疫染色ではIgMや補体の沈着を認めます．B型肝炎やC型肝炎などのウイルス性肝炎が原因となる場合があるので精査が必要です．

4) その他の膠原病に伴う血管炎

RAに伴う血管炎（リウマトイド血管炎）は，小動脈から最小動脈レベルの血管炎であり，palpable purpuraを伴うことがあります．SLEでも，免疫複合体関連血管炎として紫斑や蕁麻疹様血管炎を伴う場合があります．皮膚生検では白血球破砕血管炎の所見に加え，IgG，IgM，IgAおよび補体の沈着がみられます．

なお，臨床像がpalpable purpuraで，病理組織で白血球破砕血管炎の所見が得られたとしても，血管炎以外の原因を完全に除外できたわけではないので注意が必要です．例えば，感染症（播種性淋菌感染症，感染性心内膜炎，パルボウイルスなど），薬剤性の過敏性血管炎（抗菌薬，アロプリノール，サイアザイド系利尿薬，プロピルチオウラシルなど），悪性腫瘍（肺がんなど）などでも，二次性に白血球破砕性血管炎をきたすときがあります．

5 紫斑の鑑別のために有用な検査

non-palpable purpuraの場合は，前述のとおり血小板，凝固因子について確認します．palpable purpuraの場合は血管炎を疑い，CRPやESRなどの炎症反応，MPO-ANCA，PR3-ANCA，好酸球，クリオグロブリン，IgA，IgG，IgM，血清蛋白分画，補体，などを確認します．IgA血管炎の原因となる溶連菌感染について ASOや咽頭培養で確認し，クリオグロブリン血管炎の原因となるB型肝炎，C型肝炎の感染の有無も確認します．

全身性の血管炎所見としては，糸球体腎炎（腎機能，尿潜血や尿蛋白，尿細管障害マーカーなど），多発性単神経炎（神経伝達速度），肺病変（胸部CT），耳鼻

咽喉領域病変（副鼻腔，頭頚部 MRI），眼病変（強膜炎，ぶどう膜炎），消化管病変（上下部内視鏡）などを精査します．

なお，感染性心内膜炎でも紫斑を生じることがあり，血管炎症状も伴いやすくなりますので，その可能性を除外するために血液培養を採取することも重要です．（第 1 部 -3-4 ❻ ✎memo ⑦参照）

❻ 症例提示

▶症例

【患者】73 歳女性

【現病歴】1 カ月ほど前から，たびたび突然の腹痛とともに嘔吐や水様性の下痢をきたすようになり，近医で急性胃腸炎として対症療法を受けていた．1 週間前から，両足関節に痛みを生じるようになった．起床時に痛みが強い．同時期から，両足関節の周囲が腫れはじめ，足首から下腿にかけて直径 2〜3 mm の紫斑が多発するようになったため来院した．

【既往歴】なし．

【内服歴】なし．

【身体所見】

体温 37.5 度，脈拍 85 回 / 分．両下肢の足関節周囲に，図 3 のような紫斑を認める．神経学的異常所見なし．両足関節に軽度の腫脹と圧痛を認める．眼症状や，耳鼻咽喉症状なし．心音・肺音異常なし．

【検査所見】

・血液：WBC 20,600/μL（好酸球 1,854/μL），Hb 8.6 g/dL，Plt 150,000/μL，PT-INR 1.02，APTT 24 秒，CRP 3.1 mg/dL，CRE 0.9 mg/dL．抗核抗体陰性，抗 SS-A 抗体陰性，MPO-ANCA 陰性，PR3-ANCA 陰性，クリオグロブリン陰性，抗 CCP 抗体陰性，RF 陰性，IgA/IgG/IgM 正常，補

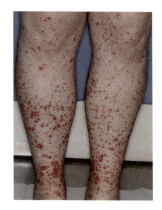

図3 Palpable purpura
画像提供：大阪公立大学皮膚科 廣保 翔先生．

体正常，ASO 正常．血清 M 蛋白なし，HBs 抗原陰性，HCV 抗体陰性．
・尿：尿蛋白 1＋，尿潜血 1＋，変形赤血球＋，赤血球円柱＋＋．

◆ 解説

　図3 の紫斑は，盛り上がりを伴う palpable purpura です．したがって，血小板や凝固因子の異常ではなく，血管炎を疑う必要があります．膠原病・血管炎にかかわる症状として，本症例では，腹痛と末梢関節炎を認め，尿検査で赤血球円柱を認めることから糸球体腎炎の合併も考えられます．これらの臨床像から疑われるのは IgA 血管炎です．

　紫斑の皮膚生検を行ったところ，真皮上中層の白血球破砕性血管炎の所見を認め，血管壁に IgA の沈着を認めました（図4）．腹痛に対し上部消化管内視鏡検査で精査したところ，十二指腸下行部に多数のびらんを伴う浮腫上変化を認め，病理所見で壊死性血管炎の所見を認めました．さらに，尿所見異常に対して腎生検を行ったところ，メサンギウムの増殖とメサンギウム領域の IgA の沈着を認め，IgA 腎症の確定診断を得ました．

　以上より，紫斑，関節炎，消化管症状，腎炎を伴う IgA 血管炎と診断し（**付録表27**），プレドニン®30 mg にて加療し症状は軽快しました．

◆ **診断：IgA 血管炎**

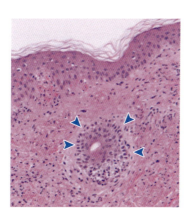

図4　白血球破砕血管炎　病理像
画像提供：大阪公立大学皮膚科 廣保 翔先生．

（橋本　求）

第2部　よくある主要徴候から鑑別しよう

2）皮膚症状

④皮膚潰瘍

1 その皮膚潰瘍，随伴症状はありませんか？

　皮膚潰瘍とは，さまざまな原因により皮膚が傷害され組織の欠損を生じたものを意味します．膠原病・血管炎症候群は皮膚潰瘍の原因になりますが，それ以外にも糖尿病や動脈硬化に伴う血流障害，静脈うっ滞に伴う下腿潰瘍，圧迫に伴う虚血性壊死，皮膚の脆弱性を基盤とした外傷性潰瘍など，さまざまな病態が皮膚潰瘍の原因となりえます．それでは，膠原病・血管炎に伴う皮膚潰瘍をどのように見分けたらよいでしょうか？

　ポイントは，膠原病・血管炎に伴う皮膚潰瘍の場合，**皮膚潰瘍以外にもさまざまな血管炎に起因する症状・所見を伴う**ことです．例えば，皮膚潰瘍が起きた部位の近くには，紫斑（palpable purpura，第2部-2-3），皮下結節，網状皮斑などの他の血管炎を疑う皮疹がしばしば認められます．また，皮膚潰瘍を生じた部位に，支配血管領域の神経障害を伴うことがあります．また全身性にも，間質性肺炎や，糸球体腎炎，心病変や消化管病変など，さまざまな血管炎所見を認めることがあります．すなわち，膠原病・血管炎に伴う皮膚潰瘍を診断するためには，皮膚潰瘍以外の随伴症状に着目して，総合的に判断することが重要なのです．

> **point**
> ● 血管炎性の皮膚潰瘍を診断するためには，潰瘍以外の血管炎・膠原病所見に着目する．

第2部　よくある主要徴候から鑑別しよう

2　皮膚潰瘍の鑑別診断

　膠原病・血管炎に伴う皮膚潰瘍の診断アルゴリズムとして，まずは一般的な非血管炎性の皮膚潰瘍の原因となる糖尿病や動脈硬化性病変（ASO，Burger病），静脈瘤，慢性静脈不全など，循環障害によるものを除外します．また，放射線やがん，壊疽性膿皮症など特殊な要因がある場合も除外します．

　皮膚潰瘍の周囲に紫斑や結節などの皮疹を認めたり，神経障害を伴ったりする場合は，血管炎が強く疑われますので，皮膚生検を行い病理組織学的な診断を行います．皮膚生検を行う部位として，潰瘍部はもともと血流が不良になっていますので，生検を行うことによって治癒が遅れる可能性も考えられます．その場合，もし皮膚潰瘍以外にも紫斑や結節などの血管炎を疑う皮疹がみられるならば，それらの部位から生検を行った方が血管炎としての的確な所見が得られる場合があります．例えば，palpable purpuraからは，真皮上層の白血球破砕性血管炎の所見，結節からは脂肪組織の血管のフィブリノイド壊死や肉芽腫性病変を伴った壊死性血管炎などの組織所見が得られます．

　また，免疫染色を行うことによっても，さらに有用な情報が得られます．例えばループス血管炎であれば，IgG/IgM/IgAや補体C3の沈着を，IgA血管炎ではIgA，クリオグロブリン血管炎ではIgMの沈着を認め，ANCA関連血管炎では免疫複合体の沈着を認めない，などの特徴がありますので，鑑別に役に立ちます．

　また同時に，全身性血管炎の可能性についても精査を進めます．全身性エリテマトーデス（SLE），皮膚筋炎（DM），関節リウマチ（RA），強皮症，抗リン脂質抗体症候群などの膠原病でも，しばしば血管炎・血栓性病態を合併し，皮膚潰瘍の原因となります．

3　皮膚潰瘍をきたしやすい膠原病

Ⓐ血管炎症候群

　血管炎症候群ではしばしば皮膚潰瘍を合併します．原因として，小血管炎や中血管炎が多いですが，大血管炎でも皮膚潰瘍をきたすことがあります．小血管炎としてはANCA関連血管炎，クリオグロブリン血管炎，IgA血管炎（図1a）など，中血管炎としては結節性多発動脈炎，大血管炎では巨細胞性動脈炎や高安動脈炎の可能性を考慮します．

2）皮膚症状　④皮膚潰瘍　　263

❸全身性エリテマトーデス（SLE）

　SLEに伴う皮膚潰瘍は通常浅く，難治性となることは稀です．組織学的所見としては，血管壁のフィブリノイド変性，血栓形成，ムチン沈着，炎症細胞浸潤などが認められます．免疫染色にてIgG，IgA，IgMやC3の沈着が認められます．

❸皮膚筋炎（DM）

　ゴットロン徴候などの典型的な皮膚筋炎の所見に加えて，指先や肘などに皮膚潰瘍を認めた場合，抗MDA-5抗体陽性の無筋症性皮膚筋炎（ADM）または臨床的無筋症性皮膚筋炎（CADM）に伴う間質性肺炎の可能性を考慮する必要があります．この皮膚潰瘍の所見は，血管炎性の病態が加わっていることを示唆する所見であり，間質性肺炎もしばしば活動性かつ急速進行性である可能性がありますので，十分に注意が必要です．

> **point**
> ● 典型的な皮膚筋炎の皮疹に皮膚潰瘍を合併した場合，抗MDA-5抗体陽性の急速進行性間質性肺炎の可能性を考慮する．

❸関節リウマチ（RA）

　RAに血管炎の病態を合併した場合は，**リウマトイド血管炎**（本邦では**悪性関節リウマチ**）と呼ばれます．小動脈の血管炎であり，下腿の皮膚潰瘍に加え，眼の強膜炎やリウマトイド結節などの他の臓器病変を合併します．長期罹患の男性のRA患者に多く，リウマトイド因子が異常高値になることがよくあります（**第1部-3-5**参照）．

❸強皮症

　強皮症では，病態の1つに微細な血管炎（vasculopathy，**第2部-2-1**参照）があることからしばしば末梢循環不全に伴う指先潰瘍を合併します（**図1b**）．強皮症に伴う指先潰瘍は，血流が不良であるため二次感染を伴うことでしばしば難治性となり，指腹に潰瘍瘢痕（pitting scar）を残したり，感染・壊死をくり返すうちに短指症をきたす場合があります．

❸抗リン脂質抗体症候群

　抗リン脂質抗体症候群では，動静脈の血栓症にもとづく難治性の皮膚潰瘍をきたす場合があります．皮膚潰瘍に加えて，網状皮斑や血小板減少などの所見を認めることが多いです．

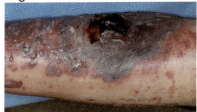
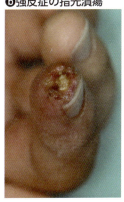

ⓐ IgA血管炎に伴う皮膚潰瘍　　ⓑ 強皮症の指先潰瘍

図1　皮膚潰瘍
画像提供：大阪公立大学皮膚科　廣保 翔先生.

4 症例提示

▶症例

【患者】57歳男性

【現病歴】4カ月ほど前から手指の関節痛があり，2カ月ほど前から目の上がむくんで赤くなっていた．1カ月前から，手指の伸側と手掌側に血まめのような皮疹が出現した．指先の疼痛のためにペットボトルを開けることができない．1週間前からは，けがをしていないにもかかわらず，両膝の皮膚がすりむけ，なかなか治らなくなった．数日前からは，発熱とともに強い全身倦怠感と呼吸困難感を自覚するようになったため来院した．

【既往歴】特になし．

【家族歴】特になし．

【生活歴】喫煙・飲酒あり．

【内服歴】なし．

【身体所見】体温38.6度，血圧122/74 mmHg，脈拍102回/分，SpO_2 92％（room air）．
眼瞼に紅色紅斑を認め，ヘリオトロープ疹疑い．眼瞼結膜に出血点なし．
手指伸側にゴットロン徴候疑う紅斑，手掌側にも図2のような紅斑を認める．
両手指PIP関節に軽度の関節腫脹と圧痛を認める．膝部に潰瘍を認める（図3）．

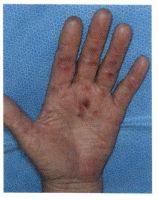
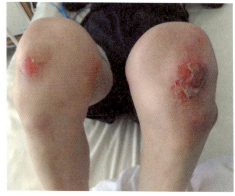

図2 手掌側に認めた紅斑　　図3 膝部皮膚潰瘍

胸部：fine crackle を聴取．心雑音なし．腹部：異常所見なし．両下腿に軽度浮腫．神経学異常所見なし．

【検査所見】
・血液：WBC 13,200/μL，Hb 10.7 g/dL，Plt 203,000/μL，赤沈105 mm/h，ALT 34 mg/dL，AST 46 mg/dL，LDH 367 mg/dL，CPK 132 mg/dL，CRP 7.9 mg/dL，KL-6 371 U/mL，フェリチン 1,735 ng/mL．
抗核抗体陰性，MPO-ANCA陰性，PR3-ANCA陰性，RF陰性，抗CCP抗体陰性．
・尿：尿蛋白・尿潜血なし．
・血液培養：陰性．

◆ 解説

ヘリオトロープ疹，ゴットロン徴候を疑う皮疹を認め，皮膚筋炎が疑われます．図2の手掌側に認めた血まめの様な紅斑は，**逆ゴットロン徴候**と呼ばれます．両膝に出現した皮膚潰瘍も，通常の血流障害が起きる部位とは考えにくく，皮膚筋炎の病態に関連して生じた可能性があります．このように皮膚筋炎に特徴的な皮疹と皮膚潰瘍を認めた場合は，抗MDA-5抗体陽性の無筋症性間質性肺炎に注意をする必要があります．

実際にこの症例ではCPK値は正常で，筋炎所見は認めませんでした．一方，胸部にはfine crackleを聴取しSpO$_2$も低下していますので，間質性肺炎が疑われます．胸部CTを撮像しますと，図4のような両肺野にびまん性に広がるすりガラ

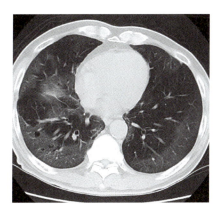

図4 胸部CT びまん性すりガラス影

ス影を認めました．血液検査では，KL-6は正常ですがフェリチン値は著明高値を示しています．これらの所見は，抗MDA-5抗体陽性間質性肺炎に特徴的なものです．

実際に本症例では抗MDA-5抗体2,640 U/mLと強陽性で，3剤併用（グルココルチコイド，シクロホスファミド，タクロリムス）療法に血漿交換療法を加えて治療しました．

◆ 診断：抗MDA-5抗体陽性皮膚筋炎，間質性肺炎

（橋本　求）

第2部　よくある主要徴候から鑑別しよう

3) 眼症状

①ぶどう膜炎・強膜炎

1 リウマチ膠原病で合併しうる眼症状とは？

　リウマチ膠原病の合併症として，ぶどう膜炎や強膜炎といった炎症が眼に起こることがあります．両者とも充血，眼痛といった症状が出ることが多く，特にぶどう膜炎は放置しておくと失明する可能性もあり，早期診断が重要になります．ぶどう膜炎や強膜炎が起こりやすい膠原病疾患があるので，それらの疾患を認識しながら眼科医と協力してマネジメントすることが求められます．

● ぶどう膜の解剖から理解しよう！

　ぶどう膜とは虹彩，毛様筋，脈絡膜からなる部分であり，ぶどう膜に炎症が生じる疾患をぶどう膜炎と呼びます．ぶどう膜炎は主に炎症の生じている解剖学的部位によって，前部ぶどう膜炎，中間部ぶどう膜炎，後部ぶどう膜炎，汎ぶどう膜炎に分類されます（**図1**）．前部ぶどう膜炎は虹彩毛様体に炎症の主座があり，後部ぶどう膜炎では脈絡膜および網膜に炎症が生じます．汎ぶどう膜炎は眼内全体に炎症が生じた状態をいいます．中間部ぶどう膜炎は周辺部網膜を中心に炎症が生じるのですが日本における頻度はきわめて低いです．

● ぶどう膜炎の分類

　ぶどう膜炎は**感染性ぶどう膜炎**と**非感染性ぶどう膜炎**に分けることができます．
　感染性ぶどう膜炎の原因としてヘルペスウイルス属，梅毒，結核，細菌，寄生虫などがあげられます．リウマチ膠原病患者における感染性ぶどう膜炎の合併は，原疾患の治療によって免疫能が低下した場合に起こります．実臨床ではサイトメガロウイルス網膜炎や真菌性眼内炎が多いことから，グルココルチコイドや化学療法中といった免疫不全患者ではサイトメガロウイルス抗原血症やβ-D-グルカ

268　すべての臨床医が知っておきたいリウマチ・膠原病の診かた

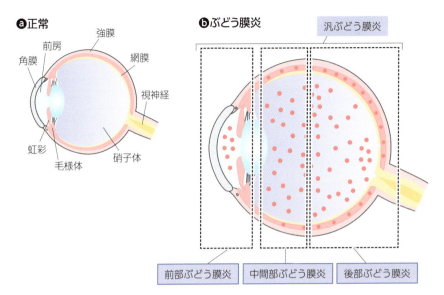

図1　ぶどう膜炎の解剖学的分類
文献1をもとに作成．

ンといった検査で評価します．

　非感染性ぶどう膜炎はリウマチ膠原病で問題になることが多いです．本邦での代表的な非感染性ぶどう膜炎の原因疾患はベーチェット病，サルコイドーシス，Vogt‐小柳‐原田病ですが[2]，この3大疾患のなかで，内科医が主体的にかかわるのはベーチェット病とサルコイドーシスです（**表1**）．その他に非感染性ぶどう膜炎を合併するリウマチ膠原病として頻度は低いですが，強直性脊椎炎（AS）を含む脊椎関節炎（SpA），再発性多発軟骨炎，炎症性腸疾患，ANCA関連血管炎，全身性エリテマトーデス（SLE），関節リウマチ（RA），若年性特発性関節炎，シェーグレン症候群などがあります．

> **point**
> ● 膠原病の合併症としてぶどう膜炎，強膜炎に注意！

表1　日本におけるぶどう膜炎の疫学

ぶどう膜炎の原因疾患	全体に占める割合（％）	感染性・非感染性
サルコイドーシス	10.6	非感染性
Vogt-小柳-原田病	8.1	非感染性
ヘルペスウイルス性虹彩炎	6.5	感染性
急性前部ぶどう膜炎	5.5	非感染性
強膜ぶどう膜炎	4.4	感染性または非感染性
ベーチェット病	4.2	非感染性
悪性疾患	2.6	－
急性網膜壊死	1.7	感染性
Posner-Schlossman症候群	1.7	非感染性
糖尿病虹彩炎	1.4	非感染性
サイトメガロウイルス網膜炎	1.2	感染性
中間部ぶどう膜炎	1.0	非感染性
真菌性眼内炎	0.9	感染性
HTLV-1関連ぶどう膜炎	0.9	感染性
細菌性眼内炎	0.9	感染性
眼結核	0.9	感染性
眼トキソプラズマ症	0.9	感染性
多発性消失性白点症候群	0.8	非感染性
網膜血管炎	0.8	感染性または非感染性
関節リウマチ関連ぶどう膜炎	0.7	非感染性
Fuchs虹彩異色性虹彩毛様体炎	0.7	感染性または非感染性
炎症性腸疾患関連ぶどう膜炎	0.7	非感染性

文献2をもとに作成.

② どのようなときにぶどう膜炎を疑うか？

　　ぶどう膜炎では患者が何らかの眼症状を自覚することが多いことから，まずは患者の話をよく聞くことが大事です．充血，眼痛，霧視（ぼやけて見える），羞明（まぶしい），飛蚊症（視野に黒い影が見える）といった症状が起こります．ベーチェット病のように発作的に症状が出現するぶどう膜炎もありますし，サルコイドーシスのように慢性的な眼症状を特徴とすることもありますので，発症様式からぶどう膜炎の有無を予測することは難しいです．ただ，症状が続く場合や経過とともに増悪する場合は早急に治療が必要なぶどう膜炎である場合が多いことか

ら注意が必要です．診断の遅れによって重篤な視機能障害に至る場合もありますので，膠原病疑いもしくは膠原病患者がこれらの症状を発症したときには比較的早急に眼科にコンサルトする必要があります．

3 赤目の鑑別診断

なお，ぶどう膜炎による充血と紛らわしい眼の赤みに**結膜下出血**があり，これらは肉眼でも区別可能です．結膜下出血は脆弱な結膜血管が何らかの原因で破綻することによって出血が結膜下に面状に拡大することによって生じますが，通常は2～3週間の経過で自然に吸収されます．視機能に影響はしませんし病的な意義も低いので，結膜下出血とぶどう膜炎による充血を混同しないように事前に所見と疾患の特徴を理解しておくことが必要です（**図2**）．

表2に赤目をきたす主たる眼疾患の特徴をまとめました．それぞれの疾患の特徴をおさえて問診，診察するようにしましょう．

> **point**
> - ぶどう膜炎の症状は充血，眼痛，霧視，羞明，飛蚊症．
> - リウマチ膠原病患者（疑いを含む）にぶどう膜炎を疑う眼症状が出現した場合には眼科コンサルトが必須．
> - 結膜下出血と充血は肉眼でも区別できるので理解しておく．

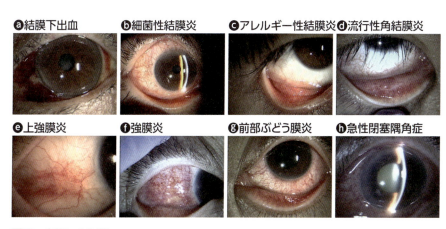

図2　赤目による違い
画像提供：神戸大学医学部眼科教室 楠原仙太郎先生．

表2　赤目をきたす眼疾患の特徴

原因疾患	主な眼所見と特徴
結膜下出血	筆で塗った様な赤さが特徴的．皮下出血と同じ機序なので自然軽快を待つのみでよい．視機能には影響しない．
細菌性結膜炎	細菌感染の程度により充血は異なる．瞼結膜が赤いことが特徴．黄色調の粘性眼脂を伴うことが多い．
アレルギー性結膜炎	通常痒みを伴う．通年性のアレルギー性結膜炎では瞼結膜の濾胞が見られる．眼脂は半透明．
流行性角結膜炎	流行り目として有名なアデノウイルス結膜炎．瞼結膜の発赤が非常に強く独特の光沢がある．
上強膜炎	上強膜血管叢の拡張を伴うので深い位置の充血を伴う．色調は明るい赤もしくはピンク．膠原病との関連あり．
強膜炎	上強膜血管叢の拡張と強膜腫脹を伴うため紫色がかった色調となる．通常，強い眼痛を伴う．膠原病との関連あり．
前部ぶどう膜炎	角膜（黒目）に近いほど充血が強い全周性の充血．見えにくさを伴うことがほとんど．膠原病との関連あり．
急性閉塞隅角症（緑内障発作）	著しい視力低下，眼痛，嘔気，頭痛が特徴．充血は非常に強く瞳孔は中等度散大で固定．緊急手術の適応．

④ ぶどう膜炎を疑うときの眼科コンサルトのしかた

　ぶどう膜炎を専門にしている眼科医は少数であり，すべての眼科医が膠原病の患者を日々診察しているわけではありません．ぶどう膜炎を疑う患者がいたときに眼科コンサルトする場合は，どのような眼所見の有無を知りたいのか事前に相談することが必要です．

　例えば，関節炎，結節性紅斑がある患者が発赤・羞明といった眼科症状を発症した場合，「貴科的に評価してください」と依頼するよりは「ベーチェット病やサルコイドーシスを疑っていますが，ぶどう膜炎の有無の評価をお願いできないでしょうか．また，ぶどう膜炎が疑わしい場合は，病変の広がり，肉芽腫性炎症があるかどうかも含めて評価していただけないでしょうか」というように鑑別のために肉芽腫性炎症の有無を確認したい旨を説明することが重要です．他には，ASを疑っている患者がいる場合は，ASという病気を簡単に説明したうえで「前部ぶどう膜炎（あるいは虹彩毛様体炎）の所見がないか評価してください」というように，疾患に特徴的な所見をコンサルト文に書くことが上手にコンサルトするコツです．**表3**にぶどう膜炎の原因疾患になりうるリウマチ膠原病の眼科所見をまとめました．また，眼科コンサルトの際には眼炎症の有無の判断がどの程度重要

272　すべての臨床医が知っておきたいリウマチ・膠原病の診かた

第2部　よくある主要徴候から鑑別しよう

表3　ぶどう膜炎の原因疾患になりうる主なリウマチ膠原病の眼科所見

原因疾患	主な眼所見
サルコイドーシス	肉芽腫性ぶどう膜炎（豚脂様角膜後面沈着物・隅角結節・雪玉状硝子体混濁・灰白色網脈絡膜病変など）
ベーチェット病	非肉芽腫性ぶどう膜炎（微塵様角膜後面沈着物・びまん性硝子体混濁など），網膜ぶどう膜炎（網脈絡膜炎），過去の炎症に起因する以下の所見（虹彩後癒着，水晶体上色素沈着，網脈絡膜萎縮，視神経萎縮，併発白内障，続発緑内障，眼球癆）
SpAと類縁疾患	非肉芽腫性前部ぶどう膜炎，虹彩後癒着
RA	角結膜炎，強膜炎，網膜血管炎，視神経乳頭炎
SLE	非肉芽腫性ぶどう膜炎，網膜血管炎，網膜血管閉塞
シェーグレン症候群	角結膜炎（ドライアイ），強膜炎，上強膜炎，ぶどう膜炎（非特異的），網膜血管炎
ANCA関連血管炎	強膜炎，上強膜炎，ぶどう膜炎（非特異的），網膜血管炎，網膜血管閉塞
炎症性腸疾患	強膜炎，上強膜炎，ぶどう膜炎（非特異的）

なるのかを事前に伝えておくことも大切です．

> **point**
> ● ぶどう膜炎疑いの膠原病患者を眼科コンサルトする場合には，どのような眼所見の有無を知りたいかについて具体的に説明したうえで相談する．

5　眼科コンサルトでわかること

　眼は透明な組織から構成されていますので，顕微鏡等の機器を使用して直接炎症細胞を観察することができます．つまり，眼科コンサルトによって全身検査では得られなかった貴重な情報が得られることが期待できます．

　例えば，眼内で生じている炎症反応を眼所見から高い精度で推測することは可能です．ベーチェット病に代表されるIL-17が関与する疾患では，眼内に好中球浸潤を示唆する所見（微塵様角膜後面沈着物など）がみられます．一方，サルコイドーシスに代表されるIFN-γ関連の細胞性免疫が主体の疾患では，肉芽腫性眼病変（豚脂様角膜後面沈着物など）が認められます．ぶどう膜炎は肉芽腫性病変の有無によって，**肉芽腫性ぶどう膜炎**と**非肉芽腫性ぶどう膜炎**に分類されますが（**図3**），眼科コンサルトによってどちらのタイプのぶどう膜炎であるかがわかれ

3）眼症状　①ぶどう膜炎・強膜炎　　273

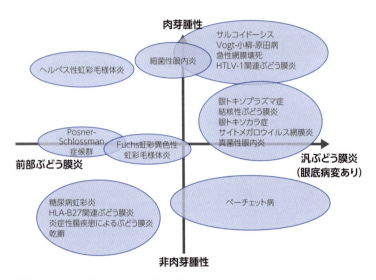

図3 炎症の部位，肉芽腫/非肉芽腫からみた各種ぶどう膜炎の臨床像
文献3より転載．

ば，背景にあるリウマチ膠原病の診断に大いに役立つと思われます．

また，ぶどう膜炎の炎症の部位によってさらなる情報を得ることができます．たとえば**前部ぶどう膜炎**に限局した非肉芽腫性病変であれば，HLA-B27関連ぶどう膜炎や炎症性腸疾患，SpAに伴うぶどう膜炎であることが多いです．一方，眼底病変もある**汎ぶどう膜炎**で肉芽腫性病変があればサルコイドーシス，**汎ぶどう膜炎**で非肉芽腫性病変があればベーチェット病といったように鑑別することができます．

> **memo**
>
> 最近では細隙灯顕微鏡検査では評価できないような眼炎症を特殊な機器（レーザーフレアメーター，光干渉断層計など）で非侵襲的に評価できるようになっています．また，蛍光色素の静脈内投与を必要とするためやや侵襲的とはなりますが，フルオレセイン蛍光眼底造影検査は微細な炎症に伴う蛍光色素の分布の変化を鋭敏に評価できます．

第2部　よくある主要徴候から鑑別しよう

> **point**
> - 眼科コンサルトにより，肉芽腫性病変の有無および炎症の部位がわかれば背景にあるリウマチ膠原病の鑑別診断に有用．
> - 脊椎関節炎　　　→非肉芽腫性　前部ぶどう膜
>   ベーチェット病※　→非肉芽腫性　汎ぶどう膜炎
>   サルコイドーシス※→肉芽腫性　　汎ぶどう膜炎
>   （※前部ぶどう膜炎のみが目立つこともある）

⑥ 強膜炎の症状と原因疾患

強膜炎とは，文字通り強膜という白目の部分に炎症が起こる状態をいいます（**図2f**）．眼痛，充血，羞明，視力障害などの症状があり，非常に強い充血や痛みを伴うことが特徴です．RAに合併することが多いですが，ANCA関連血管炎（特に多発血管炎性肉芽腫症），SLE，炎症性腸疾患，再発性多発軟骨炎と幅広い疾患で起こると報告されています．RAでは罹患期間が長く進行した患者に起こることがほとんどです．厚生労働省の悪性関節リウマチの診断基準にも強膜炎が含まれており，より進行した症例で問題になることがわかります．ただし，強膜炎が初発症状のRAも報告されていますので注意が必要です．

> **point**
> - 強膜炎を起こすリウマチ膠原病としてRAおよびANCA関連血管炎がある．

⑦ ぶどう膜炎・強膜炎からリウマチ膠原病を疑う場合の検査

ぶどう膜炎・強膜炎患者の一部はリウマチ膠原病に合併することから，ぶどう膜炎・強膜炎と診断されれば，リウマチ膠原病の精査を行います．多くの場合は関節痛などの全身症状が出現していない段階での紹介となるため，全身精査はリウマチ膠原病のスクリーニングにとどまります．

● 非感染性ぶどう膜炎からリウマチ膠原病を疑う場合

非感染性ぶどう膜炎については，日本ではサルコイドーシスとベーチェット病の頻度が高いです．したがって，血算，CRPやESRなどの炎症反応といった一般

3）眼症状　①ぶどう膜炎・強膜炎　　275

表4　ぶどう膜炎鑑別の検査

- 血算，肝機能，腎機能，Ca，CRP，血沈，尿検査
- RF，抗CCP抗体
- 抗核抗体，補体
- ACE，sIL2-R，リゾチーム
- 抗dsDNA抗体，抗Sm抗体
- 抗SS-A抗体，抗SS-B抗体
- 感染性ぶどう膜炎を疑う場合はヘルペス，梅毒，結核，サイトメガロウイルスに対する検査
- 保険未適応外検査としてHLA検査

検査とともに，胸部X線にて肺門部リンパ腫大がないか，血液検査にてACEやsIL2-R，リゾチームの上昇がないか確認します（ACE阻害薬の影響も受けます，**表4**）．ただ，ACEやsIL-2R，リゾチームの上昇が必ずしもサルコイドーシスに特異的ではありませんので，病歴，診察，画像といった他の所見との総合評価で実際の検査値を評価する必要があります．その他に，SLEやシェーグレン症候群でもぶどう膜炎を起こしうるのでANAやSS-A，SS-Bといった自己抗体検査や補体の検査も行ってよいでしょう．HLA検査は本邦では保険適用外ですが，HLA-B27がASを含むSpAに関連しているため，これらの疾患を疑う場合は有用な検査かもしれません．HLA-B51，HLA-A26はベーチェット病との関連性が示唆されています．

●強膜炎からリウマチ膠原病を疑う場合

強膜炎はRA，ANCA関連血管炎（特に肉芽腫性多発血管炎），SLE，炎症性腸疾患，再発性多発軟骨炎といったように比較的幅広い疾患で起こりえます．したがって，炎症反応含む一般採血とともにRF，抗CCP抗体，ANA，ANCAといった自己抗体や補体の検査を行います．

感染性ぶどう膜炎を疑う場合は，ヘルペス，梅毒，結核，サイトメガロウイルスといったようにぶどう膜炎を起こしうるそれぞれの疾患の診断に必要な検査をオーダーします．

ぶどう膜炎・強膜炎の所見から感染・非感染や肉芽腫性・非肉芽腫性が鑑別できているのであればより絞り込んだ検査が可能になりますので，内科・眼科間の情報交換は重要です．

8 症例提示

▶症例

【患者】47歳女性

【現病歴】約3カ月前に両下肢に痛みを伴う皮疹が特に誘因なく生じた．痛みは1週間ほどで収まったが，同じ頃より，両肘に痛み，右足首に痛みと腫れが出現した．関節の症状は朝に強く，日中に改善する．市販の鎮痛剤では痛みは改善しなかった．その後，突然右眼の充血，羞明を発症した．
口内炎，陰部潰瘍，腹部症状，腰痛はなし．

【既往歴】10カ月前：左下肢深部静脈血栓症．ANAや抗リン脂質抗体症候群陰性であり，明らかな原因は不明．

【内服歴】リバーロキサバン（直接経口抗凝固療法）．

【身体所見】バイタルサイン正常．両下肢の皮疹は図4のよう．触診では硬いしこりを認め，また圧痛を伴う．

【検査所見】

・**血液**：血算，肝機能，腎機能ともに正常．CRP 0.6 mg/dL とやや上昇．
・**尿**：正常．

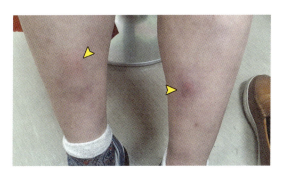

図4　両下肢の皮疹

◆ 解説

　この症例は関節炎，皮疹，深部静脈血栓の既往があり，皮疹は結節性紅斑を疑う所見でした．右眼の充血，羞明についてはぶどう膜炎の症状であり，関節炎，結節性紅斑，ぶどう膜炎疑いということを考えるとベーチェット病，サルコイドーシスが鑑別にあげられます．その他にSpAも鑑別にあがりますが，病歴からは強直性脊椎炎，反応性関節炎，炎症性腸疾患を疑う明らかな所見はありません．

　眼科コンサルトをしたところ，前部ぶどう膜炎の所見に一致し，炎症は非肉芽腫性の所見であると回答を得られました．したがって，サルコイドーシスよりはベーチェット病に一致した所見であることがわかりました．また，前部ぶどう膜炎および非肉芽腫性の所見ですのでSpAも鑑別が必要ですが，前述のように脊椎関節炎の明らかな所見はありません．画像検査では肺門部リンパ節腫脹といった所見はなく，スクリーニングの大腸ファイバーにて炎症性腸疾患を疑う明らかな粘膜の炎症像は認められませんでした．以上より不全型ベーチェット病（厚生労働省診断基準にて主症状として結節性紅斑・ぶどう膜炎の2つ，副症状として関節炎，血管病変の2つ，**付録 表15** 参照）として外来にて治療しています．

◆ 診断：不全型ベーチェット病

〈文献〉
1）日本眼科学会：ぶどう膜炎.
　https://www.nichigan.or.jp/public/disease/name.html?pdid=21（2024 年7月閲覧）
2）Sonoda KH, et al：Epidemiology of uveitis in Japan: a 2016 retrospective nationwide survey. Jpn J Ophthalmol, 65：184-190, 2021（PMID：33694024）
3）ベーチェット病眼病変診療ガイドライン作成委員会：Behçet病（ベーチェット病）眼病変診療ガイドライン 第5章 ベーチェット病眼病変の診断・鑑別診断．日眼会誌，116：412-420，2012

（神野定男，特別監修：楠原仙太郎）

第2部　よくある主要徴候から鑑別しよう

3）眼症状

②視力・視野障害

1 膠原病に伴う虚血性視神経症とは

　突然の視力・視野障害が起こった場合，原因部位を大きく眼球，網膜，視神経に分けることができます．

　網膜に問題がある場合は，眼動脈の最初の分枝である，網膜中心動脈が血栓によって閉塞していることが考えられます．これらの患者は高血圧，糖尿病といった心血管リスク因子を基礎疾患にもっていることが多いです．

　視神経に問題がある場合は，**虚血性視神経症**（ischemic optic neuropathy：**ION**）が原因疾患の1つになります．視神経を栄養する血管の循環不全により起こり，虚血の部位により**前部虚血性視神経症**（anterior ION：**AION**，視神経前部の血管）と**後部虚血性視神経症**（posterior ION：**PION**，視神経後部の血管）に分類されます．AIONでは視神経乳頭部における短後毛様動脈の低灌流に伴う視力視野障害が生じ，眼底検査では**視神経乳頭の蒼白浮腫**をきたすことが特徴です．AIONは低灌流の原因により**動脈炎性AION**（arteritic AION：**AAION**）と**非動脈炎性AION**（non-arteritic AION：**NAION**）に分類されます．膠原病関連疾患との関係が深いのは**動脈炎性前部虚血性視神経症**（**AAION**）です．後部虚血性視神経症は動脈炎が関与することは稀で，虚血部位は視神経の後部ですので，眼底検査で異常を検出することはできません．

> **point**
> ● 突然の視力障害の原因として，動脈炎性の虚血性視神経症に要注意．

3）眼症状　②視力・視野障害　　279

2 膠原病に伴う虚血性視神経症の特徴は？

　虚血性視神経症に共通の眼症状は突然の視力・視野障害ですが，虚血性視神経症は発症前に一過性黒内障（2～30分間続く突然の単眼視力喪失）が先行することがあり注意が必要です．虚血性視神経症は通常片眼で発症しますが，膠原病関連の虚血性視神経症は数週間のうちに50％が両眼性に移行するといわれています．一方，**非動脈炎性前部虚血性視神経症（NAION）**では6カ月以内に両眼に発症することは稀です[1]．

　また，膠原病関連のなかでも巨細胞性動脈炎に起因する虚血性視神経症は非常に重篤な視機能障害に至ることが多く，原因が動脈炎ですので血液検査で赤沈とCRPの上昇を伴います．グルココルチコイド全身投与に反応しますが，早期に治療を行っても視力が改善する患者の割合はさまざまです（4～34％）[2]．一方，非動脈炎性の場合は通常は軽度から中等度の視力・視野障害で発症します．動脈炎の関与のない虚血ですので，赤沈・CRPは正常範囲内でありグルココルチコイド治療に反応しません．

　そして，膠原病疾患に虚血性視神経症が合併する場合には，膠原病疾患の症状が眼症状に先行することが多いです．例えば，巨細胞性動脈炎であれば，頭痛，顎跛行あるいはリウマチ性多発筋痛症（PMR）の症状である両肩・両股関節の痛み，朝のこわばりが起こり，その後に視野障害，視力障害が起こるのが典型的な臨床経過です[3]．

> **point**
> - 膠原病関連の虚血性視神経症は数週間のうちに50％が両眼性に移行する．
> - 膠原病関連の虚血性視神経症は，炎症反応と眼以外の膠原病症状を伴う．

3 虚血性視神経症の原因は？

1）膠原病疾患に合併するもの

　膠原病疾患に合併する虚血性視神経症の原因としては，大血管炎である巨細胞性動脈炎が最も重要ですが，小血管炎であるANCA関連血管炎，全身性エリテマトーデス（SLE），関節リウマチ（RA），大血管炎も小血管炎も起こりうるベーチェット病，そして，炎症反応を伴わず血栓性に起きる抗リン脂質抗体症候群と

280　すべての臨床医が知っておきたいリウマチ・膠原病の診かた

第2部　よくある主要徴候から鑑別しよう

表　虚血性視神経症を起こす膠原病と症状

巨細胞性動脈炎	・頭痛，顎跛行 ・両肩・両股関節の痛み ・朝のこわばり
ANCA関連血管炎	・発熱，全身倦怠感，体重減少などの消耗症状 ・皮疹
SLE	・皮疹 ・口腔潰瘍 ・レイノー現象 ・漿膜症状
RA	・関節症状
シェーグレン症候群	・ドライアイ，ドライマウス
抗リン脂質抗体症候群	・過去の流産や血栓症の既往

さまざまな報告があります（**表**）．その他に稀ですがサルコイドーシス，シェーグレン症候群，混合性結合組織病（MCTD）も原因疾患として報告されています．眼科医から全身精査を依頼された場合には，これらの膠原病疾患を想定した問診，診察を行うことが必要です（**表**）．

そのなかでも巨細胞性動脈炎の鑑別については急を要します．視力・視野障害に先行する頭痛，顎跛行などの症状があれば注意しましょう．

2) 膠原病以外の疾患が原因で起こるもの

膠原病以外の疾患が原因で起こる虚血性視神経症は，非動脈炎性であるNAIONもしくはPIONであると考えてよいです．50歳以上の高齢者に起こり，高血圧，糖尿病，心血管疾患など動脈硬化性因子が背景にあります．視神経炎を起こす多発性硬化症，感染症（梅毒など），視神経脊髄炎（neuromyelitis optica spectrum disorder：NMOSD），腫瘍随伴症候群は虚血性視神経症と同様の視機能障害を呈しますが，視神経そのものの炎症という点で虚血性視神経症とは区別されます．

point
- 視力，視野障害に先行するPMRの症状（大関節の痛み，朝のこわばり）および頭痛，顎跛行に注意．

memo
NMOSDは自己免疫疾患の1つで，アクアポリン4というタンパク質に反応する自己抗体（抗アクアポリン4抗体）によって，脳・脊髄・視神経が攻撃されて

3）眼症状　②視力・視野障害　281

発症すると考えられています．基本的には神経症状のみのことが多いですが，SLE やシェーグレン症候群といった膠原病にも合併することがありますので注意が必要です．

4 眼科へのコンサルトのしかた

　巨細胞性動脈炎に伴う虚血性視神経症は全身と眼の疾患活動性がリンクすることが多いですが，その他の多くの膠原病には当てはまりません．さまざまな膠原病において虚血性視神経症は起こりうる合併症であり，原疾患が安定していても患者が突然の視力・視野障害を自覚すれば，虚血性視神経症を疑い早急に眼科にコンサルトを行うことが必要です．緊急でコンサルトが必要な場合もありますので，判断に迷う際には眼科医に電話で相談するとよいと思います．

point
- 突然の視力・視野障害ではできるだけ早く眼科にコンサルトすることが重要．判断に迷う場合には電話で眼科医に相談を．

5 虚血性視神経症の原因疾患として膠原病を疑う場合の検査

　虚血性視神経症が起こったときに膠原病を疑う場合，前述のとおり，さまざまな膠原病疾患が原因疾患として報告されていますが，まずは巨細胞性動脈炎の精査が重要です．血液検査にてCRPやESRといった炎症反応，疑わしい場合は側頭動脈エコーを行い，確定診断目的に側頭動脈生検を行います．その他に，血液検査において，ANCAの抗体検査（MPO-ANCA，PR3-ANCA定量検査）やANAやSS-A，SS-Bといった自己抗体や補体の検査を行います（ANAが陽性であれば抗Sm抗体，抗dsDNA抗体，抗RNP抗体などを追加）．また抗リン脂質抗体症候群の検査である，ループスアンチコアグラント，抗カルジオリピン抗体（IgG，あるいはIgM）や抗β2-グリコプロテインI抗体（IgGあるいはIgM）を検査します．

6 症例提示

症例

【患者】80歳代女性

【現病歴】X年のはじめより両肩，後頸部，膝裏の疼痛を自覚していたが，X年8月初旬に左側頭部痛と下顎跛行，歯痛が出現した．約3週間後に突然の右眼霧視が出現したためさまざまな病院を受診したが原因を特定できなかった．8月30日に両眼の視力低下が出現し9月2日には両眼ともに光覚が消失したことから，精査加療目的で某大学病院眼科紹介となった．

【既往歴】高血圧，高脂血症．

【内服歴】なし．

【身体所見】視力は両眼ともに光覚なし．両眼ともに対光反応は消失．前眼部に異常所見なし．中間透光体に中等度の白内障を認める．網膜に異常所見はないが視神経乳頭の蒼白浮腫が著明であった（眼底所見，図）．

【検査所見】

・血液：血算，肝機能，腎機能ともに正常．血沈 95 mm/h，CRP 0.26 mg/dL．ANA，RF，ACPA，MPO-ANCA，PR3-ANCA，アンジオテンシン転換酵素，抗リン脂質抗体症候群の検査結果は正常．抗アクアポリン抗体，梅毒血清反応陰性（RPR抗体定量検査，TP抗体定性正常）．

・尿：尿蛋白 1+，尿潜血 −．

ⓐ 右眼　　　　　　　　ⓑ 左眼

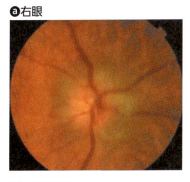 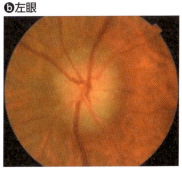

図　眼底検査

画像提供：神戸大学医学部眼科学教室 楠原仙太郎先生．

◆ 解説

　本症例は両眼の視神経乳頭の蒼白浮腫を認め，さらに炎症反応が高値であることから**動脈炎性前部虚血性視神経症（AAION）に一致**します．眼科初診時にはすでに両眼とも光覚を失っていました．肩，膝裏の筋痛といったPMRの症状に加えて側頭部痛といった経過から強く**巨細胞性動脈炎**を疑いました．緊急で浅側頭動脈生検を行ったところ，多核性巨細胞を伴う血管炎所見があり巨細胞性動脈炎との診断に至りました．ステロイドパルス治療の後にプレドニゾロン内服での後療法を行いましたが視機能の改善は得られませんでした．本症例を振り返ると，最初の肩，膝裏の筋痛の段階からPMRを疑い，それらの症状に加えて側頭部痛と下顎跛行が出現した段階で積極的な巨細胞性動脈炎の精査が必要であったと考えられます．

　なお，CRPと血沈の値に乖離があった原因は急性期を過ぎた状態で採血が行われた結果，急性炎症を示すCRPは低値になり，血沈は高値のままであったことが考えられます（**第1部-3-5 ❷**参照）．

◆ 診断：巨細胞性動脈炎

〈文献〉

1) Vilares-Morgado R, et al：Management of ocular arterial ischemic diseases: a review. Graefes Arch Clin Exp Ophthalmol, 261：1-22, 2023（PMID：35838806）

2) Fraser JA, et al：The treatment of giant cell arteritis. Rev Neurol Dis, 5：140-152, 2008（PMID：18838954）

3) Weyand CM & Goronzy JJ：Clinical practice. Giant-cell arteritis and polymyalgia rheumatica. N Engl J Med, 371：50-57, 2014（PMID：24988557）

（神野定男，特別監修：楠原仙太郎）

第2部　よくある主要徴候から鑑別しよう

4) 耳鼻咽喉症状

①中耳炎・副鼻腔炎

1 成人になってから発症した中耳炎は要注意！

　中耳炎は一般的には小児に多く，原因としては細菌やウイルスがといった感染症によって起こります．副鼻腔炎は，一般的には風邪に関連した急性副鼻腔炎から続発することが多く，細菌感染によるものが大半を占めます．鼻中隔弯曲症なども発症因子となります．またアレルギーが原因の好酸球性副鼻腔炎もありえます．ではどのようなときに膠原病を疑うのでしょうか．

　ポイントは「**成人になってから発症した中耳炎**」で，特に症状をくり返す，もしくは遷延する場合です．中耳炎は小児に多く，一般的に成人で起こることは少ないからです．これは，膠原病のなかでもANCA関連血管炎を疑う所見となります．成人になってから発症した喘息が好酸球性多発血管炎性肉芽腫症（EGPA）を疑う1つのキーワードになることと同様の現象です．また，「**抗菌薬治療にて改善しない副鼻腔炎や中耳炎**」も，ANCA関連血管炎を代表とする膠原病を疑う1つの情報になります．

● 中耳炎・副鼻腔炎が生じる膠原病

　中耳炎や副鼻腔炎といった上気道炎の症状は，ANCA関連血管炎のなかでも特に多発血管炎性肉芽腫症（GPA）に頻繁にみられます．欧米ではアジアより頻度が高い疾患になっています[1]．一方，本邦では，ANCA関連血管炎としては顕微鏡的多発血管炎（MPA）がより多くみられます．MPAでも中耳炎を含めた上気道症状は起こりえますが，どちらかというと上気道症状の頻度は少ないです．**表1**に，ANCA関連血管炎の症状をまとめました．

　ANCA関連血管炎をはじめとする膠原病を疑う場合は，全身症状と臓器症状を

4）耳鼻咽喉症状　①中耳炎・副鼻腔炎　　285

表1　ANCA関連血管炎の症状まとめ

	顕微鏡的多発血管炎（MPA）	多発血管炎性肉芽腫症（GPA）	好酸球性多発血管炎性肉芽腫症（EGPA）
発症年齢	本邦では比較的高齢	40～60歳	30～50歳
上気道症状	比較的少ない	中耳炎，副鼻腔炎	喘息
眼症状	＋	＋	＋
皮膚症状	＋	＋	＋
肺障害	＋	＋	＋
腎障害	＋	＋	比較的少ない
末梢神経障害	＋	＋	＋
好酸球増多症	－	－	＋
血液検査	MPO-ANCA（80～90％）	PR3-ANCA（本邦では50～60％，欧米では90％）	MPO-ANCA（50～60％）
病理	壊死性血管炎	肉芽腫症血管炎	好酸球性肉芽腫血管炎

文献により各疾患の陽性率は異なる[2,3]．

確認することが重要です．全身症状として，血管炎では発熱，体重減少といった全身の消耗症状を伴うことが多いです．ANCA関連血管炎では，一般的に全身症状がまず前駆症状として起こり，その後にさまざまな臓器症状が起こることが多いです．しかしながら，初発症状として臓器症状が起こることも報告されているので注意が必要です．臓器症状としては，強膜炎やぶどう膜炎などの眼症状，紫斑や潰瘍などの皮膚症状，間質性肺炎や肺結節などの肺障害，尿潜血や尿蛋白，腎機能低下などの腎障害，しびれや下垂足などの神経障害，などの有無を確認します．

　ANCA関連血管炎は，肺胞出血や急速進行性糸球体腎炎などの重篤な合併症をきたすことがありますので，初期所見からANCA関連血管炎が疑われる場合，特に臓器障害を伴っている場合は早急に膠原病内科へのコンサルトが必要です．

point

● 成人になってから発症した中耳炎では，ANCA関連血管炎の可能性も考慮．
● ANCA血管炎を疑う場合は，全身症状と臓器症状を確認し，早急に膠原病内科へのコンサルトが必要．

第2部　よくある主要徴候から鑑別しよう

表2　耳鼻科領域に症状を起こしうる膠原病疾患

症状	膠原病疾患
中耳炎	● 多発血管炎性肉芽腫症 ● IgG4関連疾患
感音性難聴	● RA，SLE，シェーグレン症候群，コーガン症候群など ● 自己炎症性疾患（クリオピリン周期性症候群など）
耳介軟骨炎	● 再発性多発軟骨炎，VEXAS症候群
副鼻腔炎，鼻炎	● ANCA関連血管炎（GPA，EGPA）

② 耳鼻科領域に症状を起こしうる膠原病の鑑別診断

　耳鼻科領域の症状から膠原病を疑う場合の鑑別診断について，まとめました（**表2**）．

　中耳炎の原因疾患として，膠原病のなかではANCA関連血管炎（特に多発血管炎性肉芽腫症）が代表疾患にあげられますが，その他の膠原病ではIgG4関連疾患が報告されています[4]．IgG4関連疾患も多臓器に影響を及ぼしますが，そのなかでも涙腺・唾液腺，膵臓，後腹膜に比較的頻繁に病変を起こすため，IgG4関連疾患を疑う場合はこれらの臓器に問題がないか確認することが必要です．

　中耳炎ではありませんが，内耳の感音性難聴をきたす膠原病疾患としては関節リウマチ（RA），全身性エリテマトーデス（SLE），シェーグレン症候群と比較的幅広くの膠原病が報告されています．明らかな機序は不明ですが，病態としては血管炎，血栓，自己抗体の存在が関係していると考えられています．その他の疾患としてはコーガン症候群が血管炎の1つとして感音性難聴を併発します．感音性難聴以外に回転性めまいや耳鳴り，間質性角膜炎やぶどう膜炎といった眼症状を起こすのが特徴的です．その他，クリオピリン周期性症候群（Cryopyrin-associated periodic syndrome：CAPS）といった自己炎症性疾患も感音性難聴を引き起こします．

　耳介の部分の病変は，軟骨主体の炎症が主座であり，原因疾患としては再発性多発軟骨炎が代表的です．再発性多発軟骨炎は，耳介以外にも鼻の軟骨に炎症を起こすことがあり，鼻の痛み，腫脹，発赤や，重症の場合は鼻中隔穿孔も起こします．VEXAS（vacuoles, E1-ubiquitin-activating enzyme, X-linked, autoinflammatory, somatic）症候群も自己炎症性疾患と位置づけられており，症状は多岐ですが再発性多発軟骨炎と同様の症状も起こします[5]（**第1部-3-4** 🖉memo④参

4）耳鼻咽喉症状　①中耳炎・副鼻腔炎　　287

照).

　副鼻腔炎や鼻炎などの鼻症状を起こす膠原病疾患は，GPAが代表的です．鼻症状はさまざまで，炎症をくり返すことによって起こる痂皮（かさぶた）によって鼻づまりや鼻出血，症状がひどい場合は鼻中隔穿孔も起こすため注意が必要です．同じANCA関連血管炎であるEGPAも同様の症状を起こします．これらの症状がある場合は耳鼻科にコンサルトを行い，病変の広がりを確認することが必要です．

3 耳鼻科領域の症状から膠原病を疑う場合の血液検査

　耳鼻科領域の症状を呈する疾患としては，ANCA関連血管炎が多いため，ANCAの検査が重要です．MPAとEGPAではMPO-ANCAが，GPAではPR3-ANCAが半数近くで陽性になりますが，どちらも陰性の場合が存在します．どちらも陰性の場合は，蛍光抗体法によるフルオロANCAによるP-ANCAやC-ANCAの測定を行います．CRPやESRなどの炎症反応の確認も重要です．IgG4関連疾患やRAなど，ANCA関連以外の膠原病を疑う場合は，それぞれの疾患の診断に必要な検査をオーダーします（**第1部-3-5**参照）．

4 中耳に限局したANCA関連血管炎も存在する

　ANCA関連血管炎では，全身性の消耗所見や皮膚や肺，腎，神経などの臓器障害を伴うことが多いです．しかし，中耳を炎症の主座とし，全身性のANCA関連血管炎の診断基準を満たさない症例も存在します．これはANCA関連血管炎性中耳炎（Otitis Media with ANCA-Associated Vasculitis：OMAAV）と呼ばれており，その診断基準を表に示します（**付録 表26**参照）．OMAAVでは，しばしばMPO-ANCAやPRO3-ANCAが陰性になり，しかも生検でも血管炎の所見が認められない症例が半数近く存在します．そのような場合の診断は，耳以外の血管炎症状やグルココルチコイド治療への反応性などによって総合的に判断する必要があり，耳鼻科や膠原病内科へのコンサルトが必要です．

第2部　よくある主要徴候から鑑別しよう

⑤ 症例提示

▶症例

【患者】36歳男性

【現病歴】数カ月前から側頭部から前頭部付近の頭痛，鼻から目にかけての圧迫感を感じるようになった．また右耳閉塞感があることに気づいた．その後，右鼻から血性の鼻汁を生じた．近医の耳鼻科にいったところ，中耳炎，副鼻腔炎と診断され抗菌薬を処方されるも改善せず．その後，グルココルチコイド点鼻薬を処方されるも大きな改善はなかった．発熱，悪寒は否定も全身倦怠感，食欲低下あり．体重は3 kgほど減少．呼吸器症状，関節症状，皮膚症状，手足のしびれは否定．

【既往歴】過去に中耳炎，副鼻腔炎，喘息の既往はなし．

【内服歴】特になし．

【身体所見】バイタルサインは正常．右前頭洞に沿って打診すると圧痛あり．耳鼻科診では右中耳炎の所見ありとの報告．リンパ節腫脹なし．皮疹なし．心肺音正常．腹部所見正常．下肢に腫脹なし．関節炎の所見なし．

【検査所見】

・**血液**：血算，肝機能，炎症所見ともに正常．腎機能はCRE 1.1 mg/dL，eGFR 63 mL/min/1.73m^2．

・**尿**：尿蛋白1＋，尿潜血1＋であった．

◆ 解説

　病歴から，成人になって発症した遷延する中耳炎，副鼻腔炎であり，また経過をみても抗菌薬で改善しておらず，膠原病のなかでも特にANCA関連血管炎の可能性が疑われます．全身倦怠感，食欲低下，体重減少があり全身消耗所見を伴っています．上気道以外の臓器病変として，紫斑などの皮疹，関節痛，しびれといった神経症状はみられませんが，本症例の場合は尿検査で尿蛋白1＋，尿潜血1＋でした．成人男子で血尿は異常所見ですので，腎炎の合併を考える必要があります．CRE 1.1 mg/dLと腎機能も軽度低下も認めます．

　本症例はその後，副鼻腔のCTにて右鼻腔に2cm大の腫瘤のような陰影があり，また右上顎洞に粘液物質のような陰影を確認しました（**図**）．鼻腔の腫瘤陰影に相当する部位を生検したところ，病理では悪性所見は否定的で，急性の炎症および

4）耳鼻咽喉症状　①中耳炎・副鼻腔炎　　289

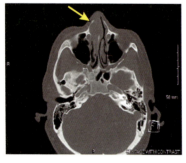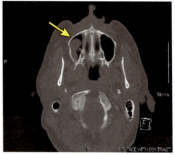

図 副鼻腔CT

肉芽腫を確認しました．さらに，精査中に数週間の経過で尿蛋白2＋，血尿2＋，腎機能が悪化（CRE 1.6 mg/dL, eGFR 41 mL/min/1.73 m^2）し，採血にてPR3-ANCA 126 IU/mL（正常値＜3）と異常高値を認めました．ANCA関連血管炎に伴う急速進行性糸球体腎炎を疑い腎生検を行ったところ，免疫グロブリン沈着を伴わない壊死性半月体形成腎炎が確認され，GPAと確定診断されました．

◆ 診断：多発血管炎性肉芽腫症（GPA）

〈文献〉

1) Naidu GSRSNK, et al：Is granulomatosis with polyangiitis in Asia different from the West? Int J Rheum Dis, 22 Suppl 1：90-94, 2019（PMID：30338654）
2) Kallenberg CG, et al：Pathogenesis of ANCA-associated vasculitis: new possibilities for intervention. Am J Kidney Dis, 62：1176-1187, 2013（PMID：23810690）
3) Sada KE, et al：Classification and characteristics of Japanese patients with antineutrophil cytoplasmic antibody-associated vasculitis in a nationwide, prospective, inception cohort study. Arthritis Res Ther, 16：R101, 2014（PMID：24758294）
4) San S, et al：Immunoglobulin G4-Related Disease Presented as Recurrent Otitis Media and Mixed Hearing Loss Treated With Cyclophosphamide and Rituximab: A Case Report. Arch Rheumatol, 34：233-237, 2019（PMID：31497772）
5) Beck DB, et al：Somatic Mutations in UBA1 and Severe Adult-Onset Autoinflammatory Disease. N Engl J Med, 383：2628-2638, 2020（PMID：33108101）

（神野定男）

第2部　よくある主要徴候から鑑別しよう

5）口腔症状

①口内炎・口腔内潰瘍

1　その口内炎，不自然なところはありませんか？

　口内炎とは，口腔内の粘膜にできる炎症の総称です．そのなかで最も頻度が高いのが**アフタ性口内炎**で，口腔粘膜に3〜5 mm大の白色の偽膜を伴った小潰瘍が出現し，**通常1〜2週間の経過で自然治癒し，治癒後に瘢痕を残しません**．アフタ性口内炎は，口腔内病変のなかで最も多いものの1つで，健常者でも約20 ％が，小児期から経験したことがあると答えます．そのなかで，再発をくり返すものは**再発性アフタ性口内炎**と呼ばれます．

　一方で，リウマチ膠原病では粘膜病変をしばしば合併し，口内炎・口腔内潰瘍も頻度の高い合併症の1つです．それでは，健常者にもみられる口内炎と，ベーチェット病などの膠原病に伴う病的な口内炎とを，どのように見分けたらよいでしょうか？

　健常者において口内炎は，口唇や頬部粘膜，舌など，噛んだときに起きる部位にできることがほとんどです．したがって，**口底や歯肉や咽頭，硬口蓋など通常できにくい場所に発生**している場合は，何らかの基礎疾患を疑う必要があります（**図1**）．また，再発性アフタ性口内炎は，できるとしても多くて数個以内であり，いずれも1〜2週間で自然治癒します．したがって，**同時にいくつも（5個以上）みられる，同じ口内炎が3週間以上続いている，頻繁に再発をくり返す**，などの特徴を有する場合は，ベーチェット病をはじめとした膠原病が原因となっている可能性について考慮する必要があるでしょう．

> **point**
> ● 噛まない部位にできる口内炎や，多発し長引く再発性の口内炎は，膠原病の可能性を疑う必要がある．

5）口腔症状　①口内炎・口腔内潰瘍　291

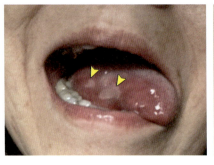
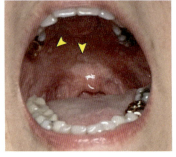

図1　ベーチェット病患者の舌および硬口蓋に認めた口内炎
画像提供：神野定男.

② 再発性口内炎の鑑別診断

　再発性の口内炎を認める場合は，まず，①栄養障害，②感染症，③薬剤，④皮膚疾患，⑤悪性腫瘍，⑥放射線，⑦血液疾患など，膠原病以外の原因がないか確認します．栄養面では，鉄や亜鉛，ビタミンB_{12}，葉酸などの栄養欠乏がないか確認します．感染症としては，口唇部に単純ヘルペスを疑う水疱がないか，手足口病・ヘルパンギーナなどのウイルス感染症や，梅毒・淋病などの性感染症に特徴的な所見がないか確認します．薬剤は，メトトレキサートやシクロホスファミドなど細胞障害性薬剤に加え，NSAIDs，ニコランジル，アレンドロン酸，βブロッカーなども口内炎の原因となります．また，皮膚疾患として，類天疱瘡や尋常性天疱瘡では，通常のアフタ性口内炎とは特徴が異なる，境界不明瞭の不整形の口内炎をきたします．扁平上皮がんや白板症による口内炎の場合は，硬化を伴っており，局所のリンパ節腫脹を認める場合があります．放射線照射や好中球減少症も口内炎の原因となります．

　膠原病で，再発性の口内炎・口腔内潰瘍をきたす代表疾患は**ベーチェット病**です．また，全身性エリテマトーデス（SLE）では，アフタ性口内炎とは臨床的特徴の異なる**無痛性の口腔内潰瘍**を硬口蓋などに認める場合があります．それ以外にも，クローン病（炎症性腸炎），反応性関節炎，強直性脊椎炎などの脊椎関節炎や，自己炎症症候群など，さまざまな膠原病で口内炎を合併することがあります．それらの背景疾患がいずれも否定的な場合には，特発性の再発性アフタ性口内炎と診断します（**表1，2**）．

第2部　よくある主要徴候から鑑別しよう

表1　再発性口内炎の鑑別診断

分類	病名	口内炎の特徴	その他の臨床症状
膠原病	ベーチェット病	強い痛み，同時に複数，再発性アフタ性潰瘍	陰部潰瘍，ぶどう膜炎，皮膚症状（毛嚢炎，結節性紅斑），関節炎
	脊椎関節炎（炎症性腸炎，反応性関節炎など）	再発性口内炎	下痢・血便，感染の先行
	自己炎症症候群（PFAPA症候群）	再発性アフタ性口内炎	周期性発熱（3～6日），咽頭炎，頚部リンパ節腫脹
	SLE	無痛性の口腔内潰瘍，硬口蓋に多い	蝶形紅斑，ANA陽性
二次性	好中球減少症	—	易感染性
	栄養障害	口唇や頬粘膜部などに起きやすい	貧血，爪変化
	感染性	感染症により異なる	口唇部の水疱，Tzanckテスト，性感染症テスト
	薬剤性	口唇や鼻粘膜もただれる	薬剤内服
	皮膚疾患	境界不明瞭，卵円形でない	口内炎以外の皮膚病変を伴う
	悪性腫瘍	硬化を伴う	硬化，リンパ節腫脹
特発性	再発性アフタ性口内炎	1～2週で自然治癒，瘢痕を残さない	なし

表2　二次性の再発性口内炎の原因

病名	口内炎の原因
好中球減少症	周期性好中球減少症，化学療法，無顆粒球症
栄養障害	鉄，亜鉛，Vit B_{12}，葉酸欠乏
感染性	HSV，CMV，ヘルパンギーナ，梅毒，クラミジア，淋病など
薬剤性	抗がん剤，NSAIDs など
皮膚疾患	類天疱瘡，尋常性天疱瘡
悪性腫瘍	扁平上皮がん，白板症

3　口内炎をきたしやすい膠原病

1）ベーチェット病

　ベーチェット病による口腔内の再発性アフタ性潰瘍は，**強い痛み**を伴い，**同時にいくつも現れる**，というところに特徴があります．また，再発性アフタ性潰瘍

5）口腔症状　①口内炎・口腔内潰瘍　　293

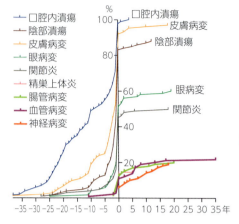

図2 ベーチェット病に伴う臨床症状の出現順

ベーチェット病の診断に先立って認められた臨床症状で頻度が高かったのは，口腔内潰瘍，皮膚病変，陰部潰瘍であった．
文献1より引用．

は，ベーチェット病患者の臨床症状のなかで，最初に現れる臨床症状であることが多いです（図2）．このような口内炎を認めたらベーチェット病の主症状（口腔粘膜のアフタ性潰瘍，外陰部潰瘍，眼症状，皮膚症状），副症状〔関節炎，精巣上体炎（副睾丸炎），血管病変，消化器病変，中枢神経病変〕に含まれる所見がないかを確認します．

2）全身性エリテマトーデス（SLE）

　SLEではベーチェット病の強い痛みを伴うアフタ性潰瘍とは対照的に，痛みを伴わない口腔内潰瘍（口内炎）を生じます．硬口蓋に生じる**無痛性口腔内潰瘍**はSLEに特徴的です．

3）脊椎関節炎（SpA）

　炎症性腸炎や反応性関節炎，強直性脊椎炎などの脊椎関節炎では，しばしば粘膜病変も合併し，再発性の口内炎をきたすときがあります．

4）自己炎症症候群

　自己炎症症候群では，再発性の口内炎をきたす場合があります．自己炎症症候群のなかで口内炎の頻度が高いのはPFAPA（Periodic Fever, Aphthous Stomatitis, Pharyngitis, Adenitis）症候群で，典型的には3〜6日続く周期性発熱，アフタ性口内炎，頸部リンパ節炎を主徴とし，小児期早期（2〜5歳）から発症することが多いですが，成人期から発症する場合もあります．

第2部　よくある主要徴候から鑑別しよう

4 口内炎の鑑別診断に有用な検査

　栄養障害について，血清フェリチン・亜鉛・葉酸・ビタミンB_{12}を確認します．単純ヘルペスについて潰瘍部の擦過細胞診（Tzanckテスト：巨細胞封入体を確認），病歴に応じて水痘，手足口病，ヘルパンギーナ，梅毒，淋病，クラミジア，HIVなどの感染症について抗体検査を行います．HLA-B51やHLA-B27などの遺伝子検査は，ベーチェット病や脊椎関節炎を疑う参考所見になります．SLEでは，抗核抗体や抗dsDNA抗体などの自己抗体が陽性になります．

5 症例提示

▶症例

【患者】22歳女性

【現病歴】3カ月ほど前から，再発性の口内炎をくり返すようになった．口内炎は多発し，強い痛みを伴う．咽頭部に口内炎ができると，痛みのために飲み込むことができない．また，最近は，左右の膝や足の関節が交互に腫れるようになった．また，以前よりしばしば腹痛と下痢をくり返している．半年前から新しい交際相手がおり，最近は排尿時に外陰部に強い痛みを伴うときがある．

【既往歴】特になし．

【家族歴】母がSLE．

【生活習慣】喫煙あり．飲酒なし．

【内服歴】特になし．

【身体所見】下唇口，舌縁，右頬，左咽頭部に，直径3 mm大の偽膜を伴う小潰瘍を認める．頸部リンパ節腫脹なし．口腔内乾燥なし．頸部から腹部，背部にかけて，多発する毛嚢炎様皮疹を認める（**図3**）．心音，肺音：異常なし．右下腹部に圧痛を認める．反跳痛なし．左足関節に腫脹・圧痛を認める．下肢に結節性紅斑なし．神経学的異常なし．

【婦人科受診】大陰唇部に潰瘍病変を認めた．

【眼科受診】ぶどう膜炎の所見なし．

【検査所見】

・**血液**：WBC 9,800/μL，Hb 12.3 g/dL，Plt 170,000/μL，CRP 0.7 mg/dL，ESR 34 mm/h，フェリチン正常，ビタミンB_{12}正常，葉酸正常，梅毒血清反応陰性，

5）口腔症状　①口内炎・口腔内潰瘍　　295

尿中淋菌抗原陰性，クラミジアPCR検査陰性，抗HIV抗体陰性．
・口内炎部の擦過細胞診：Tzanckテスト陰性．

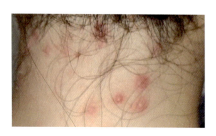

図3　頚部の多発毛嚢炎様皮疹

◆ 解説

　強い痛みを伴うアフタ性口内炎が，口唇や舌縁部に加え，咽頭などの通常口内炎ができない部位にも多発しており，何らかの基礎疾患の存在が示唆されます．栄養障害は認めず，病歴から念のため性感染症も精査しましたがいずれも陰性です．

　膠原病のなかで，このようなアフタ性口内炎をきたす最も頻度の高い疾患は，ベーチェット病です．ベーチェット病の症状所見について確認しますと，主症状に関して，口腔内潰瘍と陰部潰瘍の所見を認め，眼症状はありませんが，皮膚症状として毛嚢炎様皮疹を認めます．副症状として，関節炎を認め，右下腹部に圧痛の所見も認めることから腸管ベーチェットも示唆されます．

　大腸内視鏡検査を行ったところ，右回盲部に潰瘍を認め，病理組織学的検査ではクローン病や潰瘍性大腸炎の所見はなく，非特異的な炎症との所見でした．以上より，主症状3つ，副症状2つを認めたことから，臨床的にベーチェット病（不全型）と診断しました（付録 表15 参照）．再発性口内炎に対してPDE4阻害薬を処方したところ著効しました．

◆ 診断：ベーチェット病（不全型）

〈文献〉
1）菊地弘敏：ベーチェット病の診断と鑑別を要する類縁疾患．Medical Practice，35：911-915，2018

（橋本　求）

第2部　よくある主要徴候から鑑別しよう

5）口腔症状

②唾液腺腫脹

❶ 唾液腺が腫れてきたら，何を疑う？

　リウマチ膠原病では「耳や顎の下が腫れてきました」という訴えとともに，唾液腺腫脹を認めることが時にあります．しかし，膠原病以外でも，感染症，唾石症，囊胞性疾患，腫瘍性などさまざまな疾患が，唾液腺腫脹の原因となります．それでは，膠原病に伴う唾液腺腫脹をどのように見分けたらよいでしょうか？

　残念ながら，膠原病に伴う唾液腺腫脹を見分ける決定的な所見はありません．したがって，それぞれの疾患による唾液腺腫脹の特徴をとらえて，順序よく鑑別をすすめていく必要があります．

　例えば，急性の唾液腺腫脹で片側性であれば唾石症や細菌性を考えます．両側性であればムンプスなどのウイルス性耳下腺炎の可能性もあるでしょう．慢性の唾液腺腫脹の場合には，顎下腺が柔らかく腫れていれば粘液貯留囊胞（ガマ腫），両側耳下腺が柔らかく反復性に腫れればシェーグレン症候群，顎下腺や涙腺に線維性のやや固い腫脹を認めればIgG4関連疾患，硬く可動性が不良の場合は悪性腫瘍の可能性を考慮します（**表1**）．

❷ 唾液腺腫脹を伴いやすい膠原病

　唾液腺腫脹をきたしやすい膠原病は，シェーグレン症候群，IgG4関連疾患，サルコイドーシスになります．シェーグレン症候群とIgG4関連疾患は対比しやすいため，その特徴を**表2**にまとめました．

5）口腔症状　②唾液腺腫脹　　297

表1　唾液腺腫脹の鑑別

急性・慢性	特徴	疾患
急性	両側性	ウイルス性唾液腺炎
	片側性	唾石症，化膿性唾液腺炎
慢性	漿液性・顎下腺	ガマ腫
	耳下腺優位・反復性	シェーグレン症候群
	線維性・顎下腺優位	IgG4関連疾患
	可動性不良・リンパ節腫脹	悪性腫瘍

表2　シェーグレン症候群とIgG4関連疾患の対比と特徴

	シェーグレン症候群	IgG4関連疾患
疫学	中年，女性＞男性	高齢，男性＞女性
発症様式	反復性・慢性	慢性
性状	柔らかい	やや硬い（線維性）
部位	耳下腺＞顎下腺	顎下腺＞耳下腺，涙腺腫脹あり
乾燥症状	著明	軽微
血液検査	抗SS-A抗体，抗SS-B抗体 高γグロブリン血症	IgG4高値
組織所見	導管周囲のCD4リンパ球浸潤	IgG4陽性形質細胞浸潤 花筵様線維化，閉塞性静脈炎
腺外病変	間質性肺炎 間質性腎炎・遠位型RTA 悪性リンパ腫	自己免疫性膵炎 腎・尿路・後腹膜腫瘤 大動脈周囲炎

1）シェーグレン症候群

　シェーグレン症候群では，無症状のことも多いですが，初期には**反復性耳下腺炎**として発症し，徐々に慢性的な唾液腺腫脹へと移行します．腫れ方は柔らかく，顎下腺よりも耳下腺に起きることが多いです．また，眼・口腔内乾燥を伴います．腺外病変として，間質性肺炎，間質性腎炎，遠位尿細管性アシドーシス（RTA），悪性リンパ腫などを合併することがあります．

2）IgG4関連疾患

　IgG4関連疾患（IgG4RD）では，**無痛性の慢性の唾液腺腫脹**をきたします．部位としては耳下腺よりも顎下腺に起きることが多く，涙腺腫脹も伴うことが多い

第2部　よくある主要徴候から鑑別しよう

です．やや硬い腫脹を示す**線維性腫脹**であり，IgG4RDという疾患概念が確立されるまでは，**慢性硬化性唾液腺炎（キュットナー腫瘍）**やシェーグレン症候群の亜型としての**ミクリッツ病**などの病名で呼ばれていました．IgG4RDではシェーグレン症候群と異なり乾燥症状は軽微です．腺外病変としては，自己免疫性膵炎や，腎・尿管周囲の腫瘤（後腹膜線維症を含む），大動脈周囲炎など，**表2**に示すようなさまざまな病変をきたします（**図1，付録 表36**）.

3) サルコイドーシス

　サルコイドーシスでも，唾液腺や頚部リンパ節腫脹を伴うことがあります．顎下腺よりも耳下腺腫脹をきたすことが多く，耳下腺腫脹，ぶどう膜炎，顔面神経麻痺の三主徴に発熱を伴うサルコイドーシスの一亜型は，**Heerfordt症候群**と呼ばれています．

③ 唾液腺腫脹の鑑別に有用な検査

　血液検査では，抗SS-A抗体，抗SS-B抗体，IgG，IgG4，補体，ACEなどを調べます．合併症精査のために血清KL-6，尿検査，尿中β2MG（シェーグレン症候群に伴う間質性肺炎や間質性腎炎），腹部CT（IgG4関連疾患に伴う自己免疫性膵炎，後腹膜線維症，大血管病変），胸部X線，心電図，眼検査（サルコイドーシスに伴う両側肺門部リンパ節腫脹，心ブロック，ぶどう膜炎など）などを検査します．

　慢性の唾液腺腫脹が続く場合は，悪性腫瘍の検索も兼ねて，唾液腺生検を行います．シェーグレン症候群の場合には，導管周囲のリンパ球（とりわけCD4T細胞）の浸潤を認めます．IgG4RDの場合は，IgG4陽性形質細胞の浸潤（IgG4/IgG陽性細胞比40％以上かつIgG4陽性形質細胞が10/HPF以上）を認め，特徴的な花筵様線維化※や閉塞性静脈炎などの組織所見を示します（**図2**）.サルコイドーシスの場合は，非乾酪性類上皮細胞肉芽腫を認めます．

> **point**
> ● 唾液腺腫脹を伴いやすい膠原病は，シェーグレン症候群，IgG4関連疾患，サルコイドーシス．

※花筵状線維化（storiform fibrosis）とは，炎症細胞浸潤と小型紡錘形細胞が，花ござのような錯綜配列（一定の方向を示しながら複雑に交錯する様子）を示し，様々な程度の線維化を伴う病変を意味する．

5）口腔症状　②唾液腺腫脹　299

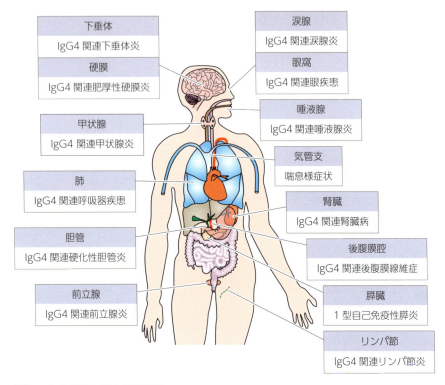

図1　IgG4RDに伴う臓器障害
文献1をもとに作成.

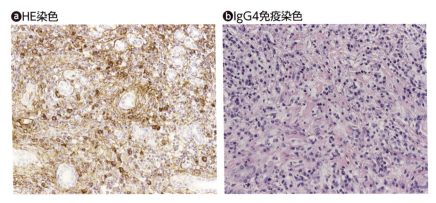

図2　IgG4RD患者の唾液腺生検の病理所見
a）HE染色（200倍）：リンパ球や形質細胞の浸潤を認め，少数の濾胞形成を伴っており，壊死や肉芽腫を認めない.
b）IgG4免疫染色（×400）：強拡大視野で150個程度のIgG4陽性細胞を認める.

第2部　よくある主要徴候から鑑別しよう

④ 症例提示

▶症例

【患者】75歳男性

【現病歴】5年前から，自己免疫性膵炎を指摘され，消化器内科に定期的に通院し経過観察されてきた．3カ月ほど前から，両顎下腺と涙腺が腫れるようになり，周囲から，顔貌が変化してきたと言われるようになった．顎下腺と涙腺は腫大しているが痛みはない．眼乾燥や口腔内乾燥の自覚症状はない．他の症状としては，最近，右の腰背部痛がある．発熱や全身倦怠感，体重減少は認めない．

【既往歴】なし．

【内服歴】なし．

【身体所見】両側顎下腺と両側涙腺に，直径1.5 cm程度の弾性硬の腫瘤を触知する．可動性は良好．圧痛を認めない．周囲にリンパ節腫脹を認めない．

口腔内乾燥なし．眼乾燥なし．眼瞼結膜貧血なし．眼球結膜黄疸なし．胸部聴診：心雑音なし，肺雑音なし．腹部軟．下腿浮腫なし．皮疹なし．

【検査所見】

・血液：WBC 8,800/μL，Hb 12.0 g/dL，Plt 120,000/μL，CRP 0.3 mg/dL，CRE 1.05 g/dL，eGFR 45 mL/min/m^2，IgG 2,230 mg/dL，IgG4 1,530 mg/dL，補体：C3 74 mg/dL（正常値80〜140），C4 10 mg/dL（正常値11〜34），抗SS-A抗体陰性，ACE 10.4 U/L（正常値8.3〜21.4）．

・尿：尿蛋白−，尿潜血1＋，尿中β2MG 1,570 μg/L（正常値200以下）．

◆ 解説

両顎下腺と涙腺に慢性の腫脹をきたし，周囲から「顔貌が変化してきた」と言われる慢性の経過が，IgG4関連疾患では比較的典型的です．この症例のもう1つのポイントは，以前から自己免疫性膵炎を指摘されていることです．自己免疫性膵炎は，IgG4関連疾患に伴う代表的な臓器障害です．口腔内乾燥，眼乾燥などのシェーグレン症候群を疑う所見はなく，ぶどう膜炎などのサルコイドーシスを疑う症状もありません．悪性腫瘍を示唆するリンパ節腫脹や体重減少などの所見も認めませんでした．

血液検査では，IgG4 1,530 mg/dL（135 mg/dL以上）と高値を認めました．顎下腺生検を行いますと，びまん性の形質細胞浸潤を認め，IgG4/IgG陽性細胞比が

5）口腔症状　②唾液腺腫脹　**301**

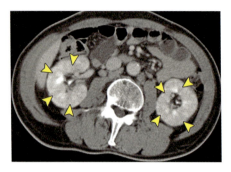

図3　IgG4関連疾患による腎実質の多発造影不良域

40％，IgG4陽性形質細胞数が150/HPFと増加しており，花筵様線維化や閉塞性静脈炎の所見も伴っていました．以上から，典型的な病理像を伴うIgG4関連疾患と確定診断しました．

　本症例では，C3，C4の補体が低下しています．一般にIgG4は補体を活性化しない免疫グロブリンとして知られていますが，IgG4関連疾患で腎病変を合併するときなどは，補体が低下することがあります（補体を活性化する他のクラスの免疫グロブリンの関与が疑われています）[2]．造影CTを施行したところ，既知のIgG4関連自己免疫性膵炎に伴う膵腫大に加え，腎実質に特徴的な多発造影不良域を認め（図3），IgG4関連腎疾患と診断しました．なお，本症例は大動脈の外膜側の壁肥厚を認め，IgG4RDに伴う大動脈周囲炎も合併していました．

◆ 診断：IgG4関連疾患

〈文献〉
1) Yamamoto M, et al：Mechanisms and assessment of IgG4-related disease: lessons for the rheumatologist. Nat Rev Rheumatol, 10：148-159, 2014（PMID：24296677）
2) Fujisawa Y, et al：Hypocomplementemia is related to elevated serum levels of IgG subclasses other than IgG4 in IgG4-related kidney disease. Mod Rheumatol, 31：241-248, 2021（PMID：31903809）

（橋本　求）

第2部　よくある主要徴候から鑑別しよう

6）胸部症状

①漿膜炎

1 こすれて痛い漿膜炎

　漿膜炎とは，胸膜・心外膜・腹膜などの漿膜に炎症をきたし，滲出液が貯留する病態です．リウマチ膠原病ではしばしば漿膜炎を合併します．しかし，漿膜炎以外にも，心不全や低アルブミン血症，感染症，悪性腫瘍などさまざまな要因によって，胸水や腹水が貯留することがあります．それでは，どのような症状のときに，漿膜炎の存在を疑ったらよいでしょうか？

　漿膜炎の特徴は，「**痛み**」を伴うことです．膠原病に伴う漿膜炎では，**膜がこすれることによるメカニカルストレス**によって炎症が惹起されますので，例えば胸膜炎であれば，**深く息をすると胸痛が強くなり，息が浅くなります**．心膜炎の場合は，**胸痛・胸部絞扼感**を自覚し，こちらも**深呼吸時に悪化**を認めます．腹膜炎の症状は，**腹痛，腹部膨満，嘔気，嘔吐**などですが，診察しますと，**腹部に圧痛**があり，時に反跳痛などの腹膜刺激所見も伴います．そのため虫垂炎などと間違えられるときがあります．

　膠原病に伴う漿膜炎を診断するためのもう1つポイントは，漿膜炎以外の所見に着目することです．膠原病に伴う漿膜炎は，それ単体で起きることは少なく，しばしば**漿膜炎以外の膠原病症状も合併**します．例えば全身性エリテマトーデス（SLE）であれば関節痛や口腔内潰瘍などを，成人スチル病（AOSD）であれば高熱やサーモンピンク疹，関節炎などを伴います．

> **point**
> ● 膠原病に伴う漿膜炎の特徴は，特徴的な「痛み」があること，漿膜炎以外の膠原

6）胸部症状　①漿膜炎　　303

病症状を合併していること.

2 胸水・腹水の鑑別診断

漿膜炎では，胸水や腹水が貯留しますので，穿刺検査が可能であれば診断のために有用です．Lightの基準（胸水）またはアルブミン濃度差（胸水・腹水）を用いて，漏出性・滲出性を判定します（**表**）．

漏出性の場合は，心不全，低アルブミン血症，肝硬変などの基礎疾患の鑑別を行います．滲出性の場合には，漿膜炎の存在が考えられますので，SLEや関節リウマチ（RA），AOSDなどの漿膜炎をきたしやすい膠原病を疑う他の症状がないか確認します．膠原病以外の鑑別診断として，感染症（肺炎随伴胸水，膿胸，結核）や悪性腫瘍についても考慮が必要です．そのため，胸水穿刺をしたときは，一般細菌や結核菌の培養，必要に応じて細胞診も行います．結核性の場合は，好中球よりもリンパ球が優位で，ADAが高値となります．悪性腫瘍の場合は，細胞診に加え，胸水中の腫瘍マーカーの確認も有用です．膿胸などの感染症を疑うときは，pHやグルコースの低下も参考になります．

表　胸水検査・腹水検査

Lightの基準[1]
以下の3項目のうち，1つでも満たせば滲出性胸水，3つとも満たさなければ漏出胸水と判定する. ● 胸水蛋白/血清蛋白比 > 0.5 ● 胸水LDH/血清LDH比 > 0.6 ● 胸水LDHが血清LDH正常上限の2/3以上
アルブミン濃度差
血清–胸水アルブミン濃度差　漏出性：1.2 g/dL以上，滲出性：1.2 g/dL未満 血清–腹水アルブミン濃度差　漏出性：1.1 g/dL以上，滲出性：1.1 g/dL未満

3 漿膜炎をきたしやすい膠原病

1）SLE

SLEでは，漿膜炎がその診断基準に含まれているように，しばしば合併します．漿膜炎は滲出性で，胸水中でLE細胞を認めるときがあります．SLE以外にも，混合性結合組織病（MCTD）やシェーグレン症候群（SS），全身性強皮症（SSc）な

304　すべての臨床医が知っておきたいリウマチ・膠原病の診かた

第2部　よくある主要徴候から鑑別しよう

どのANA関連CTDでも，漿膜炎を合併することがあります．

2) RA

　RA患者の2～3％に胸膜炎を合併します．関節外症状を伴うリウマトイド血管炎や，悪性関節リウマチに合併することが多いです（**第1部3-5 ❶2）Ⓐ**参照）．滲出性胸水で，胸水中は低補体，RF高値を示します（**第1部3-5 ❹**参照）．多くは一過性で自然消退しますが，持続する場合にはグルココルチコイド治療が必要となります．

3) AOSD・全身発症型の若年性特発性関節炎

　AOSDや，その若年版と考えられる全身型の若年性特発性関節炎（sJIA）でも，胸膜炎や心膜炎を合併することがあります．漿膜炎は，AOSDの重症度を評価するための7項目のなかにも含まれています（漿膜炎，リンパ節腫脹，DIC，血球貪食症候群，好中球比率増加，グルココルチコイド抵抗性，フェリチン高値，**付録 表17**参照）．

4) 家族性地中海熱

　家族性地中海熱（FMF）では，発熱時の随伴症状としての漿膜炎が，診断にかかわる副項目として含まれています．胸膜炎よりも腹膜炎を合併する場合が多いです．発作時は激しい炎症反応を伴いますが，発作間欠期には炎症所見が正常化することが特徴です．FMF以外の自己炎症症候群でも，漿膜炎を合併することがあります（**付録 表19**）．

> **point**
> ● 漿膜炎が起きやすい膠原病は，SLE，RA，AOSD，FMF.

4 症例提示

▶症例

【**患者**】35歳女性
【**現病歴**】3カ月ほど前から，手指の関節痛を自覚，指先に凍瘡様の皮疹が出現した．頬部にも紅斑が出現，口腔内に潰瘍ができていた．1カ月ほど前から，37.5～38度の発熱が続くようになり，強い全身倦怠感を伴った．数日前より咳が出現

6）胸部症状　①漿膜炎　305

し，深呼吸をすると強い左胸痛を伴うようになった．昨日からは，胸が押しつけられるように痛くなり，痛みのために呼吸が浅くなり，呼吸困難も自覚するようになったため来院した．

【既往歴】なし．

【内服歴】なし．

【身体所見】血圧112/70 mmHg，脈拍84回/分，呼吸数22回/分，SpO_2 94％（room air），体温37.8度．

眼瞼結膜は貧血様．頬部に蝶形紅斑を認める．硬口蓋に口腔内潰瘍あり．

左右第2～5PIP関節に圧痛を認める．手指に凍瘡様皮疹を認める．

胸部聴診：左下肺野に胸膜摩擦音を聴取する．左声音振盪低下，心膜摩擦音を聴取する．

腹部軟，圧痛なし．

【検査所見】

・血液：血算：WBC 3,300/μL（好中球67％，単球15％，リンパ球13％，好酸球4％，好塩基球1％），RBC 395万/μL，Hb 9.8 g/dL，Plt 8.9万/μL．TP 6.2 g/dL，ALB 3.5 g/dL，CRE 1.2 mg/dL，BUN 24 mg/dL，CRP 1.2 mg/dL．D-dimer 0.2 μg/mL．

抗核抗体640倍陽性（Homogeneousパターン），抗dsDNA抗体240 IU/mL．抗Sm抗体陰性，抗RNP抗体陰性，抗リン脂質抗体陰性，C3 68.8 mg/dL（正常70.5～125.6），C4 8.7 mg/dL（正常10.6～33.0）．

・尿：尿蛋白－，尿潜血1＋，変形赤血球＋，円柱－．

・胸部X線：図参照．

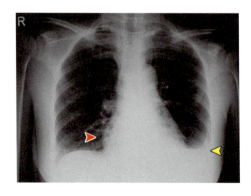

図　胸部X線

第2部　よくある主要徴候から鑑別しよう

◆ 解説

　本症例でみられた「深吸気にて悪化する胸痛・胸部絞扼感」という症状は，漿膜炎（胸膜炎・心膜炎）を疑う典型的な症状です．胸部X線でも左CP angle（肋骨横隔膜角：costophrenic angle）がdullであり左胸水の所見です（▷）．また，右第2弓が突出しており，心膜炎の存在も疑われます（▶）．実際に，心エコー検査を行いますと少量の心嚢水の所見を認めました．胸痛の鑑別に肺塞栓症も考えられますが，本症例ではD-dimerや抗リン脂質抗体の上昇は認められませんでした．

　漿膜炎以外の膠原病症状について確認しますと，凍瘡様皮疹，頬部紅斑，口腔内潰瘍，関節炎，汎血球減少症の所見を認め，SLEが疑われます（**付録 表6**参照）．尿所見で尿蛋白や尿円柱は陰性ですが，尿潜血弱陽性で変形赤血球を認めますので，初期のループス腎炎の合併も示唆されます（**第2部-8-1**参照）．血液検査によって抗核抗体陽性（Homogeneousパターン），抗dsDNA抗体陽性，低補体を認めたため，SLEの診断を確定しました．

　本症例では，臨床症状からSLEの診断を確定できたため，胸水穿刺は行わず，SLEに伴う皮膚炎，関節炎，漿膜炎，血球減少として，ヒドロキシクロロキンと中等量グルココルチコイド（プレドニゾロン30 mg）による治療を行い改善しました．

◆ 診断：SLE

〈文献〉
1）Light RW：Clinical practice. Pleural effusion. N Engl J Med, 346：1971-1977, 2002
　（PMID：12075059）

（橋本　求）

6）胸部症状　①漿膜炎　307

第2部 よくある主要徴候から鑑別しよう

6) 胸部症状

②間質性肺炎

1 間質性肺炎患者で膠原病を疑う理由

　間質性肺炎は，肺の組織である間質に炎症や線維化が生じる疾患の総称です．原因疾患は特発性，膠原病性，医原性，職業環境性と多岐にわたります（図1）．ヨーロッパからの報告ではサルコイドーシス，膠原病関連の間質性肺疾患

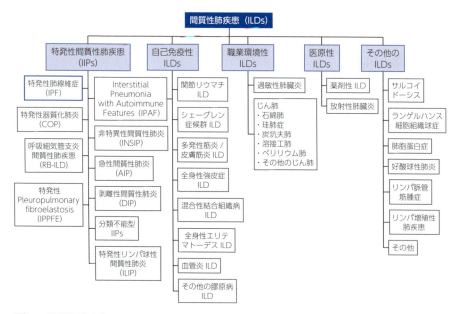

図1　間質性肺疾患の原因
文献1より引用．

（CTD-ILD）および特発性肺線維症（IPF）が主な原因疾患であると報告されています[2]．日本での正確な疫学データは不明ですが，欧米と比べてサルコイドーシスの頻度が少ないため，膠原病関連の間質性肺炎が比較的多いことが推測されます．間質性肺炎を認めた場合に，薬剤性や職業性（塵肺），サルコイドーシスなどについての除外が必要であることも重要です．

CTD-ILDでは，膠原病診断時，もしくは診断後ある程度経過してからILDの診断が行われることが一般的ですが，一部の患者では膠原病の診断を受ける数年前からILDが現れることもあります．例えば，ILDが初発症状で起こり，後にドライアイ，ドライマウスといった症状が起こってシェーグレン症候群と診断されるケースもあります．また，膠原病の症状のなかでも肺病変が主要な症状となる場合や，肺に限局した症状が現れる場合もあります．そのため，ILDの症状を呈するすべての患者において，肺以外に膠原病の症状や所見がないか慎重にフォローすることが重要です．

過去の報告ではILDは，混合性結合組織病（MCTD），強皮症（SSc），多発性筋炎/皮膚筋炎（PM/DM）といった疾患で頻繁に合併することがわかっています．一方，シェーグレン症候群，関節リウマチ（RA），SLEではILDの合併率はこれらと比べて低く，特にSLEでは最も低いことが示されています[3]．また，ANCA関連血管炎もILDの原因疾患となります．ILDはANCA関連血管炎で認められる主要な肺病変の1つで，患者の予後にも影響を及ぼします．

> **point**
> - 膠原病の診断を受ける数年前からILDが現れることがあるため，膠原病の症状や所見がないか慎重にフォローアップする．
> - CTD-ILDの原因疾患としてはRA，SSc，SLE，PM/DM，MCTD，SS，ANCA関連血管炎と多岐にわたる．

2 ILDの原因となる膠原病の病歴，身体所見

症状，身体所見から膠原病を疑う場合の主な鑑別診断について，**表1**にまとめました．爪周囲紅斑やメカニックスハンドなど診断に有用な情報が存在する手指の診察は特に注意して行います（**図2**）．

表1 膠原病間質性肺炎を疑う病歴,診察所見

病歴・診察所見	ILDの原因となる疾患
レイノー現象	強皮症,PM/DM,MCTD,SLE
関節痛,関節炎	RA,シェーグレン症候群,SLE,PM/DM,MCTD
嚥下障害や筋力低下	PM/DM
爪周囲紅斑(図2a)・出血	強皮症,MCTD,PM/DM,SLE
メカニックスハンド(図2b)	PM/DM
ヘリオトロープ疹(第1部-3-4 図5),ゴットロン徴候/丘疹	皮膚筋炎
指の浮腫,点状,斑状毛細血管拡張,硬化性指や指の潰瘍	強皮症
口腔内潰瘍,蝶形紅斑,凍瘡様皮疹	SLE
近位筋力低下	PM/DM
ドライアイ,ドライマウス	シェーグレン症候群
紫斑,末梢神経障害,中耳炎,副鼻腔炎の症状	ANCA関連血管炎

ⓐ 爪周囲紅斑　　　　　　　　　　　　　**ⓑ メカニックスハンド**

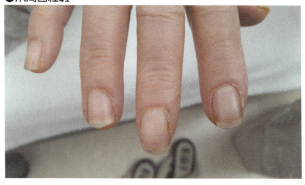 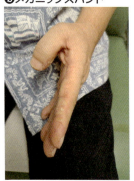

図2 爪周囲紅斑とメカニックスハンド
間質性肺炎患者における手指の診察のチェック項目
1. メカニックスハンド,2. ゴットロン徴候/丘疹,3. 爪周囲紅斑/出血,4. 指の浮腫,5. 点状/斑状毛細血管拡張,6. 硬化性指,7. 指の潰瘍,8. レイノー現象.

point
- ILD患者で膠原病を疑う場合,各種疾患を考えた系統的な問診,身体所見が必要.
- 手指の診察は特に注意して行う.

第2部　よくある主要徴候から鑑別しよう

3 interstitial pneumonia with autoimmune features とは？

　それぞれの膠原病の分類基準を満たしていなくとも，膠原病をILDの原因疾患として疑う場合があります．そのような病態をinterstitial pneumonia with autoimmune features（IPAF）と呼びます[4]（**表2**）．臨床所見，血液検査，画像検査の項目から最低2つ膠原病の特徴があればIPAFとし，膠原病を原因疾患と考慮します．臨床所見として**表1**の膠原病に特徴的な症状を，血液検査ではANA，RF，抗CCP抗体，ANCAなどの抗体検査を，その他にも後述する画像検査において特徴的な所見の有無を評価します．

> **point**
> ● 膠原病の分類基準を満たさないが，自己免疫特徴を伴う間質性肺炎が存在する．

4 ILDの原因として膠原病を疑う場合の検査

　血算，生化学，肝機能，CRP/ESRなどの炎症反応，KL-6やSP-D，尿検査といった検査以外に各種膠原病疾患に応じた抗体検査を提出します（**表3**）．

5 CTD-ILDを疑う場合の特徴的な画像所見

　画像検査は胸部X線および胸部高分解能CT（HRCT）を行います．HRCTの所見は非特異性間質性肺炎（nonspecific interstitial pneumonia：NSIP），通常型間質性肺炎（usual interstitial pneumonia：UIP），器質化肺炎（organizing pneumonia：OP），びまん性肺胞障害（diffuse alveolar damage：DAD），DLH（diffuse lymphoid hyperplasia）/LIP（lymphocytic interstitial pneumonia）といったように区別することができます（**表4**）．CTD-ILD全体ではNSIPおよびUIPパターンが多くみられます．NSIPは下肺野優位で気管支に沿って広がる均等な網状影やすりガラス影が特徴的です（**図3**）．一方，UIPは肺胞隔壁の線維化による小葉辺縁性陰影，下肺野胸膜下優位で不均等に広がる不整線状影，網状影，軽微なすりガラス影が特徴的で，時に蜂巣肺もみられます（**図4**）．OPは肺胞腔内の器質化で，末梢胸膜下優位な非区域性浸潤影が特徴的にRAに比較的多くみられます．

6）胸部症状　②間質性肺炎　**311**

表2　自己免疫特徴を伴う間質性肺炎の基準

1. 間質性肺炎の存在［高分解能CT（HRCT）や外科的肺生検で診断］
2. 鑑別可能な疾患が除外できる
3. いずれの膠原病の診断基準も満たしていない
4. 3つのドメインのうち2つ以上を満たしている

A. 臨床ドメイン

1. 機械工の手（mechanic's hand）
2. 指先潰瘍
3. 関節炎，または，朝のこわばり（≧60分）
4. 手掌の血管拡張
5. レイノー現象
6. 原因不明の手指の腫脹
7. ゴットロン徴候

B. 血清学ドメイン

1. 抗核抗体≧320倍のdiffuse，homogeneous，speckledパターンまたは，nucleolar/centromereパターン
2. リウマチ因子≧正常上限の2倍
3. 抗環状シトルリン化ペプチド（CCP）抗体
4. 抗二本鎖DNA（dsDNA）抗体
5. 抗SS-A抗体
6. 抗SS-B抗体
7. 抗リボ核蛋白（RNP）抗体
8. 抗Sm抗体
9. 抗Scl-70抗体
10. 抗tRNA抗体（Jo-1，PL-7，PL-12，その他）
11. 抗PM-Scl抗体
12. 抗メラノーマ分化関連遺伝子5（MDA-5）抗体

C. 形態学ドメイン

1. HRCTパターン
   非特異性間質性肺炎（NSIP），器質化肺炎（OP），NSIPおよびOPの合併（NSIP with OP overlap），リンパ球性間質性肺炎（LIP）のいずれか

2. 外科的肺生検での組織学的所見
   ・組織パターン
   　NSIP，OP，NSIP with OP overlap，LIPのいずれか
   ・特徴的な組織所見
   　interstitial lymphoid aggregates with germinal centers diffuse lymphoplasmacytic infiltration

3. マルチコンパートメント所見（間質性肺疾患に加えて）
   a. 原因不明の心嚢水や心膜肥厚
   b. 原因不明の胸水や胸膜肥厚
   c. 原因不明の気道病変（呼吸機能・画像・病理検査で評価）
   d. 原因不明の肺高血圧症

HRCT：high-resolution CT，CCP：cyclic citrullinated peptide，dsDNA：double-stranded DNA，RNP：ribonucleoprotein，MDA-5：melanoma differentiation-associated gene 5，NSIP：nonspecific interstitial pneumonia，OP：organizing pneumonia，LIP：lymphocytic interstitial pneumonia
文献1より引用.

point

- HRCTにてILDの画像パターンの区別を行う．
- NSIPはすりガラス影，UIPは蜂巣肺，OPは非区域性浸潤影が特徴的．
- これらの画像パターンは患者の予後にも関連し，重要な情報になりうる．

表3 ILDの原因として膠原病を疑う場合の検査

疑う疾患	確認する検査
強皮症	ANA，抗セントロメア抗体，抗Scl-70抗体，抗RNAポリメラーゼ抗体
皮膚筋炎，多発性筋炎	CPK，アルドラーゼ，抗ARS抗体［抗Jo-1抗体含む］，抗MDA-5抗体，抗Mi-2抗体，抗SRP抗体
関節リウマチ	RF，抗CCP抗体
シェーグレン症候群	ANA，抗SS-A抗体，抗SS-B抗体
ANCA関連血管炎	MPO-ANCA，PR3-ANCA
SLE	ANA，補体，抗dsDNA抗体，抗Sm抗体，抗RNP抗体

表4 間質性肺炎の画像パターン分類

画像パターン	所見
NSIP（nonspecific interstitial pneumonia）	下肺野優位で比較的気管支に沿って広がる均等な網状影やすりガラス影．肺容積減少，牽引性の細気管支や気管支拡張を伴う．胸膜直下は病変がないことが多い．
UIP（usual interstitial pneumonia）	肺胞隔壁の線維化による小葉辺縁性陰影．下肺野胸膜下優位で不均等に広がる不整線状影，網状影，軽微なすりガラス影，時に蜂巣肺もみられる．
OP（organizing pneumonia）	肺胞腔内の器質化で，末梢胸膜下優位な非区域性浸潤影，すりガラス影，時に結節・塊状影を示す．
DAD（diffuse alveolar damage）	進行が早いのが特徴で，滲出期，器質化期，線維化期と線維化が進むほど容積減少と牽引性気管支拡張が目立つ．
DLH（diffuse lymphoid hyperplasia）/LIP（lymphocytic interstitial pneumonia）	リンパ増殖性疾患の特徴として複数の嚢胞形成もみられることがある．

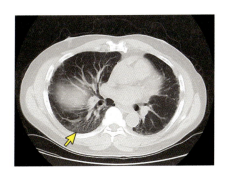

図3 NSIP 気管支に沿って広がるすりガラス影

画像提供：Queens Medical Center 呼吸器内科 Brent Matsuda 先生．

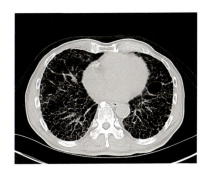

図4 広範囲に認められる蜂巣肺

画像提供：Queens Medical Center 呼吸器内科 Brent Matsuda 先生．

6 各種 CTD-ILD のさらなる特徴，皮膚筋炎を疑わせる皮膚所見がある ILD に注意

主たる CTD-ILD の特徴をまとめました（**表5**）．CTD-ILD は一般的には慢性の経過を辿ることが多いですが，急性進行形もあります．特に筋力低下を伴わない皮膚筋炎である amyopathic dermatomyositis（ADM）は急速に ILD が悪化することがあります．そのなかでも**抗 MDA-5 抗体陽性の ILD は急速に悪化し，予後も不良です**[8, 9]．逆ゴットロン徴候（手指屈側や手掌の鉄棒まめ様皮疹）や血管障害を思わせる皮疹〔滲出性紅斑，紫斑，皮膚潰瘍（**図5**）〕が特徴的な皮疹です．抗 MDA-5 抗体陽性の患者の多くは診断時に皮膚筋炎を疑わせる何らかの皮疹が認められますが，皮膚症状に先行して急速進行性 ILD を発症する症例もあるため，急速に増悪する ILD では，本抗体陽性を疑いすみやかに抗体の有無を測定することが重要です．また，呼吸器症状が認められなくても，胸部 HRCT によ

表5　各種膠原病間質性肺炎の特徴

膠原病	特徴	血液検査	画像	予後
強皮症	HRCT にて食道拡張所見を伴うことも	ANA, 抗セントロメア抗体, 抗Scl-70抗体, 抗RNAポリメラーゼ抗体	NSIP, UIP が大部分（NSIP＞UIP）	慢性の経過．UIPパターンは予後不良
関節リウマチ	薬剤による ILD 悪化も考慮	RF, 抗CCP抗体	UIP, NSIP が大部分，その後 OP（UIP＞NSIP＞OP）	UIP パターンは予後不良
皮膚筋炎, 多発性筋炎	筋症状がない場合やILD 発症後に筋症状が起こることも．筋炎関連および特異抗体の測定が有用	CPK, アルドラーゼ, 抗ARS抗体, 抗MDA-5抗体 など	NSIP や UIP が多いが，DAD がみられることも抗ARS抗体は NSIP パターンが多い	抗MDA-5抗体は急速進行性，予後不良
シェーグレン症候群	ILD が先行することもある	ANA 抗SS-A抗体 抗SS-B抗体	NSIP や UIP が多く，LIP や OP もみられる．囊胞を伴うことが多い	慢性経過．軽度から予後不良までさまざま
ANCA関連血管炎	ILD が先行することもある	MPO-ANCA, PR3-ANCA	UIP が多く，その次に NSIP（UIP＞NSIP）	慢性経過．軽度から予後不良までさまざま
SLE	比較的稀であるが肺胞出血に注意	ANA,補体, 抗dsDNA抗体など	DAD がみられることも	急性ループス肺炎は予後不良

文献5～7をもとに作成．

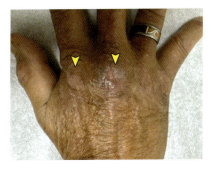

図5 抗MDA-5抗体陽性患者における皮膚潰瘍

り下肺野の浸潤影もしくはすりガラス様の陰影が認められ，皮膚筋炎に特徴的な皮疹が認められる場合は，抗MDA-5抗体陽性を疑いすみやかに抗MDA-5抗体の検査の実施を検討し，早急に診断することが重要です．これらの急速進行性ILDは専門的治療が必要なため，迅速に集中治療室や呼吸器内科のある専門病院に紹介する必要があります．

一方，RA-ILDは慢性の経過を辿ることが多いですが，UIPパターンを示す場合は予後不良なケースがあり，専門的な治療が必要なこともあります．症状が軽微で治療対象にならず，経過観察する症例も多くあり，それぞれの症例に対して個別に対応する必要があります．

ANCA関連血管炎に合併したILDは，本邦では特に顕微鏡的多発血管炎（MPA）に合併したものが多いです．血管炎の症状が起こる前にILDが先行することもあり，慢性の経過を辿ることが多いです．画像所見としてはUIPパターンがよくみられ，その次にNSIPパターンをとることが多いといわれています．こちらも症状が軽微で経過観察できる症例もあれば，予後不良なケースもあるためその場合は専門的な治療が必要です．

> **point**
> - HRCTにおいてRAはUIP，SScはNSIP，ANCA関連血管炎はUIPが多い．それぞれ慢性の経過を辿ることが多いが，UIPは予後不良．
> - DMのILDは急速に悪化する可能性があり（特に筋症状の乏しい抗MDA-5抗体陽性例），早い段階から疑い検査することが重要．
> - 急速進行性ILDは専門治療が必要なため，迅速に専門病院に紹介する．

7 症例提示

▶症例

【患者】72歳男性

【現病歴】約5年前から胸部X線にて間質性肺炎を指摘されていた．所見が軽度であり，咳嗽などの自覚症状を認めないため，経過観察されていた．数カ月前より両手首，両足の裏に痛みと腫れを感じ，物を手で保持するのが困難になった．朝のこわばりが1時間以上続く．

【既往歴】間質性肺炎．

【内服歴】特になし．

【身体所見】バイタルサイン正常．両側手関節，両側第2〜3MTPに腫脹，圧痛あり．両側下肺野に吸気時乾性ラ音あり．

【検査所見】

・血液：血算，腎機能，肝機能は正常範囲．CRP 9.8 mg/dLと上昇．RF 124 U/mL（正常15以下），抗CCP抗体 310 U/mL（正常4.5以下）．KL-6 1,298 U/mL（正常500未満）．

・尿：正常．

・胸部CT：図6参照．

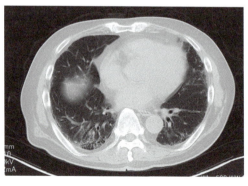

図6　72歳男性　胸部CT

◆ 解説

数年前からILDを指摘されており，その後RAを発症した症例です．診察では

明らかな滑膜炎が手関節およびMTP関節に認められました．胸部CTでは下肺野胸膜下優位で不均等に広がる不整線状影，網状影が特徴的でUIPパターンに合致します．この症例は呼吸器症状は軽度でしたが，関節症状を発症したため治療を行い，結果としては生物製剤治療を必要としました．本症例はILDが初発症状の抗CCP抗体高値のRA症例で，このような症例はILDを発症しやすいというデータがあるため注意が必要です（**第1部-3-5**参照）[10]．

◆ 診断：RA-ILD

〈文献〉

1)「膠原病に伴う間質性肺疾患 診断・治療指針2020」（日本呼吸器学会・日本リウマチ学会合同膠原病に伴う間質性肺疾患診断・治療指針作成委員会2020/編），メディカルレビュー社，2020

2) Duchemann B, et al：Prevalence and incidence of interstitial lung diseases in a multi-ethnic county of Greater Paris. Eur Respir J, 50：1602419, 2017（PMID：28775045）

3) Joy GM, et al：Prevalence, imaging patterns and risk factors of interstitial lung disease in connective tissue disease: a systematic review and meta-analysis. Eur Respir Rev, 32：, 2023（PMID：36889782）

4) Fischer A, et al：An official European Respiratory Society/American Thoracic Society research statement: interstitial pneumonia with autoimmune features. Eur Respir J, 46：976-987, 2015（PMID：26160873）

5) Vij R & Strek ME：Diagnosis and treatment of connective tissue disease-associated interstitial lung disease. Chest, 143：814-824, 2013（PMID：23460159）

6) Luppi F, et al：Interstitial lung disease in Sjögren's syndrome: a clinical review. Clin Exp Rheumatol, 38 Suppl 126：291-300, 2020（PMID：33095142）

7) Giles JT, et al：Association of fine specificity and repertoire expansion of anticitrullinated peptide antibodies with rheumatoid arthritis associated interstitial lung disease. Ann Rheum Dis, 73：1487-1494, 2014（PMID：23716070）

8) Ideura G, et al：Interstitial lung disease associated with amyopathic dermatomyositis: review of 18 cases. Respir Med, 101：1406-1411, 2007（PMID：17353121）

9) Sato S, et al：Initial predictors of poor survival in myositis-associated interstitial lung disease: a multicentre cohort of 497 patients. Rheumatology (Oxford), 57：1212-1221, 2018（PMID：29596687）

10) Giles JT, et al：Association of fine specificity and repertoire expansion of anticitrullinated peptide antibodies with rheumatoid arthritis associated interstitial lung disease. Ann Rheum Dis, 73：1487-1494, 2014（PMID：23716070）

（神野定男）

第2部　よくある主要徴候から鑑別しよう

6）胸部症状

③肺高血圧症

1 膠原病患者に起こる労作時呼吸困難

　膠原病において肺高血圧症は重要な臓器病変の1つになります．進行すると労作時呼吸困難が起こり，予後にも直結します．早期診断，早期治療が重要なのですが，初期では症状は乏しいため診断が遅れる可能性があります．膠原病の患者においては肺高血圧症が合併症になりうることを認識し，積極的に疑うことが必要です．

　肺高血圧症とは**肺動脈圧が正常域を超えて上昇する病態の総称**です（安静時の平均肺動脈圧 $\geqq 20$ mmHg）．膠原病に伴う肺高血圧症は，肺動脈の内膜・中膜・外膜の細胞成分の増殖に伴う内腔の狭窄に加え，低酸素による可逆的な血管攣縮によって肺血管抵抗が高まり，肺動脈圧が上昇します．圧が高い状態が持続すると右心に負荷がかかり，そのままでは右心不全に陥ります．

　肺高血圧症は，さまざまな原因で生じます．①肺動脈によるもの，②左心疾患によるもの，③肺疾患・低酸素によるもの，④慢性肺血栓塞栓症によるもの，⑤その他多因子によるもの，の5つのカテゴリーで分類されます．膠原病（結合組織疾患）は①に入っていますが，実際には膠原病はさまざまな病態を引き起こすので，いずれも複合的にかかわる可能性があります．肺高血圧に関する日本の研究によると，肺高血圧症の原因のうち「原因のわからない特発性」が最も高い割合（55.6％）を占めており，次いで膠原病に伴う肺高血圧症が高い割合（25.4％）を占めていました[1]．膠原病に伴う肺高血圧症は，他の病気が原因となって起こる肺高血圧症のなかで最も多いことがわかります．

318　すべての臨床医が知っておきたいリウマチ・膠原病の診かた

> **point**
> ● 膠原病に伴う肺高血圧症が合併症として起こることがあり，予後にも直結する．

2 肺高血圧症を起こす膠原病疾患

　膠原病のなかでは，強皮症（SSc），混合性結合組織病（MCTD），全身性エリテマトーデス（SLE）に肺高血圧症が合併することが多いですが，シェーグレン症候群にも合併します[2,3]．それぞれの疾患が診断されてから肺高血圧症を発症する期間は様々です．一般的にSScでは疾患期間が長いほど，肺高血圧症を発症するリスクが高くなることが報告されています[4]．一方，SLEでは肺高血圧症の合併は稀ではあるものの，診断から5年以内に肺高血圧症を発症したという報告もあるので注意が必要です[5]．

> **point**
> ● 膠原病関連の肺高血圧症の原因疾患として，SSc，MCTD，SLEがあげられる．

3 肺高血圧症の主な症状

　膠原病の初発症状としての肺高血圧症は稀ですが起こりえます[6]．肺高血圧症の主な症状は，家事や歩行など体を動かしたときに息苦しくなる**労作時の息切れ**です．しかしながら，初期には無症状のこともあり症状が出現したときにはすでに肺高血圧症が進行した状況になっています．また，早期から症状があったとしても他の疾患（間質性肺炎など）が呼吸困難の原因と考えられたり，高齢であることを理由に肺高血圧症と疑われず診断が遅れることがあります．

　その他には右心不全の症状である両足の浮腫，肝鬱血の症状である全身倦怠感や腹部膨満感があげられます．

　また，肺高血圧症はSSc，SLE，MCTD，シェーグレン症候群といった膠原病疾患が主たる原因疾患なので，疾患に応じた症状（SScならレイノー現象など）を再度問診などで確認することも必要です．SScの身体所見の1つである，毛細血管拡張（telangiectasia）が肺高血圧の合併に関連しているという報告があります[7]．

> **point**
> ● 肺高血圧症の症状は労作時呼吸困難，両下腿浮腫が一般的だが，早期では症状が乏しい場合があり，症状があっても他の疾患が原因と考えられ診断が遅れることがあるため注意する．

4 肺高血圧症の原因として膠原病を疑う場合の血液検査

血算，生化学，尿検査，肝機能，CRP/ESR，BNP，ANAおよび主たる原因疾患となりうるSSc，SLE，MCTD，シェーグレン症候群に特異的な血液検査を確認します（**表**）．

5 肺高血圧症の原因として膠原病を疑う場合の他の検査

前述のように肺高血圧症の初期は症状に乏しいため，無症状でも定期的な検査を行って評価する必要があります．胸部X線では右室負荷の所見，心電図では第Ⅱ誘導などで右房に負荷がかかることで現れるP波の振幅の増大などの所見が出現することもありますが，これらの検査は正常であることも多くスクリーニング検査としては適していません．スクリーニング検査としては血中BNPおよび心エコーが重要です．SScやMCTDと診断がついている場合は採血にてこれらの検査を少なくとも年に1回行います．心エコーにおける肺高血圧症所見としては三尖弁逆流ピーク血流速度 > 3.4 m/秒や右室負荷の所見などがあげられます[8]．心エコーで測定できる肺動脈圧はあくまで推測値ですので，臨床所見やこれらの心エコー所見から肺高血圧症が疑わしい場合は右心カテーテルにて確定診断を行うことが必要です（安静時平均肺動脈圧 ≧ 20 mmHg）．その他に運動耐容能をみる6分間歩行試験も肺高血圧症の評価検査に含めるといいでしょう．

> **point**
> ● 肺高血圧の診断にはBNP，心エコーにてスクリーニングが有要．
> ● 確定診断には右心カテーテルが必要．

第2部　よくある主要徴候から鑑別しよう

表　肺高血圧の原因として膠原病を疑う場合の血液検査

疑う疾患	血液検査
SSc	抗scl抗体，抗セントロメア抗体，抗RNAポリメラーゼ抗体
SLE	抗dsDNA抗体，抗Sm抗体，抗SS-A抗体，抗RNP抗体，C3，C4，必要に応じて抗リン脂質抗体症候群の抗体検査
MCTD	抗RNP抗体
シェーグレン症候群	抗SS-A抗体，抗SS-B抗体

6 症例提示

▶症例

【患者】22歳女性

【現病歴】両手指関節炎およびレイノー現象，および採血結果〔抗核抗体：160倍（Homogeneousパターン），抗dsDNA抗体，抗SS-A抗体上昇〕よりSLEと診断され，ヒドロキシクロロキンにて治療されていた．手指関節炎については改善して安定していたが，約半年ほど経過したときに，胸痛が間欠的に起こった．他院の救急に受診したが，採血，心電図でも明らかな異常は認めらなかった．SLEに伴う胸膜炎と診断されグルココルチコイドを短期投与されたが，明らかな改善はなかった．最近は疲れやすく，食欲もない．発熱，咳，痰，および明らかな呼吸困難はない．

【既往歴】SLE.

【内服歴】ヒドロキシクロロキン400 mg，200 mg隔日.

【身体所見】バイタルサインは正常．心肺音正常．明らかな滑膜炎の所見なし．下腿浮腫はなし．

【検査所見】

・**血液**：血算，腎機能，電解質正常．総ビリルビン0.7 mg/dL，AST196 U/L，ALT 258 U/L，ALP（IFCC）198 U/L，LDH 342 U/L，γ-GTP 200 U/L，CRP 1.32 mg/dL，抗dsDNA抗体84.7 IU/mL，C3 96 mg/dL，C4 10 mg/dL.

・**胸部X線**：明らかな異常なし．

・**腹部CT**：胆管拡張なし，肝脾腫の所見あり．

6）胸部症状　③肺高血圧症　　321

◆ 解説

　SLEの患者で，診断時は関節炎が中心でヒドロキシクロロキンにて改善したものの，その後，胸痛を発症し全身倦怠感が起こった症例です．採血では肝酵素が上昇しており，腹部CTでは肝脾腫が認められました．自己免疫性肝炎を鑑別疾患として疑い，消化器内科コンサルト，肝生検を行いましたが，生検からは典型所見である門脈域のinterface hepatitisは認められず，自己免疫性肝炎は否定的との回答でした．その後，労作時（階段の昇り降り）にて疲れやすくなるという訴えがあったため，肺高血圧症も考えBNPを測定したところ584 pg/mLと高値でした．心エコー，右心カテーテルにて肺高血圧症の確定診断に至りました．典型的な症状である労作時呼吸困難は最初の問診では明らかでなく，また診察でも下腿浮腫がなかったため，診断に苦慮した症例です．

◆ 診断：SLEに伴う肺高血圧症

〈文献〉

1) Tamura Y, et al：Effectiveness and Outcome of Pulmonary Arterial Hypertension-Specific Therapy in Japanese Patients With Pulmonary Arterial Hypertension. Circ J, 82：275-282, 2017（PMID：28747612）

2) Shirai Y, et al：Clinical characteristics and survival of Japanese patients with connective tissue disease and pulmonary arterial hypertension：a single-centre cohort. Rheumatology（Oxford）, 51：1846-1854, 2012（PMID：22740623）

3) Tamura Y, et al：Changes in the Characteristics and Initial Treatments of Pulmonary Hypertension Between 2008 and 2020 in Japan. JACC Asia, 2：273-284, 2022（PMID：36338395）

4) Schachna L, et al：Age and risk of pulmonary arterial hypertension in scleroderma. Chest, 124：2098-2104, 2003（PMID：14665486）

5) Chen HA, et al：Incidence and survival impact of pulmonary arterial hypertension among patients with systemic lupus erythematosus: a nationwide cohort study. Arthritis Res Ther, 21：82, 2019（PMID：30917868）

6) Kiani R, et al：Severe Pulmonary Hypertension as Initial Presentation of SLE: A Case Report and Literature Review. Case Rep Rheumatol, 2020：6014572, 2020（PMID：32509370）

7) Shah AA, et al：Telangiectases in scleroderma: a potential clinical marker of pulmonary arterial hypertension. J Rheumatol, 37：98-104, 2010（PMID：19955048）

8) 日本循環器学会：肺高血圧症治療ガイドライン（2017年改訂版） https://www.j-circ.or.jp/cms/wp-content/uploads/2017/10/JCS2017_fukuda_h.pdf（2024年9月閲覧）

（神野定男）

第2部 よくある主要徴候から鑑別しよう

7）神経・筋症状

①手足のしびれ，痛み，脱力

1 膠原病によって起こる末梢神経障害とは？

　末梢神経が障害されると，**障害された神経の支配領域の痛みや異常知覚，感覚低下，脱力**が起こります．ジンジンとした感じを伴う疼痛，触れると誘発される異常知覚などが特徴的です．では，さまざまな神経疾患のなかで，**膠原病よって起こる末梢神経障害**はどのようなときに疑うべきでしょうか．膠原病，特に血管炎による末梢神経障害は**多発性単神経炎**の形態をとります（図1）．**多発性単神経炎は左右非対称の障害分布を呈する**ことが特徴的です．血管炎が起きた部位の血管が閉塞した結果，軸索変性が起こり，それらの神経領域に末梢神経障害がランダムに起こるからです．また，**時間の経過とともに異なる部位に末梢神経障害が起き**ます．例えば，最初に右下腿外側〜足背にかけての感覚が鈍くなり，右足の背屈ができない（腓骨神経領域）などの症状が起こり，その後に左手の第4，5指のしびれが起こる（尺骨神経領域）といったように経過とともに進行する左右非対称の末梢神経障害が現れます（図1）．

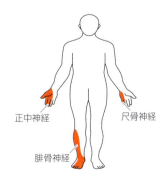

図1　多発性単神経炎の神経障害パターン

> **point**
> - 膠原病，特に血管炎による末梢神経障害は，左右非対称の多発性単神経炎のパターン．
> - 感覚障害や筋力低下は障害された神経の支配領域に強調されることが特徴．

> **memo**
>
> 　血管炎に伴う多発性単神経炎は下肢の末梢神経障害から起こることが多いです．長さが長い末梢神経の方が虚血に陥るリスクがランダム的に高いからと考えられています．
> 　また，多発性単神経炎はANCA関連血管炎のみで起こるわけではありません．サルコイドーシス（肉芽腫によって末梢神経が圧迫）や多巣性慢性炎症性脱髄性多発ニューロパチー（CIDP）によっても起こるため幅広く鑑別診断することが必要です．

② 多発性単神経炎を起こす膠原病疾患

　ANCA関連血管炎〔特に顕微鏡的多発血管炎（MPA）と好酸球性多発血管炎性肉芽腫症（EGPA）〕や**クリオグロブリン血症**といった小血管炎は，細動脈から毛細血管，そして細静脈にわたる**壊死性血管炎**が主体であり，それに伴う虚血，循環障害が神経組織に生じた結果，神経障害が起こります．また**結節性多発動脈炎**といった中型血管炎でも多発性単神経炎を起こします．その他に，血管炎が主たる病態ではないのですが，膠原病疾患に関連して多発性単神経炎が起こることがあります．これらの疾患に悪性関節リウマチ，全身性エリテマトーデス（SLE）やシェーグレン症候群があげられます．

> **point**
> - 多発性単神経炎の主たる原因となる膠原病疾患はANCA関連血管炎（特にMPAとEGPA）および結節性多発動脈炎．

③ 多発性単神経炎の原因となる膠原病の病歴，身体所見

　症状から多発性単神経炎を疑う場合は，まずはANCA関連血管炎（特にMPAとEGPA）を中心とした病歴，身体所見がないかを評価します（**表1**）．病歴，身

324　すべての臨床医が知っておきたいリウマチ・膠原病の診かた

第2部　よくある主要徴候から鑑別しよう

表1　多発性単神経炎の原因となる主な膠原病の病歴，身体所見のポイント

顕微鏡的多発血管炎（MPA）

- 全身の消耗症状（発熱，食思不振，体重減少など），皮疹（紫斑），関節痛

好酸球性多発血管炎性肉芽腫症（EGPA）

- 全身の消耗症状（発熱，食思不振，体重減少など），皮疹（紫斑），関節痛，肺捻髪音（fine crackles）
- 喘息，アレルギー性鼻炎の既往

多発血管炎性肉芽腫症（GPA）

- 全身の消耗症状（発熱，食思不振，体重減少など），皮疹（紫斑），関節痛，肺捻髪音（fine crackles）
- 中耳炎，副鼻腔炎

クリオグロブリン血症

- 全身の消耗症状（発熱，食思不振，体重減少など），皮疹（紫斑，網状皮疹），皮膚潰瘍，関節痛
- C型，B型肝炎の既往

結節性多発動脈炎

- 全身の消耗症状（発熱，食思不振，体重減少など），皮疹（紫斑，網状皮疹），皮膚潰瘍，関節痛
- 消化器症状（腹痛）
- 精巣炎

悪性関節リウマチ

- 全身の消耗症状（発熱，食思不振，体重減少），皮下結節，紫斑，強膜炎，皮膚潰瘍

シェーグレン症候群

- ドライアイ，ドライマウス

体所見ではまずは血管炎の所見を確認し，その後に関節リウマチ（RA）やシェーグレン症候群などの他の多発性単神経炎をきたしうる膠原病の所見がないか確認します．血管炎の問診は全身の消耗症状（発熱，食思不振，体重減少など），喘息，アレルギー性鼻炎の既往（EGPA），中耳炎，副鼻腔炎（GPA），B型・C型肝炎の既往（クリオグロブリン血症），身体所見では左右非対称の末梢神経障害（感覚障害，運動障害），皮疹（点状出血，隆起性のある紫斑），皮膚潰瘍の有無を確認します．滑膜炎（RA，血管炎），口腔乾燥（シェーグレン症候群）の有無も確認します．血管炎に伴う多発性単神経炎は，末梢神経のなかでも下肢では腓骨神経，腓腹神経，上肢では尺骨神経に好発するので[1]，これらの領域に関する問診，診察は注意して行います（**表2**）．

7）神経・筋症状　①手足のしびれ，痛み，脱力　　325

表2　血管炎で起こりうる主な末梢神経障害の症状

腓骨神経
● 下腿前面外側から足背の感覚異常 ● 足関節，足趾の背屈障害，いわゆる"垂れ足"
腓腹神経
● 下腿後面外側から足背外側の感覚異常
脛骨神経
● 足底の感覚障害，足関節の底屈障害
尺骨神経
● 手掌，手背の感覚異常（第4指の半分，第5指） ● 第3，4指の屈曲障害 ● 手指の内転・外転障害
正中神経
● 手掌，手背の感覚異常（第1〜3指，第4指の半分） ● 手首，手指の屈曲障害
橈骨神経
● 手背から前腕の感覚異常 ● 手背の背屈障害

point

● 喘息の既往や紫斑といったANCA関連血管炎に関連した症状に対する問診，診察を特に注意して行う．

● 血管炎で起こりうる末梢神経障害領域を理解し，それらの末梢神経領域に即した問診，診察を行う．

4　多発性単神経炎の原因として膠原病を疑う場合の血液検査

　血算，生化学，肝機能，CRP/ESRなどの炎症反応，尿検査といった検査以外にMPO-ANCA，PR3-ANCA，RF，抗CCP抗体，ANA，クリオグロブリン，B型・C型肝炎のスクリーニング，抗SS-A・抗SS-B抗体を提出します（**表3**）．ANA陽性であれば抗dsDNA抗体といったSLEに対する特異抗体も追加します．

第2部　よくある主要徴候から鑑別しよう

表3　多発性単神経炎の原因として膠原病を疑う場合の検査

- 血算，生化学，肝機能，CRP/ESRなどの炎症反応，尿検査
- MPO-ANCA，PR3-ANCA
- RF，抗CCP抗体
- ANA，抗SS-A・抗SS-B抗体

memo

　血管炎に伴う多発性単神経炎は神経伝導検査を行って診断することもできます．先述のように血管炎による多発性単神経炎は軸索変性が主体となる病態なので，複合筋活動電位の振幅低下が起こります．この所見はギラン・バレー症候群といった脱髄が主体となる疾患とは異なる点です．

　また症例によっては確定診断目的に神経生検を行うことがあります．血管炎の所見として炎症細胞浸潤，フィブリノイド沈着，内弾性板の破壊・断裂などがあれば診断に至ります．

5 症例提示

▶症例

【患者】19歳女性

【現病歴】2ヵ月前から微熱（37度台），全身倦怠感が生じた．4週間ほど前より，右手の第2，3指全体にしびれが起こり，また2週間ほど前より左足にジンジンとした感じを伴う痛みが出現した．階段を上がるときに左足がうまく上がらず，昇降が困難である．

【既往歴】喘息，アレルギー性鼻炎．

【内服歴】プロカテロール水和物吸入剤，ブデソニド/ホルモテロール水和物吸入剤．

【身体所見】バイタルサインは体温37.1度であること以外は正常．心肺音正常．皮疹あり（図2）．右第2，3指の知覚低下あり．左足関節背屈の筋力低下あり．関節の滑膜炎の所見はなし．

【検査所見】

・**血液**：WBC 11,700/μL，好酸球38%と増加．腎機能，肝機能は正常範囲．CRP 2.4 mg/dLと上昇．

・**尿**：正常．

7）神経・筋症状　①手足のしびれ，痛み，脱力　　327

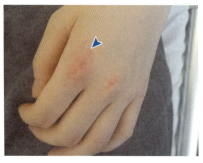 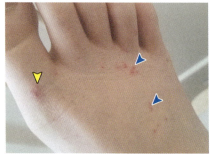

図2　皮膚所見

◆ 解説

　右手指の異常感覚・知覚低下，左足背の異常感覚，左足関節背屈の筋力低下を認め，左右非対称であることからも多発性単神経炎が考えられます．既往に喘息があり，皮疹では点状出血（▶），隆起性のある紫斑（palpable purpura）が（▷），採血では好酸球の著明な増加があり，EGPAを疑います．確定診断目的に皮膚生検を行ったところ，好酸球浸潤と壊死性血管炎の所見を認め，EGPAの確定診断に至りました．採血ではMPO-ANCA陽性でした．入院となり，高用量のグルココルチコイドおよびγグロブリン大量静注療法を行いました．末梢神経障害に伴う症状は改善したものの，後の外来受診では左足背の感覚異常および背屈筋力は完全に正常には戻りませんでした．神経障害がいったん出てしまうと，たとえ血管炎が改善しても後遺症として長く残り患者さんを苦しめることがあります．検査から治療開始まで，迅速に進める必要があります．

◆ 診断：EGPAによる多発性単神経炎

> **point**
> ● 血管炎に伴う多発性単神経炎は後遺症が残る可能性があるため，迅速な検査によって診断し，治療を開始することが求められる．

〈文献〉
1） Blaes F：Diagnosis and therapeutic options for peripheral vasculitic neuropathy. Ther Adv Musculoskelet Dis, 7：45-55, 2015（PMID：25829955）

（神野定男）

第2部　よくある主要徴候から鑑別しよう

7）神経・筋症状

②筋痛・筋力低下

1　その症状は，筋痛？筋力低下？

　リウマチ性疾患とは，関節や骨，筋肉に痛みを伴う疾患を意味します（**第1部 -1**参照）．したがって，筋痛や筋力低下は，リウマチ膠原病の患者ではしばしば認める臨床症状になります．

　筋痛・筋力低下の症状を訴える患者が来院した場合，まず**その主訴が筋痛なのか，それとも筋力低下なのか**ということについて，区別する必要があります．

　例えば，**リウマチ性多発筋痛症（PMR）**では，筋痛は生じますが**筋力低下はきたしません**．しかし，筋痛や関節痛のために上下肢を動かすことが困難になります．一方，**多発性筋炎（PM）/皮膚筋炎（DM）**のような**炎症性筋疾患**では，**筋実質が炎症で破壊**されますので，筋痛も認めますが，**筋力低下の方が主訴**となります．

2　筋痛の鑑別診断

　筋痛を認めた場合，痛みの原因となる部位がどこにあるのかを想像しながら鑑別をすすめます．PMRでは，滑液包およびそこから波及した筋腱に炎症があり，筋実質に炎症はありません．一方，炎症性筋疾患では筋肉に炎症の主座があり，筋痛よりも筋力低下が主症状になります．血管炎症候群では血管，好酸球性筋膜炎では筋膜に炎症の主座があり，それぞれ筋痛として自覚されることがあります．内分泌代謝異常や複合性局所疼痛症候群，線維筋痛症のように，筋肉以外の要因により筋痛が生じる場合もあります（**表1**）．

7）神経・筋症状　②筋痛・筋力低下　　329

表1　筋痛の鑑別診断

病変部位	鑑別疾患
滑液包・筋腱	リウマチ性多発筋痛症
筋肉	炎症性筋疾患，横紋筋融解症，薬剤性ミオパチー，感染性筋炎，筋サルコイドーシス，irAE筋炎
血管	血管炎症候群，閉塞性動脈硬化症
筋膜	壊死性筋膜炎，好酸球性筋膜炎
神経	腰部脊柱管狭窄症，神経根症，帯状疱疹後神経痛，視床痛
その他	甲状腺機能低下症，副腎機能低下症，頚肩腕症候群，線維筋痛症，複合性局所疼痛症候群，エーラス・ダンロス症候群

筋痛をきたしやすい膠原病

🅐PMR

　PMRは筋痛が主訴となる膠原病の代表例です．筋実質に炎症は伴わないためCPKは上昇しません．関節エコーによって上腕二頭筋腱炎腱周囲や三角筋下滑液包，肩峰下滑液包などに液体貯留の所見を認めることが，診断の参考になります．

🅑血管炎症候群

　ANCA関連血管炎や結節性多発動脈炎などの血管炎症候群でも筋痛をきたします．血管炎の場合は，血管炎により筋実質に炎症が起きる場合も，筋膜に炎症をきたす場合もあります．紫斑や神経障害など，ほかの所見から血管炎が疑われる場合は，筋生検を行い血管炎の部位および所見を組織学的に証明することが重要です．

> **point**
> ● 筋痛を起こしやすい膠原病は，PMRや血管炎症候群．

3　筋力低下の鑑別診断

　筋力低下を認める場合，まずは，その原因が筋実質にあるのか，それとも，神経もしくは神経筋接合部にあるのかを鑑別する必要があります．徒手筋力テスト（**図1**）により，筋力低下が近位筋/遠位筋優位なのか，左右対称なのかを確認します．また，神経学的な診察も行い，感覚障害の有無や腱反射の低下/亢進，異

330　すべての臨床医が知っておきたいリウマチ・膠原病の診かた

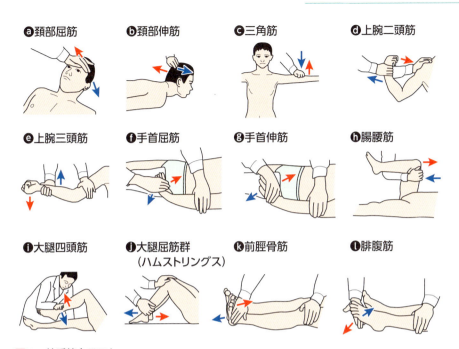

図1　徒手筋力テスト
文献1より引用.
被験者が力を入れる方向（→），検者が抵抗を加える方向（→）.

常反射の有無を確認します.

　筋原性疾患の場合は，左右対称性の近位筋優位の筋力低下を示します．神経原性疾患の場合，例えば末梢神経障害では遠位筋優位で深部腱反射の減弱がみられます．錐体路障害であれば深部腱反射の亢進や病的反射がみられます．神経筋接合部疾患の場合は，明らかな日内変動があり，複視や眼瞼下垂を伴うこと，感覚障害がないことが特徴です．

　炎症性筋疾患以外にも，内分泌異常（甲状腺機能低下症など），電解質異常（低K血症など），感染（インフルエンザや旋毛虫症など），薬剤（スタチンやグルココルチコイドなど）など，筋原性の筋力低下にはさまざまな原因があります（**表2**）．

　炎症性筋疾患に特徴的な近位筋の筋力低下を評価するためには，例えば上肢近位筋であれば肩を挙げる動作が困難，下肢近位筋であれば起き上がりや階段の昇り降りが困難といったことを問診で聞くのがよいでしょう．

表2　筋力低下の鑑別

病変の部位	分類	疾患
筋肉	炎症性筋疾患	● PM/DM ● 免疫介在性壊死性ミオパチー ● 封入体筋炎 ● オーバーラップ症候群
	先天性筋疾患	筋ジストロフィー
	薬剤誘発性ミオパチー	スタチン内服
	内分泌異常	甲状腺機能低下症
	電解質異常	低K血症
	感染症に伴うミオパチー	● インフルエンザ ● HIV ● 化膿性筋炎 ● 旋毛虫症
	アルコール性	アルコール
	ステロイド性	ステロイドミオパチー
	骨格筋壊死	横紋筋融解症
神経	神経疾患	末梢神経障害
		錐体路障害
神経筋接合部	神経筋接合部疾患	重症筋無力症

筋力低下をきたしやすい膠原病

🅐 PM/DM

　PM/DMでは，**左右対称性に近位筋優位に筋力低下**が進行します．「一度しゃがむと立ち上がれない」「洗濯物を干すときに手が上がらない」などの訴えが典型的です．頚部筋の筋力低下による「首が上がらない」「飲み込みにくい，しゃべりにくい」などの症状も重要です．また，徒手筋力検査では，頚部屈筋/伸筋，三角筋，腸腰筋，大腿四頭筋の筋力低下に着目します．

> **point**
> ● 近位筋の評価では，頚部屈筋/伸筋，三角筋，腸腰筋，大腿四頭筋に着目．

　PM/DMを診断する際には，筋炎に加え，皮膚炎と間質性肺炎の確認が重要です．ヘリオトロープ疹，ゴットロン徴候，ショールサイン，Vサインなどの皮疹があればDMの診断につながります．間質性肺炎もしばしば合併しますが，乾性咳嗽や呼吸困難などの明らかな症状を伴わない場合もありますので，必ず聴診を

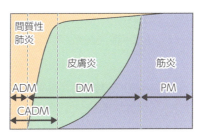

図2 炎症性筋疾患における筋炎・皮膚炎・間質性肺炎のオーバーラップ

文献2をもとに作成.
ADM：無筋症候性皮膚筋炎
CADM：臨床的無筋症候性皮膚筋炎
DM：皮膚筋炎
PM：多発性筋炎

行いfine crackleの有無を確認します.

一般に，典型的なDM皮疹を示すものの筋炎症状がない（amyopathic DM：ADM）もしくは，軽微（clinically amyopathic DM：CADM）の場合には，重篤な間質性肺炎を合併する場合があり注意が必要です（**図2**）.

> **point**
> ● PM/DMを診断する際は，筋炎に加えて，皮膚炎，間質性肺炎を必ず確認する.

PM/DMは自己抗体の種類によって特徴的な臨床症状を示します．抗ARS抗体が陽性の場合，発熱，関節炎，レイノー症状，機械工の手（メカニックスハンド），間質性肺炎をしばしば伴います．抗MDA-5抗体が陽性の場合，前述のように筋症状は伴わない（ADM）もしくは軽微（CADM）ですが，急速進行性間質性肺炎を合併する場合があります．抗Mi-2抗体が陽性の場合，典型的なDM皮疹を示し治療反応性は良好のことが多いです．抗TIF1-γ抗体陽性例では，成人では悪性腫瘍に合併して発症する場合があります．抗ミトコンドリア抗体陽性例では，傍脊柱筋や心筋の障害が目立ちます（**付録表10，11，図5**）.

❸ 免疫介在性壊死性ミオパチー（IMNM）

炎症性筋疾患のなかで，筋生検にて多数の筋壊死・再生所見を認めるものの，リンパ球の浸潤が乏しい疾患群を，**免疫介在性壊死性ミオパチー（IMNM）**と呼びます．抗SRP抗体陽性例では，**高度のCPK上昇を示し，グルココルチコイド**

治療に抵抗性で**再燃しやすい**という特徴があります．スタチンの使用後に誘発されるものもありますが，免疫抑制治療が必要になります（**付録 表10，11，図5**）．

◉封入体筋炎

封入体筋炎は，緩徐進行性で，**特徴的な遠位筋優位（特に手指屈筋）の筋力低下**を示し，「ペットボトルの蓋を開けにくい」などの訴えが目立ちます．筋生検で**縁取り空胞**と呼ばれる特徴的な病理所見を示します．免疫抑制治療には不応性です（**付録 表10，11，図5**）．

◉オーバーラップ症候群

混合性結合組織病（MCTD）やシェーグレン症候群，強皮症などの抗核抗体（ANA）関連CTDでも，しばしば筋炎を合併し，筋力低下を生じえます．これらは**オーバーラップ症候群**と呼ばれます．

4 筋痛・筋力低下の鑑別に有用な検査

筋痛を主訴とする疾患の代表例であるPMRでは，CPK上昇は伴いません．また，PMRには特異的なマーカーはありませんが，炎症反応，とりわけ赤沈値は著明高値になります．血管炎を疑う場合，ANCAも確認します．

筋力低下が主訴の場合，筋実質の障害かを判断するために，筋逸脱酵素（CPK，アルドラーゼ）を確認します．CPK上昇を認めた場合，心筋障害の合併の有無をみるためにCPKアイソタイプやCK-MB，トロポニンTを確認します．炎症性筋炎が疑われる場合は，自己抗体として，抗ARS抗体，抗MDA-5抗体，抗Mi-2抗体，抗TIF1-γ抗体，抗ミトコンドリア抗体などを測定します．

筋炎の診断には，血液検査による筋逸脱酵素の確認に加え，MRI，針筋電図，筋生検が有用です．筋炎があれば，MRIではT1強調で正常信号，STIRまたは脂肪抑制T2強調画像で高信号を示します．針筋電図検査では，low amplitude，short duration，early recruitmentなどの所見を総合的に合わせて筋原性変化を判定します．筋生検では，ホルマリン固定で筋線維の変性・萎縮とリンパ球浸潤を認めます．加えて近年は，凍結標本を用いた多彩な免疫染色も可能です．

第2部 よくある主要徴候から鑑別しよう

5 症例提示

▶症例

【患者】54歳女性

【現病歴】3カ月前の健康診断で肝機能障害を指摘され，脂肪肝を疑われていた．2カ月ほど前から，全身の力が入らないことを自覚するようになった．洗濯物を干すときに腕を挙げられなくなったり，立ち上がるときには何かにつかまらないと立てなくなってきた．首も自然と垂れてしまう．最近は，ものを食べるときにむせるために，嚥下が困難になるときが多い．筋力低下以外に，眼や首の周りが赤くなっている．手指のPIP関節に関節痛を認め，手指の皮膚の伸側も赤くなっている．咳や息切れなし．レイノー現象や眼乾燥・口腔内乾燥の自覚はなし．

【既往歴】糖尿病，高血圧．

【家族歴】筋ジストロフィーの家族歴なし．

【内服歴】高脂血症治療薬の内服なし．

【生活歴】飲酒なし．喫煙なし．

【身体所見】BP 132/70 mmHg，脈拍78回/分．SpO$_2$ 98％（room air）．ヘリオトロープ疹あり．口腔内乾燥なし．甲状腺腫大なし．頚部リンパ節腫脹なし．Vネックサインあり．手指伸側にゴットロン徴候あり．機械工の手なし．指先潰瘍なし．両側手指PIP関節に圧痛と軽度腫脹を認める．胸部聴診にてfine crackleなし．心雑音なし．腹部軟．下腿に紫斑なし．

MMT：頚部屈筋 3，頚部伸筋 3，三角筋 3/3，上腕二頭筋 4/4，上腕三頭筋 4/4，手首屈筋 5/5，手首伸筋 5/5，腸腰筋 4/4，大腿四頭筋 4/4，大腿屈筋群（ハムストリング）4＋/4＋，前脛骨筋 5/5，腓腹筋 5/5．

腱反射：低下も亢進もなし．異常反射なし．神経学的異常所見なし．

【検査所見】

・**血液**：血算正常，CRP 1.2 mg/dL，CPK 1,870 IU/L，LDH 370 IU/L，ALT 134 IU/L，AST 98 IU/L，アルドラーゼ 12.5 U/L，CPKアイソザイムCK-MM 90％，fT4 1.2 ng/dL（正常値0.9～1.7），TSH 3.5 μU/L（正常値0.5～5.0）．抗核抗体陰性（細胞質型），C3 102 mg/dL（正常値80～140），C4 24 mg/dL（正常値11～34），抗ARS抗体陰性，抗Mi-2抗体陰性，抗MDA-5抗体陰性，抗TIF1-γ抗体陽性，抗RNP抗体陰性．

◆ 解説

「洗濯物があげられない，立ち上がれない，飲み込みにくい，首が垂れる」など
の症状は，典型的な近位筋の筋力低下の症状です．MMTでも近位筋優位の筋力
低下が疑われ，神経学的異常所見は認めませんので，筋疾患が疑われます．

皮膚所見にて，ヘリオトロープ疹，Vネックサイン，ゴットロン徴候などの特
徴的な皮疹を認めますので，DMが疑われます．間質性肺炎の合併に注意が必要
ですが，胸部聴診ではfine crackleを認めず，SpO$_2$も正常です．

血液検査では，CPK，アルドラーゼの上昇があり，筋実質に炎症が起きている
ことが示唆されます．健康診断で指摘されていたALTやASTの上昇は，肝障害で
はなくCPKの上昇を反映した変化であった可能性が示唆されます．CPK上昇の
原因となるスタチンの内服や甲状腺機能低下症は，病歴と血液検査所見から否定
されています．

MRI検査を行ったところ，両大腿部にSTIR高信号を認め，針筋電図にて筋原
性変化を認めました．筋生検を行った結果，筋束周縁の筋萎縮（perifascicular
atrophy）と血管周囲のCD4 T細胞の浸潤の所見を認め，DMの診断を確定しま
した（**付録 表10** 参照）．本症例では抗核抗体は陰性ですが，疾患特異自己抗体と
して抗TIF1-γ抗体が陽性でした．抗TIF1-γ抗体陽性のDMの場合，成人では
悪性腫瘍の合併の場合があります．本症例でも悪性腫瘍について検索したところ，
胸部CTにて食道壁の肥厚を認め，上部消化管内視鏡により食道がん（扁平上皮
がん）であることが判明しました．以上より本症例は，最終的に悪性腫瘍に随伴
した抗TIF1-γ抗体陽性DMと診断しました．本症例では，嚥下障害の症状が強
かったため，DMに対するグルココルチコイド治療を先行し，その後に食道がん
に対する治療が行われました．

◆ 診断：皮膚筋炎

〈文献〉
1）「医学生・研修医のための神経内科学 改訂3版」（神田 隆 / 著），中外医学社，2018
2）上阪 等：多発性筋炎・皮膚筋炎の病態・診断・治療．日内会誌，105：1789-1795，2016

（橋本 求）

第2部　よくある主要徴候から鑑別しよう

8）泌尿器症状

①腎病変

1 どのようなときに膠原病に伴う腎病変を疑うか？

● 腎病変を伴う膠原病は？

　膠原病において腎病変は比較的頻繁に認められます．その頻度は疾患によって異なりますが，代表疾患は全身性エリテマトーデス（SLE）であり，診断時に35％の患者で腎病変の所見があり，その後の経過で約50％が腎病変を起こすとの報告があります[1]．SLEに起因する糸球体腎炎を**ループス腎炎**と呼びます．次に重要な疾患としてANCA関連血管炎があげられます．SLE，ANCA関連血管炎では**糸球体腎炎が初発症状で起こる**こともあります．また，急速に進行する場合もあり，早い段階で疑い診断することが重要です．関節リウマチ（RA）ではNSAIDsといった薬剤性の腎障害が比較的多いです．その他に膜性腎症や慢性糸球体腎炎，IgA腎症の合併も報告されています．これらの合併症は長期のRA患者に起こることがほとんどです．その他にシェーグレン症候群や強皮症でも腎障害が起こります[2,3]．一方，筋炎では腎病変は稀です．

● 尿蛋白・尿潜血に注目しよう！

　では，どのようなときに腎病変から膠原病を疑うのでしょうか．それは，スクリーニング検査によって**新たに判明した尿蛋白，尿潜血**です．例えば，尿検査で尿蛋白が0.5 g/日以上という結果が出た場合，病的意義はさらに増します．また血尿が認められた場合は，後に述べるように，尿沈渣にて赤血球円柱といった病的意義のある円柱があるのか，また変形赤血球があるのか再度確認します．これらの所見は糸球体病変の存在を示唆し，膠原病に伴う腎病変を疑うきっかけになります．一方，尿管結石や尿路・膀胱悪性腫瘍では尿潜血は陽性になりますが，

8）泌尿器症状　①腎病変　　337

糸球体病変はないため変形赤血球（あるいは赤血球円柱）は陽性にはなりません.

また**患者の背景因子**も重要です. 例えば若年女性で新たな尿蛋白が認められた場合は，SLEの症状や所見がないか精査することが必要です. 高齢の患者で尿蛋白，尿潜血が新たに認められた場合は，腎結石，悪性腫瘍，感染症といった他の疾患の評価を行いながらもANCA関連血管炎の症状・所見がないかを確認することも重要です. 問診などの診察を入念に行い，膠原病の所見があるかを再評価し，必要に応じて追加の検査を検討します.

> **point**
> - 尿検査にて新たな尿蛋白，尿潜血が発覚した場合は膠原病を疑うきっかけになる.
> - SLE，ANCA関連血管炎に伴う糸球体腎炎は急速に悪化する可能性もあり，早期診断が重要.

② 尿検査でわかること

尿検査ではまず試験紙法で蛋白，潜血の有無を調べ，尿沈渣にて赤血球，円柱の評価を行います. 血尿があり，膠原病による腎障害も鑑別に入る場合は変形赤血球の有無を検査部に確認します. 膠原病における腎病変で問題となるのは糸球体病変ですので，変形赤血球や円柱の存在は膠原病による糸球体病変を疑う根拠になるからです. 円柱のなかでも赤血球円柱や顆粒円柱はより強く糸球体病変の存在を示唆します. その他に白血球円柱は間質性腎炎において典型的な所見ですが，糸球体病変でも認められます. また，尿蛋白が試験紙法で認められれば，尿蛋白/尿クレアチニン比にて尿蛋白の程度を評価します. 尿蛋白が0.5 g/日以上の場合，腎生検を含めたさらなる精査が必要です.

その他に，シェーグレン症候群による急性間質性腎炎の場合，典型例では尿検査で尿潜血や尿蛋白が認められない場合があるので注意が必要です. 尿検査以外の検査（尿細管障害のマーカーなど）から診断していくことが必要です. また，強皮症腎クリーゼは糸球体病変ではありません. しかし，著明な高血圧による高度な糸球体濾過濾過により顕微鏡的血尿や，軽度の尿蛋白といった尿所見を認めることがあります. これらの疾患を疑うときは尿検査以外の検査（尿細管障害のマーカーなど）から診断していくことが必要です. **表1**に，膠原病疾患に伴う腎病変の尿検査異常についてまとめました.

膠原病以外の疾患でも尿潜血や尿蛋白が陽性になるため，他疾患の評価も必要

表1 膠原病疾患に伴う腎病変の尿検査異常

	尿蛋白	尿潜血	変形赤血球, 赤血球円柱	白血球円柱
SLE	+	+	+	+−
ANCA関連血管炎	+	+	+	+−
RAに伴う慢性糸球体腎炎	+	+	+	+−
シェーグレン症候群に伴う間質性腎炎	−	−	−	+
強皮症腎クリーゼ	−〜+	−〜+	−〜+	−

注意点：ANCA関連血管炎に伴う腎病変は一般的には尿蛋白，尿潜血が起こるが尿所見が軽微なこともある.

です．例えば，尿路性血尿の原因となる疾患がないか（腎結石，悪性腫瘍，感染症など），画像検査や泌尿器科コンサルトを行ったり，糸球体病変を疑う所見があったとしても膠原病以外にIgA腎症といった原因疾患がないか精査する必要があります．

> **point**
> ● 尿沈渣における変形赤血球や赤血球円柱，顆粒円柱の存在は糸球体病変の可能性を示唆する.
> ● 尿蛋白が0.5 g/日以上の場合，腎生検を含めたさらなる精査が必要.

3 尿検査異常があった場合に追加する血液検査

　前述のように膠原病の初発症状として腎病変が起こることがあります．特に尿検査にて糸球体病変を疑わせる所見がある場合は膠原病の精査を考慮します（**表2**）．採血では血算，生化学，CRP/ESR，ANA，抗SS-A・抗SS-B抗体，MPO-ANCA，PR3-ANCA，C3，C4を確認します．ANAが陽性であれば疾患特異抗体（抗dsDNA抗体など）を提出します．また，シェーグレン症候群による急性間質性腎炎を疑う場合は尿中β2MGもしくはNAGといった尿細管障害のマーカーを提出します．さらに尿細管性アシドーシスを合併することがあるため血液ガス分析が必要になることもあります．

8）泌尿器症状　①腎病変　　339

表2 尿検査異常があった場合の検査

- 血算，生化学，炎症反応
- ANA，抗SS-A・抗SS-B抗体，C3，C4
- MPO-ANCA，PR3-ANCA
- 尿蛋白/尿クレアチニン比
- 尿中β2MGもしくはNAG（尿細管障害）
- 抗GBM抗体（急性腎不全）
- 必要に応じてエコー，CTといった画像検査

4 腎生検の適応

ループス腎炎における腎生検は，2012年のアメリカリウマチ学会では，「治療歴がなく臨床的にループス腎炎の活動性がみられる場合は禁忌がない限りはすべての患者で適応」と考えられていました[4]．一方，2019年のEULAR/ERA-EDTAでは，初回腎生検の適応として，**1日尿蛋白 > 0.5 g** が再現性をもって認められ，特に糸球体性血尿や細胞性円柱を認める場合とされています[5]．

ANCA関連血管炎を臨床的に疑う場合は，確定診断をつけるためにも，禁忌がなければ腎生検を行います．基本的には先に述べた糸球体病変を疑う尿検査異常を伴うときに腎生検を行いますが，尿検査異常がなくてもクレアチニン値の上昇といった腎機能異常があれば腎生検を考慮してよいかもしれません[6]．

腎生検による生検結果は予後とも関連するため，特に上記の2疾患において適応があれば早期に腎生検を行うことが推奨されます．前述の適応以外でも腎生検を行うことが好ましいケースがありますので，膠原病内科もしくは腎臓内科の医師と相談して腎生検の適応を考慮してください．

> **point**
> - 糸球体病変を疑う尿検査異常を伴う際は腎生検を考慮．

5 症例提示

▶症例

【患者】38歳女性
【現病歴】数カ月前より両足の腫れが徐々に起こり，3カ月前に近医にて尿検査異

340　すべての臨床医が知っておきたいリウマチ・膠原病の診かた

第2部　よくある主要徴候から鑑別しよう

常（尿蛋白3＋，尿潜血3＋），腎機能異常（CRE 1.2 mg/dL）を指摘され，専門医を受診するよう勧められていた．両足の腫れは改善せず，さらに約2週間前から全身倦怠感，嘔気が起こった．またこの1カ月くらいは口内炎が頻繁に起こっている．関節の痛みはないが，指先がなんとなく腫れぼったい感じがある．発熱は否定．

【既往歴】なし．

【内服歴】なし．

【身体所見】バイタルサインは正常．心肺音正常．口腔内に1 cm×2 cmほどの潰瘍あり．明らかな滑膜炎の所見なし．両下腿にpitting edemaあり．

【検査所見】

・血液：WBC 6,400/μL，Hb 10.1 g/dL，Plt 16.5×10^4/μL，BUN 68 mg/dL，CRE 2.2 mg/dL，Na 136 mEq/L，K 5.6 mEq/L，Cl 110 mEq/L，肝機能正常．TP 5.2 g/dL，ALB 2.3 g/dL．

・尿：尿蛋白3＋，尿潜血3＋，尿沈渣（WBC 21～50/HPF，RBC 21～50/HPF，硝子円柱5～9/HPF），CRP 1.32 mg/dL，尿蛋白/クレアチニン比12.5 g/g・Cre．

◆ 解説

　両足に浮腫が起こり，尿蛋白，尿潜血が指摘されていた患者です．その後，全身倦怠感，嘔気が起こり，診察では口腔潰瘍，採血では低アルブミンを認め，尿検査では尿蛋白，尿潜血に加え腎機能悪化が3カ月で進行しており（CRE 1.2→2.2 mg/dL），急性進行性糸球体腎炎を疑う所見です．年齢，性別からもSLEに伴う急性進行性糸球体腎炎を疑い検査したところ，抗核抗体（ANA）：1,280倍（Homogeneousパターン），抗dsDNA抗体上昇（37 IU/mL），補体低下（C3 49 mg/dL，C4 10 mg/dL）を認めSLEに一致しました．腎生検を行ったところ，HE染色にてびまん性のメサンギウム細胞増殖および半月体形成の所見を認め，免疫染色でもIgG，IgA，IgM，C3，C1qいずれも陽性のフルハウスパターンを示したため，びまん性ループス腎炎（IV型）に一致する所見でした（**第1部-3-5 図6参照**）．入院にてグルココルチコイドおよび点滴のシクロホスファミドにて治療開始し，症状，尿蛋白，腎機能とも改善しました．

> **point**
> ● SLEに伴う腎障害は腎機能悪化が起こる前に尿検査異常が出現することが一般的．尿検査異常が起きた段階で膠原病を疑い，精査することが望ましい．

8）泌尿器症状　①腎病変　341

◆ 診断：SLE に伴うびまん性ループス腎炎（Ⅳ型）

〈文献〉

1) Seshan SV & Jennette JC：Renal disease in systemic lupus erythematosus with emphasis on classification of lupus glomerulonephritis: advances and implications. Arch Pathol Lab Med, 133：233-248, 2009（PMID：19195967）

2) Bossini N, et al：Clinical and morphological features of kidney involvement in primary Sjögren's syndrome. Nephrol Dial Transplant, 16：2328-2336, 2001（PMID：11733624）

3) Penn H, et al：Scleroderma renal crisis: patient characteristics and long-term outcomes. QJM, 100：485-494, 2007（PMID：17601770）

4) Hahn BH, et al：American College of Rheumatology guidelines for screening, treatment, and management of lupus nephritis. Arthritis Care Res (Hoboken), 64：797-808, 2012（PMID：22556106）

5) Fanouriakis A, et al：2019 Update of the Joint European League Against Rheumatism and European Renal Association-European Dialysis and Transplant Association（EULAR/ERA-EDTA）recommendations for the management of lupus nephritis. Ann Rheum Dis, 79：713-723, 2020（PMID：32220834）

6) Houben E, et al：Screening for renal involvement in ANCA-associated vasculitis: room for improvement? Neth J Med, 75：21-26, 2017（PMID：28124664）

（神野定男）

第3部
なぜ分子標的薬の
奏効性が重要か？

第3部

なぜ分子標的薬の奏効性が重要か？

薬が効くということは？

　本稿では，いくつかの代表的なリウマチ膠原病に対して現在行われている治療の概要を説明します．ただし，本稿の目的はそれらの疾患の治療の詳細を説明することではありません．それよりも，それぞれの疾患の治療薬，特に分子標的薬の作用を考えることで，それぞれの疾患病態を深く理解し，それを診断に生かしていただくことを目的としています．

　分子標的薬は，**単一の分子**にのみ作用します．そして，それらの分子は，**それぞれ特徴的な臨床症状や検査結果**を伴います．例えば，TNFやIL-6，IL-17，IL-23，1型IFNなどのサイトカインは，関節炎の性状（滑膜炎と付着部炎），血液検査結果（自己抗体や炎症反応），骨破壊の進み方に対し，それぞれ異なる影響を与えます．したがって，各疾患の治療に使われている分子標的薬の標的分子の働きを理解することで，それを鑑別診断を行う際に役立てることができるのです．それでは改めて，そのような視点から，各疾患の治療法の実際をみていきましょう．

1　分子標的薬の奏効性から考える疾患病態 （図1）

　TNF阻害薬は関節リウマチ（RA）と脊椎関節炎（SpA）いずれにも奏効するため，RAとSpAはTNFという共通した根をもち，RAでは加えてIL-6が，SpAでは加えてIL-17/IL23が関与する病態であることがわかります．また，RAに対してT細胞活性化にかかわるCD80/86を抑えるCTLA4-Igが奏効することは，RAがACPAなどの自己抗体がかかわる自己免疫疾患であることと矛盾しません．JAK阻害薬は複数のサイトカインシグナルを阻害するため，RAにもSpAにも奏効し

344　すべての臨床医が知っておきたいリウマチ・膠原病の診かた

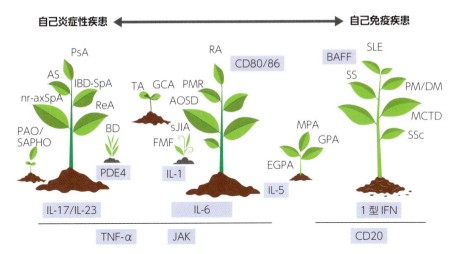

図1 分子標的薬の奏効性から考える疾患病態にかかわる因子
　：病態にかかわる因子.

　ます．掌蹠膿疱症ではIL-17/23阻害薬，ベーチェット病（BD）ではTNF阻害薬やPDE4阻害薬が奏効することから，これらはSpAと共通する病態をもつと考えられます．炎症マーカーのCRPはIL-6により誘導されるため，RAに加え巨細胞性動脈炎（GCA）や高安動脈炎（TA），成人スチル病（AOSD），全身型若年性特発性関節炎（sJIA），家族性地中海熱（FMF）などの高い炎症反応を伴う病態にはIL-6阻害薬が奏効します．IL-1は発熱物質のため，sJIAやFMFなどの高熱を示す病態にIL-1阻害薬が奏効します．全身性エリテマトーデス（SLE）においてB細胞標的療法であるBAFF阻害薬や抗CD20抗体が，強皮症，ANCA関連血管炎においても抗CD20抗体が奏効することは，これらの疾患がANAやANCAなどの自己抗体が関与する自己免疫疾患であることと矛盾しません．RAではTNFが関与するため骨破壊が起こりますが，SLEでは1型IFNが関与しますので骨破壊が起こりません．EGPAでは好酸球を標的とするIL-5阻害薬が奏効します．

> **memo　分子標的薬には2種類ある？**
> 　これまでリウマチ膠原病の治療に使われてきた従来型抗リウマチ薬（csDMARDs）と異なり，分子標的薬は単一の分子に作用します．そして，分子標的薬は，**抗体製剤もしくは生物学的製剤**（biological-DMARDs：**bDMARDs**, 抗体製剤とも呼ぶ）と，**低分子分子標的治療薬**（targeted synthetic-DMARDs：**tsDMARDs**）という2種類に分けられます（表1）．

なぜ分子標的薬の奏効性が重要か？　345

1）抗体製剤／生物学的製剤

抗体製剤／生物学的製剤は，免疫グロブリンですので分子量は9〜15万Daときわめて大きく，タンパク質であることから**注射による治療**が必要です．抗体の性質として，標的分子にしか基本的には結合しないためにその特異性はきわめて高く，増量したとしてもその標的分子以外は中和されませんので，副作用が劇的に増えることはありません．またタンパク質ですので，肝・腎機能に負担をかけることもありません．一方，タンパク質であるために，投与をくり返すうちにその抗体蛋白に対する抗体ができて治療効果の減弱につながる場合があります．

2）低分子分子標的治療薬

低分子分子標的治療薬は，細胞内シグナル伝達物質など，ある特定の分子に特異的に結合する分子を化学的に合成してつくったものです．低分子化合物ですので**経口投与できます**．ただし，細胞内分子を標的とするため，生物学的製剤よりも特異性が低いです．

例えば生物学的製剤のIL-6阻害薬がIL-6という単一のサイトカインを阻害するのに対し，JAK阻害薬ではIL-6，IL-2，GM-CSF，1型IFN，2型IFNなどのJAK-STAT分子のかかわる複数のサイトカインシグナルを阻害します．肝臓や腎臓で代謝を受けるため，**肝・腎障害がある場合は用量調整が必要**です．

表1　生物学的製剤と低分子分子標的治療薬の違い

	生物学的製剤 bDMARDs	低分子分子標的治療薬 tsDMARDs
性状	抗体（免疫グロブリン）	低分子化合物
分子量	9〜15万Da	500 Da以下
標的分子	細胞外または細胞表面受容体	細胞内
投与経路	注射	経口
阻害する サイトカイン	単一	複数
作用時間	長い	短い
特異性	非常に高い	比較的高い
代謝排泄経路	網内系 　→肝・腎障害起こりにくい	肝臓や腎臓 　→肝・腎障害起こりえる
抗製剤抗体	あり	なし
例	TNF阻害薬，IL-6阻害薬，CTLA4-Ig，IL-17阻害薬，IL-23（/IL-12）阻害薬，IL-1阻害薬，抗CD20抗体，BAFF阻害薬，1型IFN阻害薬，IL-5阻害薬	JAK阻害薬，PDE4阻害薬，C5aR拮抗薬，チロシンキナーゼ阻害薬

文献1より引用．

第3部

2 現在使用可能な分子標的薬

　現在，**表2**にまとめた分子標的薬が，それぞれの膠原病病態に対して使用可能となっています．本書では，リウマチ膠原病を**表3**のような関節炎グループに分けて病態を説明してきましたが，この**表3**のサイトカイン依存性の項目は，これらの分子標的薬の奏効性にもとづいて記載しています．分子標的薬の奏効性から考えられる各疾患グループの病態について**図1**にまとめています．

表2　分子標的薬とそれらの薬剤が奏効することが知られている膠原病

分子標的薬が奏効する疾患	有効な分子標的薬
①RA	TNF阻害薬，IL-6阻害薬，CTLA4-Ig，JAK阻害薬，（RANKL阻害薬）
②SpA	TNF阻害薬，IL-17阻害薬，IL-23（/IL-12）阻害薬，JAK阻害薬，PDE4阻害薬
③BD	PDE4阻害薬，TNF阻害薬
④大血管炎（GCA，TA）	IL-6阻害薬
⑤AOSD，sJIA，FMF	IL-6阻害薬，IL-1阻害薬
⑥SLE	BAFF阻害薬，1型IFN阻害薬，抗CD20抗体
⑦SSc	抗CD20抗体
⑧ANCA関連血管炎（MPA，GPA）	抗CD20抗体，C5aR拮抗薬
⑨ANCA関連血管炎（EGPA）	IL-5阻害薬
⑩CTD-ILD	チロシンキナーゼ阻害薬

なぜ分子標的薬の奏効性が重要か？　　347

表3 関節炎のグループと病態

	RA	OA	SpA	CTD ※	PMR	Crystal	Infectious
①発症様式	慢性多	慢性単 慢性多	慢性多	慢性多	急性多	急性単 急性多	急性単 急性多
②性状	滑膜炎	骨棘	付着部炎	結合組織	滑液包炎 筋腱炎	結晶	感染
③部位分布	対称性 小関節優位	負荷関節	非対称 少数関節	対称性 小関節優位	大関節優位	第1MTP 膝	細菌性とウ イルス性で 異なる
④関節外 症状	皮下結節 肺病変 強膜炎 血管炎	なし	乾癬 腸炎 虹彩炎	レイノー現 象 間質性肺炎 血管炎	側頭動脈炎	なし	ウイルス性 発疹,淋 菌,IEに注 意
⑤血液検査	自己抗体 +,- 炎症反応+	自己抗体- 炎症反応-	自己抗体- 炎症反応+	自己抗体 +,- 炎症反応+	自己抗体- 炎症反応 ++	自己抗体- 炎症反応 ++	自己抗体- 炎症反応 ++
⑥画像検査	骨破壊 骨粗鬆症	骨棘 骨硬化	骨破壊 骨新生	骨破壊なし	滑液包炎	痛風結節	細菌性:骨 破壊あり ウイルス 性:骨破壊 なし
⑦関節液 検査	WBC+	WBC+/-	WBC+	穿刺は困難	WBC+	WBC+ 結晶	WBC++ 培養陽性
サイトカイ ン依存性	TNF IL-6	－	TNF IL-17/23	1型IFN	IL-6	IL-1	－

※この表におけるCTDは,SLEや症候群などのANA関連のCTDを意味する.

3 各疾患の治療アルゴリズムと分子標的薬の奏効性

　ここでは,各疾患に対して,①それぞれの疾患の治療アルゴリズムの概要を紹介し,次に,②各疾患の治療に使用される分子標的薬について紹介します.そして最後に,③それら分子標的薬の奏効性から考えられる疾患病態について考察します.

1) RAに対して有効な薬剤

　RA治療では,第一選択薬として,禁忌がなければメトトレキサート（MTX）による治療が選択されます.MTXが使用困難な場合は,サラゾスルファピリジン（SSZ）,ブシラミン（BUC）,レフルノミド（LEF）,タクロリムス（TAC）,イグラチモド（IGU）などのcsDMARDsが使用されます.これらのcsDMARDsが奏

348　すべての臨床医が知っておきたいリウマチ・膠原病の診かた

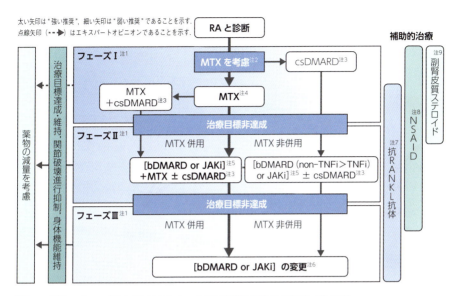

図2 関節リウマチ診療ガイドライン2024改訂 薬物治療アルゴリズム

注1：原則として6か月以内に治療目標である「臨床的寛解もしくは低疾患活動性」が達成できない場合には，次のフェーズに進む．治療開始後3か月で改善がみられなければ治療を見直し，RF/ACPA陽性（特に高力価陽性）や早期からの骨びらんを有する症例は関節破壊が進みやすいため，より積極的な治療を考慮する．
注2：禁忌事項のほかに，年齢，腎機能，肺合併症などを考慮して決定する．
注3：MTX以外のcsDMARDを指す．
注4：皮下注射投与は，内服よりも優れた有効性と同等以上の安全性が期待されるが，コスト面からMTX未投与患者ではまず内服を優先する．
注5：短期的治療ではTNF阻害薬とJAK阻害薬の有用性はほぼ同等だが，長期安全性，医療経済の観点からbDMARDを優先する．JAK阻害薬使用時には，悪性腫瘍，心血管イベント，血栓イベントのリスク因子を考慮する．
注6：TNF阻害薬で効果不十分な場合は，他のTNF阻害薬よりも非TNF阻害薬への切り替えを優先する．
注7：疾患活動性が低下しても骨びらんの進行がある患者，特にRF/ACPA陽性患者で使用を考慮する．
注8：疼痛緩和目的に必要最小量で短期間が望ましい．
注9：早期かつcsDMARD使用RAに必要最小量を投与し，可能な限り短期間（数か月以内）で漸減中止する．再燃時などに使用する場合も同様である．
RA：関節リウマチ，MTX：メトトレキサート，csDMARD：従来型合成疾患修飾（性）抗リウマチ薬，bDMARD：生物学的疾患修飾（性）抗リウマチ薬，JAKi：ヤヌスキナーゼ阻害薬，TNFi：TNF阻害薬，RANKL：receptor activator of NF-κB ligand，NSAID：非ステロイド抗炎症薬
文献2，p17より転載．

効しなかった場合には，TNF阻害薬，IL-6阻害薬，CTLA4-Igといった生物学的製剤や，病態に応じてJAK阻害薬が選択されます（図2，3）．

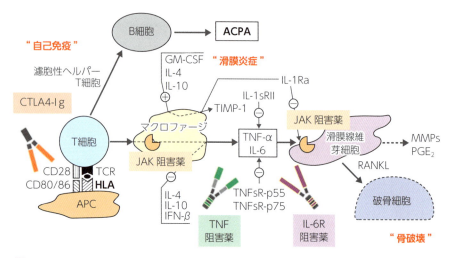

図3　関節リウマチの病態と分子標的薬の作用点

RAでは，1）抗原提示細胞（APC）から自己抗原（シトルリン化蛋白など）の提示を受け，T細胞が活性化する（"自己免疫"の病相）．2）T細胞がマクロファージを活性化しTNFやIL-6などの炎症性サイトカインの産生を促す．3）TNFやIL-6の刺激を受けた滑膜線維芽細胞（FLS）が，自らもTNFやIL-6を産生し，それがさらにマクロファージやFLSからのTNFやIL-6の産生を促進することで，悪性サイクル（vicious cycle）を形成する（"滑膜炎症"の病相）．4）T細胞はB細胞を活性化し，ACPAなどの自己抗体の産生を誘導する．これらの自己抗体も関節炎症を促進する．5）遷延する炎症の結果，破骨細胞の分化が促進され，骨破壊に至る（"骨破壊"の病相）．TNF阻害薬，IL-6阻害薬，CTLA4-Ig，JAK阻害薬などの分子標的薬は，主として図に示したポイントに対して作用することで，RAの疾患病態に奏効する．

● TNF阻害薬とIL-6阻害薬の奏効性

　サイトカインを阻害する生物学的製剤としては，TNF阻害薬とIL-6阻害薬が奏効します（**表4，5**）．TNFとIL-6は，滑膜細胞の増生をもたらします．RAではこれらが過剰に産生されるため関節局所に著明な滑膜肥厚がみられ（**第1部-3-2**参照），それはエコーやMRIでも確認できます（**第1部-3-7，8**参照）．さらに，これらは骨破壊を誘導するサイトカインでもありますので，骨びらん（erosion）と呼ばれる特徴的な骨破壊，および傍関節骨粗鬆症をきたします（**第1部-3-6**参照）．

　IL-6は，CRP産生を誘導するサイトカインですので（**第1部-3-5**参照），IL-6阻害薬はCRPやESRなどの炎症反応が高値となるRAに対して強みを発揮します．RA以外でも，炎症反応が著明となる疾患（AOSD，sJIA，GCA，TA）においてIL-6阻害薬は効果を示します．

　TNF阻害薬はMTXの併用にて最大の効果を，IL-6阻害薬はMTX併用の有無にかかわらず効果を発揮するという特徴があります．

表4　RAに対するTNF阻害薬の投与例

薬剤名	標的分子	投与方法	1回投与量	投与間隔	コメント
インフリキシマブ	TNF	点滴	3 mg/kg	0, 2, 6週, 以降8週おき	MTX併用必須．効果不十分の場合，最大10mg/kgまでの増量，または，最短4週間まで投与間隔の短縮（投与間隔短縮した場合は6mg/kgを上限）が可能．
エタネルセプト	TNF	皮下注	25〜50 mg	週1回	
		皮下注	10〜25 mg	週2回	
アダリムマブ	TNF	皮下注	40 mg	2週に1回	効果不十分の場合，80 mgに増量可能（MTX非併用時）
ゴリムマブ	TNF	皮下注	50 mg	4週に1回	MTX併用時：効果不十分の場合は100 mgへの増量が可能
		皮下注	100 mg	4週に1回	MTX非併用時
セルトリズマブ・ペゴル	TNF	皮下注	400 mg（4週まで），200 mg（4週以降）	2週に1回	症状安定後は，400 mg4週に1回の投与も可
オゾラリズマブ	TNF	皮下注	30 mg	4週に1回	

表5　RAに対するIL-6阻害薬の投与例

薬剤名	標的分子	投与方法	1回投与量	投与間隔	コメント
トシリズマブ	IL-6レセプター	点滴	8 mg/kg	4週に1回	
		皮下注	162 mg	2週に1回	効果不十分の場合週1回に期間短縮が可能
サリルマブ	IL-6レセプター	皮下注	200 mg	2週に1回	患者の状態に応じて1回150 mgへの減量が可能

● CTLA4-Ig の奏効性

RAでは，T細胞の補助刺激分子CD80/86を抑える生物学的製剤CTLA4-Igも奏効します（**表6**）．このことは，RAがSpAと異なり，ACPAやRFなどの自己抗体が陽性となる自己免疫疾患であることと深く関係しています．CTLA4-Igは，T細胞を介してB細胞の自己抗体産生をも抑制しますので（**図3**），この薬剤はACPAやRFなどの自己抗体が陽性のRAにおいて，奏効性が高いことが知られています．本邦では保険適用はありませんが，欧米ではB細胞を抑える抗CD20抗体も使用

なぜ分子標的薬の奏効性が重要か？　　351

表6　RAに対するCTLA4-Igの投与例

薬剤名	標的分子	投与方法	1回投与量	投与間隔	コメント
アバタセプト	CD80/86	点滴	500 mg（体重60 kg未満） 750 mg（体重60 kg以上100 kg以下） 1,000 mg（体重100 kgを超える）	2週に1回（4週まで），4週に1回（4週以降）	
		皮下注	125 mg	週1回	

表7　RAに対するJAK阻害薬の使用例

薬剤名	標的分子	投与方法	1回投与量	投与間隔	コメント
トファシチニブ	JAK1, 2, 3, (TYK2)	経口	5 mg	1日2回	状態に応じて1日1回5 mgに減量可
バリシチニブ	JAK1, 2	経口	4 mg	1日1回	状態に応じて1日1回2 mgに減量可
ペフィシチニブ	JAK1, 2, 3, TYK2	経口	150 mg	1日1回	状態に応じて1日1回100 mgに減量可
フィルゴチニブ	JAK1	経口	200 mg	1日1回	状態に応じて1日1回100 mgに減量可
ウパダシチニブ	JAK1, (JAK2)	経口	15 mg	1日1回	状態に応じて1日1回7.5 mgに減量可

されます.

● JAK阻害薬の奏効性

　低分子分子標的治療薬としては，JAK阻害薬が奏効します（**表7**）．JAK阻害薬は，JAK-STAT経路を使う複数のサイトカインシグナルを阻害しますので（🖉memo参照），有効性は高く，MTX併用の有無にかかわらず効果を発揮します.

● RANKL阻害薬の奏効性

　また，本邦では，RAの骨破壊に対してRANKL阻害薬の使用も保険が適用されています．ただしRANKL阻害薬は，骨破壊は抑制しても関節炎は抑制しない点に注意が必要です.

2) SpAに対して有効な薬剤

　SpAは，乾癬（PsO），乾癬性関節炎（PsA），反応性関節炎（ReA），強直性脊椎炎（AS），炎症性腸疾患関連関節炎（IBD-SpA）などを含む疾患群で，付着部

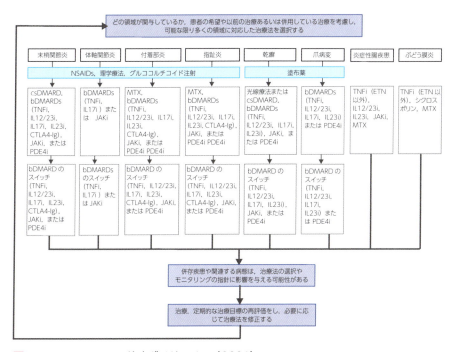

図4 GRAPPAのPsA治療ガイドライン（2021）
文献3より引用.

炎，虹彩炎，脊椎炎，腸炎などの共通する臨床的特徴をもちます（**第1部-2**参照）．SpAのなかで分子標的薬の適用が認められているのは，PsO・PsAとAS・non-radiographic axial SpA（nr-axSpA）になります．

PsAやASの治療ガイドラインでは，その臨床病態（末梢関節炎，体軸関節炎，付着部炎，指趾炎，皮疹，爪病変，炎症性腸炎，ぶどう膜炎）に応じて，治療法が考慮されます（**図4**）．乾癬皮疹や末梢関節炎に対しては，塗布薬やNSAIDs，MTX，SSZなどのcsDMARDsがまず使用され，それらに対して不応性であった場合に，分子標的薬〔bDMARDs：TNF阻害薬，IL-17阻害薬，IL-23（/IL-12）阻害薬，tsDMARDs：JAK阻害薬，PDE4阻害薬〕が考慮されます．脊椎炎や付着部炎，爪病変などの病態に対しては，NSAIDsに不応性の場合に分子標的薬が考慮されます．

● **TNF阻害薬，IL-17阻害薬，IL-23（/IL-12）阻害薬の奏効性**

乾癬や乾癬性関節炎，脊椎炎，付着部炎，指趾炎，爪病変などSpAのさまざまな病態に対して，TNF阻害薬，IL-17阻害薬，IL-23（/IL-12）阻害薬の3種類の

表8 PsO/PsAに対するTNF阻害薬の投与例

薬剤名	標的分子	投与方法	1回投与量	投与間隔	コメント
インフリキシマブ	TNF	点滴	5 mg/kg	0, 2, 6週、以降8週おき	効果不十分の場合，最大10mg/kgまでの増量，または，最短4週間まで投与間隔の短縮（投与間隔短縮した場合は6mg/kgを上限）が可能.
アダリムマブ	TNF	皮下注	40 mg（初回80 mg）	2週に1回	効果不十分な場合には1回80 mgに増量可
セルトリズマブ・ペゴル	TNF	皮下注	400 mg	2週に1回	症状安定後は，1回200mgを2週に1回，または1回400mgを4週に1回で投与可

※PsAに対するセルトリズマブ・ペゴルの使用量は，RAに対する使用量より多い.

表9 PsO/PsAに対するIL-17阻害薬の投与例

薬剤名	標的分子	投与方法	1回投与量	投与間隔	コメント
セクキヌマブ	IL-17A	皮下注	300 mg	1週に1回（4週まで），4週に1回（4週以降）	体重60 kg以下の場合，150 mgでの投与可
イキセキズマブ	IL-17A	皮下注	80 mg（初回160mg）	2週に1回（12週まで），4週に1回（12週以降）	効果不十分の場合，2週に1回を継続可
ブロダルマブ	IL-17レセプター	皮下注	210 mg	1週に1回（2週まで），2週に1回（2週以降）	
ビメキズマブ	IL-17A/F	皮下注	320 mg	4週に1回（16週まで），8週に1回（16週以降）	PsO：患者の状態に応じて16週以降も4週に1回を継続可.PsA：PsAでの使用法は，AS/nr-axSpAでの用法・用量と同様

生物学的製剤の使用が考慮されます（**表8～10**）. RAではTNF阻害薬とIL-6阻害薬が奏効しましたが，SpAではTNF阻害薬とIL-17/23阻害薬が奏効します. TNFとIL-6は滑膜細胞の増殖を促すサイトカインですので，RAでは著明な滑膜炎がみられます. 一方，TNFとIL-17/IL-23は付着部炎の病態に寄与するサイト

表10　PsO/PsAに対するIL-23（/IL-12）阻害薬の投与例

薬剤名	標的分子	投与方法	1回投与量	投与間隔	コメント
ウステキヌマブ	IL-12/23	皮下注	45 mg	4週に1回（4週まで），12週に1回（4週以降）	効果不十分の場合90 mgに増量可
グセルクマブ	IL-23	皮下注	100 mg	4週に1回（4週まで），8週に1回（4週以降）	
リサンキズマブ	IL-23	皮下注	150 mg	4週に1回（4週まで），12週に1回（4週以降）	状態に応じて75 mgに減量可

カインですので，SpAでは付着部炎が主となります（**第1部-3-2**参照）．X線検査の特徴も異なります．TNFやIL-6は，骨代謝に影響を与え，破骨細胞分化を促進し骨芽細胞分化を抑制しますので，RAでは傍関節骨粗鬆症を伴う骨破壊を示します．一方，IL-17は，破骨細胞分化を促進するとともに骨芽細胞の分化を促す作用ももっています．そのために，SpAでは骨新生を伴う骨破壊を示すのです（**第1部-3-6**参照）．なお，RAではCTLA4-Igが奏効しますがSpAでは奏効しないことも，RAがACPAという自己抗体が関与する自己免疫疾患であり，SpAが自己抗体の検出されない自己炎症性疾患であることと合致します（**第1部-1**参照）．

> **point**
> ● RAではTNF・IL-6が，SpAではTNF・IL-17・IL-23が病態に重要な役割を果たす．そのためRAとSpAでは関節炎の性状およびX線所見の特徴が異なる．

なお，SpAのなかでも，病態によって生物学的製剤の効き方は少しずつ異なります．例えば，脊椎炎の病態に対しては，TNF阻害薬，IL-17阻害薬は奏効しますが（**表11，12**），IL-23阻害薬は奏効しません．ここから脊椎炎はよりTNFとIL-17への依存性が高い病態であることが分かります．一方，炎症性腸炎に対しては，TNF阻害薬，IL-23阻害薬が有効ですが，IL-17阻害薬の有効性は示されていません．このことから，腸炎はよりTNFとIL-23への依存性が高い病態であるといえます．

掌蹠膿疱症（palmoplantar pustulosis：PPP）でもIL-17/23阻害薬は有効性を示します（**表13，14**）．IL-17/23阻害薬が奏効することと，X線にて骨形成性変

なぜ分子標的薬の奏効性が重要か？　355

表11 ASに対するTNF阻害薬の投与例

薬剤名	標的分子	投与方法	1回投与量	投与間隔	コメント
インフリキシマブ	TNF	点滴	5 mg/kg	0, 2, 6週, 以降6〜8週おき	
アダリムマブ	TNF	皮下注	40 mg	2週に1回	効果不十分の場合80 mgに増量可

表12 AS/nr-axSpAに対するIL-17阻害薬の投与例

薬剤名	標的分子	投与方法	1回投与量	投与間隔	コメント
セクキヌマブ	IL-17A	皮下注	150 mg	1週に1回（4週まで）, 4週に1回（4週以降）	
イキセキズマブ	IL-17A	皮下注	80 mg	4週に1回	
ブロダルマブ	IL-17レセプター	皮下注	210 mg	1週に1回（2週まで）, 2週に1回（2週以降）	
ビメキズマブ	IL-17A/F	皮下注	160 mg	4週に1回	

表13 PPPに対するIL-17阻害薬の投与例

薬剤名	標的分子	投与方法	1回投与量	投与間隔	コメント
ブロダルマブ	IL-17レセプター	皮下注	210 mg	1週に1回（2週まで）, 2週に1回（2週以降）	

表14 PPPに対するIL-23阻害薬の投与例

薬剤名	標的分子	投与方法	1回投与量	投与間隔	コメント
グセルクマブ	IL-23	皮下注	100 mg	4週に1回（4週まで）, 8週に1回（4週以降）	
リサンキズマブ	IL-23	皮下注	150 mg	4週に1回（4週まで）, 12週に1回（4週以降）	

化を示すことからも，PPPやPAO/SAPHOはSpAと共通する病態をもつ疾患であることがわかります（**第1部-3-6**参照）.

● JAK阻害薬の奏効性

JAK阻害薬は，IL-12/23や1型IFNなどのSpAにかかわる複数のサイトカインシグナルを阻害します．そのために，JAK阻害薬は，PsOやPsA，ASなどSpAの

表15 PsA，AS，nr-axSpA に対する JAK 阻害薬の使用例

薬剤名	標的分子	投与方法	1回投与量	投与間隔	コメント
ウパダシチニブ	JAK1（JAK2）	経口	15 mg	1日1回	

表16 PsO に対する JAK 阻害薬の使用例

薬剤名	標的分子	投与方法	1回投与量	投与間隔	コメント
デュークラバシチニブ	TYK2	経口	6 mg	1日1回	

表17 PsO/PsA に対する PDE4 阻害薬の投与例

薬剤名	標的分子	投与方法	1回投与量	投与間隔	コメント
アプレミラスト	PDE4	経口	30 mg	1日2回	開始時は，初回10 mg 1日1回から開始し，2日目より1日2回として6日間で漸増する

様々な病態への有効性が示されています（**表15，16**）．

● PDE4 阻害薬の奏効性

PsO/PsA の乾癬皮疹，爪病変，末梢関節炎，付着部炎，指趾炎に対しては，PDE4 阻害薬も奏効します（**図4**）．

PDE4 阻害薬は，細胞内の cAMP 濃度を上げ，TNF や IL-23，IL-17 などの炎症性サイトカインの産生を抑制します．そのため，PDE4 阻害薬は，PsO や PsA などへの有効性が示されています（**表17**）．

3）ベーチェット病に対して有効な薬剤

ベーチェット病（BD）では，粘膜・皮膚病変および眼病変の抑制のためにコルヒチンが使用されます．白血球の遊走を抑制するコルヒチンは，家族性地中海熱症（FMF）の基本治療薬であり，FMF の診断基準にも含まれています（**付録 表19，図8**）．FMF と BD の両方にコルヒチンが奏効することから，BD が FMF などと類縁性をもつ自己炎症性疾患の1つでもあることが示唆されます．

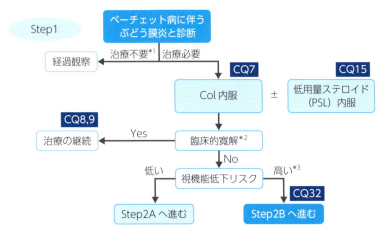

*1 視機能に影響しない軽い眼炎症発作であると判断される場合
*2 臨床的寛解は発作が6か月間以上みられない状態とし，達成できなくても低疾患活動性を目指す
*3 眼発作を頻発する症例，後極部に眼発作を生じる症例，視機能障害が著しく失明の危機にある症例では早期のTNF阻害薬導入を検討する

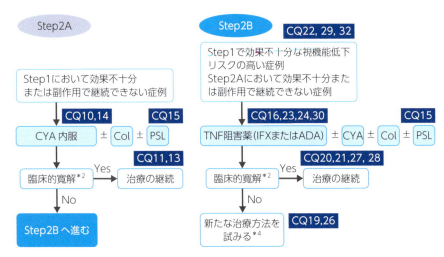

*2 臨床的寛解は発作が6か月間以上みられない状態とし，達成できなくても低疾患活動性を目指す
*4 保険外治療に関しては各施設における倫理委員会の承認が必要

図5 ベーチェット病の眼発作抑制治療のアルゴリズム
文献4, p57より転載.

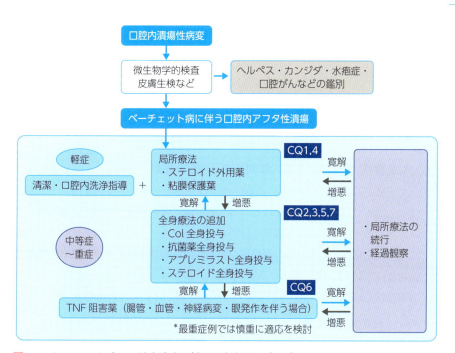

図6 ベーチェット病の口腔内潰瘍に対する治療アルゴリズム
文献4, p54より転載.

● TNF阻害薬の奏効性

BDの眼病変でコルヒチン, グルココルチコイド, シクロスポリンA (CsA) の治療に抵抗性がある場合や, 消化管ベーチェット, 血管ベーチェット, 神経ベーチェットでMTXやAZAなどのcsDMARDs治療に抵抗性がある場合に, TNF阻害薬の使用が考慮されます (**表18**, **図5**).

表18 BD (難治性ぶどう膜炎, 腸管病変) に対するTNF阻害薬の投与例

薬剤名	標的分子	投与方法	1回投与量	投与間隔	コメント
インフリキシマブ	TNF	点滴	5 mg/kg	0, 2, 6週, 以降8週おき	腸管病変は効果不十分の場合10 mg/kgへの増量が可能
アダリムマブ	TNF	皮下注	40 mg	2週に1回	初回160 mg, 2回目80 mg, 以降40 mg

● PDE4阻害薬の奏効性

BDに伴うアフタ性潰瘍で，局所療法に対して不応性の場合に，PDE4阻害薬の使用が考慮されます（**表19**，**図6**）．

BDにおいて，SpAと同様にTNF阻害薬やPDE4阻害薬が有効であることは，BDがSpAと共通する病態をもつ類縁疾患であることを示唆しています（**図1**，**第1部-3-4** memo②参照）．

4）大血管炎（GCA，TA）に対して有効な薬剤

大血管炎GCAおよびTAの治療では，まずはグルココルチコイドによる治療（PSL 0.5～1 mg/kg/日）が行われます．眼症状，神経症状が出現した場合にはグルココルチコイド・パルス療法の併用も考慮されます．グルココルチコイド治療に抵抗性の場合，あるいは，副作用のためにグルココルチコイドの減量が望まれる場合に，MTX，アザチオプリン（AZA），シクロホスファミド（CYC）などのcsDMARDs，または，IL-6阻害薬の使用が考慮されます（**付録 図9，10**）．

● IL-6阻害薬の奏効性

グルココルチコイド治療に抵抗性のGCAやTAに対して，IL-6阻害薬の有効性

表19　BDに対するPDE4阻害薬の使用例

薬剤名	標的分子	投与方法	1回投与量	投与間隔	コメント
アプレミラスト	PDE4	経口	30 mg	1日2回	開始時は，初回10 mg 1日1回から開始し，2日目より1日2回として6日間で漸増する

表20　GCAに対するIL-6阻害薬の投与例

薬剤名	標的分子	投与方法	1回投与量	投与間隔	コメント
トシリズマブ	IL-6レセプター	皮下注	162 mg	週1回	

表21　TAに対するIL-6阻害薬の投与例

薬剤名	標的分子	投与方法	1回投与量	投与間隔	コメント
トシリズマブ	IL-6レセプター	皮下注	162 mg	週1回	

が示されています（**表20**, **21**）．IL-6はCRPに代表される炎症反応を誘導する
サイトカインですが，GCAやTAではしばしばCRPが著明高値を示します（**第1
部-3-5 ❷**参照）．このことから，GCAやTAなどの大血管炎が，IL-6が関与する
病態であることがわかります（**図1**）．

5）AOSD，sJIA，FMF に対して有効な薬剤

成人スチル病（AOSD）および全身型JIA（sJIA）では，まずグルココルチコイ
ド（PSL 0.5 mg/kg/日）による治療が行われます．血球貪食症候群やDICなどの
重篤な合併症がある場合には，グルココルチコイド・パルス療法が併用されます．
グルココルチコイド治療に抵抗性の場合に，MTXやCsAなどのcs
DMARDs，あるいは，IL-6阻害薬の使用が考慮されます．

● IL-6 阻害薬の有効性

グルココルチコイド治療に抵抗性のAOSDやsJIAに対して，IL-6阻害薬の有
効性が示されています（**表22**）．これらの疾患も，炎症反応が極めて高値になる
疾患ですので，IL-6が深くかかわる病態であることが理解できます．

● IL-1 阻害薬の有効性

IL-6阻害薬に不応性のsJIAでは，IL-1阻害薬も使用可能です（**表23**）．IL-1
阻害薬は，コルヒチン不応性の家族性地中海熱症（FMF）に対しても使用されま
す（**表24**）．また，欧米では，治療抵抗性の痛風に対してもIL-1阻害薬が使用さ
れます．IL-1は，インフラマソームと呼ばれる自然免疫の活性化により産生され
る発熱物質ですので（**第1部-3-4 memo⑥**参照），これらの疾患では共通して高
熱をきたすことがあることが理解できます．

表22　AOSD，sJIA に対するIL-6 阻害薬の投与例

薬剤名	標的分子	投与方法	1回投与量	投与間隔	コメント
トシリズマブ	IL-6レセプター	点滴	8 mg/kg	2週に1回	投与間隔週1回に短縮可

※AOSD，sJIAにおけるトシリズマブの投与量は，RAにおける投与量よりも多い．

表23　sJIA に対するIL-1 阻害薬の投与例

薬剤名	標的分子	投与方法	1回投与量	投与間隔	コメント
カナキヌマブ	IL-1 β	皮下注	4 mg/kg（最高用量300 mg）	4週に1回	

なぜ分子標的薬の奏効性が重要か？　361

表24 FMFに対するIL-1阻害薬の投与例

薬剤名	標的分子	投与方法	1回投与量	投与間隔	コメント
カナキヌマブ	IL-1β	皮下注	2 mg/kg（40 kg以下の場合，最高用量4 mg/kg）150 mg（40 kgを超えるとき，最高用量300 mg）	4週に1回	

表25 関節炎型JIAに対する生物学的製剤の使用例

薬剤名	標的分子	投与方法	1回投与量	投与間隔	コメント
トシリズマブ	IL-6レセプター	点滴	8 mg/kg	4週に1回	
エタネルセプト	TNF	皮下注	小児は0.2〜0.4 mg/kg（1回投与量最大は25 mgが上限）	週2回	
アダリムマブ	TNF	皮下注	20 mg（体重15kg以上30kg未満）40 mg（体重30kg以上）	2週に1回	
アバタセプト	CD80/86	点滴	10 mg/kg（体重75 kg以上100 kg以下は1回750 mg，体重100kgを超える場合は1,000 mg）	2週に1回（4週まで），4週に1回（4週以降）	

● **TNF阻害薬，CTLA4-Igの有効性**

　全身性の炎症をきたすsJIAに対しては，AOSDと同様にIL-6阻害薬，IL-1阻害薬の有効性が示されていますが，RAに使用されるTNF阻害薬やCTLA4-Igの有効性は示されていません．それに対し，関節炎型JIAでは，成人RAと同様の病態を示すことから，その治療としても，TNF阻害薬，IL-6阻害薬，CTLA4-Igの有効性が示されています（**表25**，第1部-3-4 表4参照）．

6) SLEに対して有効な薬剤

　SLE診療ガイドラインでは，すべてのSLE患者に対してヒドロキシクロロキン

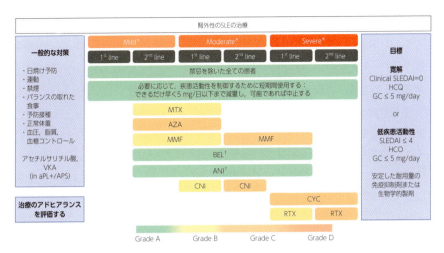

図7 SLEの診療ガイドライン
文献5より引用.

表26 SLEに対するヒドロキシクロロキンで認められる効果

効果	エビデンスの質
● SLE活動性の低下（妊娠中を含む） ● 死亡率の低下	高い
● 骨密度の増加 ● 血栓症の予防効果 ● 臓器障害の予防効果	中間
● 重篤な再燃の予防 ● ループス腎炎寛解維持の補助療法 ● 高脂血症の改善 ● 骨壊死の予防効果 ● SLEへの進展予防 ● がんの予防効果	低い
● 活性型ビタミンDの低下 ● 動脈硬化の減少	とても低い

（HCQ）の使用が推奨されます（**図7**）．ヒドロキシクロロキンは，SLEに対し生命予後の改善を含む多岐にわたる効果が証明されているからです（**表26**）．網膜症の副作用に注意して使用する必要があります．そして，疾患活動性の制御に必要な量のグルココルチコイドを使用し，疾患活動性が落ち着けば，できるだけ早くプレドニゾロン5 mg/日以下に減量，可能であれば中止をめざします．臓器障害の種類と重症度に応じて，MTX，AZA，ミコフェノレートモフェチル（MMF），

カルシニューリン阻害薬（シクロスポリン：CsA，タクロリムス：TAC），CYCなどのcsDMARDs，または生物学的製剤（BAFF阻害薬，1型IFN阻害薬，病態に応じて抗CD20抗体）を併用します．

● BAFF阻害薬，1型IFN阻害薬，抗CD20抗体の有効性

中程度以上の疾患活動性を示すSLEに対しては，グルココルチコイドに加えてBAFF阻害薬または1型IFN阻害薬の使用が考慮されます（**表27，28**）．Ⅲ型もしくはⅣ型の活動性のループス腎炎がある場合は，BAFF阻害薬の使用が考慮されます．また，治療抵抗性のSLEの難治病態に対しては抗CD20抗体も使用されます（**表29**）．

BAFF阻害薬や抗CD20抗体などのB細胞を標的とする薬剤が奏効することは，SLEが，ANAに代表される自己抗体が重要な役割を果たす自己免疫疾患であることと矛盾しません．

> **point**
> ● 抗CD20抗体は，ANA（SLE，SSc）やANCA（MPA，GPA）のかかわる自己免疫疾患に対して有効性を示す．

表27　SLEに対するBAFF阻害薬の使用例

薬剤名	標的分子	投与方法	1回投与量	投与間隔	コメント
ベリムマブ	BAFF	点滴	10 mg/kg	0，2，4週，以降4週に1回	
		皮下注	200 mg	週1回	

表28　SLEに対する1型IFN阻害薬の使用例

薬剤名	標的分子	投与方法	1回投与量	投与間隔	コメント
アニフロルマブ	1型IFNレセプター	点滴	300 mg	4週に1回	

表29　ループス腎炎に対する抗CD20抗体の使用例

薬剤名	標的分子	投与方法	1回投与量	投与間隔	コメント
リツキシマブ	CD20	点滴	375 mg/m^2	1週おき4回投与，以降は慎重に投与の可否を判断（6カ月おきなど）	

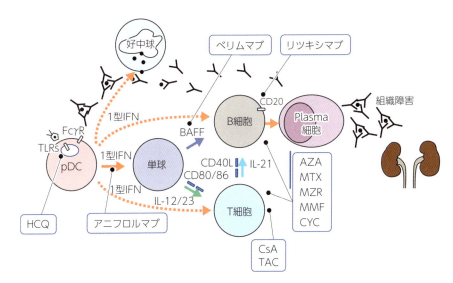

図8 SLEの病態と各種薬剤の作用点

SLEでは，1）ウイルス感染などのきっかけに，プラズマサイトイド樹状細胞（pDC）が活性化し，1型インターフェロン（IFN）を産生する．1型IFNは，好中球や単球，B細胞，T細胞など種々の細胞に作用する．2）1型IFNを受けた単球は，樹状細胞に分化するとともにBAFFを産生し，B細胞を活性化する．同時に補助刺激分子CD80/86やサイトカインIL-12/23などを介してT細胞も活性化する．3）BAFFシグナルを受けた自己反応性B細胞が活性化し，Plasma細胞へと分化し自己抗体を産生する．4）活性化したT細胞は，補助刺激分子CD40Lやサイトカイン IL-21を介してB細胞を活性化し，高結合度のIgG型の自己抗体へとクラススイッチを促進する．5）自己抗体は，細胞死した好中球などが放出するDNAなどの自己抗原に結合し，免疫複合体を形成する．この免疫複合体が腎臓などに沈着して組織を傷害する．6）免疫複合体は同時にpDCに取り込まれて1型IFNの産生を増強し，悪性サイクル（vicious cycle）を形成する．

HCQはpDCからの1型IFNの産生を抑制する．生物学的製剤のうち，アニフロルマブは1型IFNの受容体をブロックする．ベリムマブはBAFFを阻害することでB細胞の活性化を抑制する．リツキシマブはCD20を発現するB細胞を除去する．csDMARDsのAZAやMTX，ミゾリビン（MZR），MMF，CYCなどのcsDMARDsは，T細胞，B細胞をはじめとするリンパ球の増殖や活性化を抑制する．CsAやTACは，リンパ球のなかでも特にT細胞の活性化やサイトカインの産生を抑制する．

また，SLEの関節炎では1型IFN阻害薬が奏効するのに対し，RAではTNF阻害薬が奏効します．このことはRAとSLEの関節炎病態の違いにも表れています．TNFは滑膜増殖を促すサイトカインですのでRAでは滑膜の腫脹がより目立ちますが，SLEでは1型IFNが主体ですのでRAよりも腫れが目立ちません（第1部-3-2参照）．このサイトカイン依存性の違いは，X線画像の特徴にも反映されています．TNFは破骨細胞分化を誘導するのに対し，1型IFNは破骨細胞分化を抑制します（図8）．このために，関節X線では，RAが著明な骨破壊を示すのに対して，SLEでは骨破壊を伴わない関節炎を示すのです（第1部-3-6参照）．

> **point**
> - RA では TNF が，SLE では 1 型 IFN が関節炎の病態に関与する．そのために RA
>   と SLE では関節炎の性状および X 線所見の特徴が異なる．

7）強皮症に対して有効な薬剤

　強皮症の皮膚硬化に対しては，発症から 6 年以内で急速な皮膚硬化の進行を認
め，触診によって浮腫性硬化が主体であると診断された場合に，グルココルチ
コイドの使用が考慮されます（**付録 図7**）．また，csDMARDs として CYC や，
MMF，MTX，AZA，CsA，TAC，および，生物学的製剤として抗 CD20 抗体リ
ツキシマブ（RTX）の使用が考慮されます（**表30**）．

　強皮症に伴う間質性肺炎に対しては，進行性でかつ高度の呼吸機能低下がない
場合に，csDMARDs として CYC や MMF，または，RTX の使用が考慮されます．
また，進行性の線維化病態に対しては，後述するチロシンキナーゼ阻害薬のニン
テダニブの使用が考慮されます（**図9**，**表31**）．

● 抗 CD20 抗体の奏効性

　強皮症の皮膚硬化および間質性肺炎に対して，B 細胞を除去する RTX の有効性
が示されていることは，強皮症が SLE と同様に，自己抗体が重要な役割を果たす
全身性自己免疫疾患であることと矛盾しません．

8）ANCA 関連血管炎：MPA と GPA に対して有効な薬剤

　ANCA 関連血管炎のうち，顕微鏡的多発血管炎（MPA）と多発血管炎性肉芽腫
症（GPA）の寛解導入療法では，グルココルチコイドと csDMARDs または分子
標的薬の併用による治療が行われます（**図10**）．副作用のリスクが高いと考えら
れる場合や，限局型で重症臓器病変がない場合には，グルココルチコイド単独治
療が選択されます．グルココルチコイドに併用する薬剤として，重症臓器病変や
腎機能障害がある場合には，csDMARDs の CYC または生物学的製剤の RTX が選
択されます（**表32**）．これら 2 つの薬剤を使用する場合は，グルココルチコイド

表30　SSc に対する抗 CD20 抗体の使用例

薬剤名	標的分子	投与方法	1 回投与量	投与間隔	コメント
リツキシマブ	CD20	点滴	375 mg/m^2	1 週おき 4 回投与，以降は慎重に投与の可否を判断（6 カ月おきなど）	

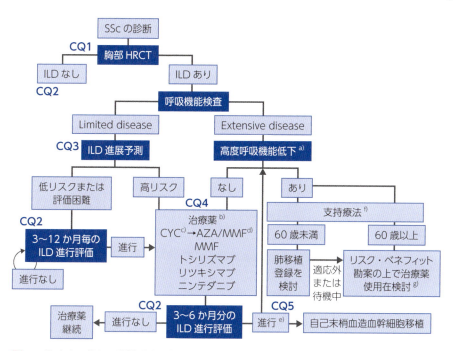

図9　強皮症に伴う間質性肺炎に対する治療アルゴリズム
文献6より引用.

表31　SSc-ILD, PF-ILDに対するチロシンキナーゼ阻害薬の使用例

薬剤名	標的分子	投与方法	1回投与量	投与間隔	コメント
ニンテダニブ	チロシンキナーゼ	経口	150 mg	1日2回	患者の状態によって100 mgに減量可

表32　MPA, GPAに対する抗CD20抗体の使用例

薬剤名	標的分子	投与方法	1回投与量	投与間隔	コメント
リツキシマブ	CD20	点滴	375 mg/m^2	1週おき4回投与, 以降は慎重に投与の可否を判断（6カ月おきなど）	

なぜ分子標的薬の奏効性が重要か？

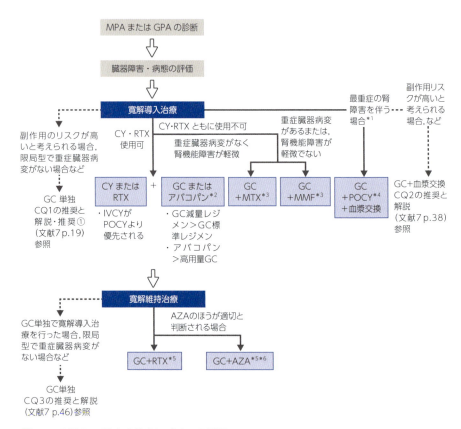

図10　MPA，GPAの治療レジメンの選択

MPA：顕微鏡的多発血管炎，GPA：多発血管炎性肉芽腫症，CY：シクロホスファミド，RTX：リツキシマブ，GC：グルココルチコイド，AZA：アザチオプリン，MMF：ミコフェノール酸モフェチル，MTX：メトトレキサート

*1：血清クレアチニン5.7 mg/dLを超える場合を目安とする．
*2：アバコパンはMPA・GPAの治療に対して十分な知識・経験をもつ医師のもとで使用する．
*3：保険適用外，クイックリファレンス「2. 診療ガイドラインの使い方」（文献7, p.x）およびPart1 Ⅰ 背景・目的と使用上の注意「7. 使用上の注意」（文献7, p.3）参照．
*4：POCYではなくIVCYが用いられる場合がある．
*5：RTX・AZA以外の薬剤として，MTX*3，MMF*3が選択肢となりうる．
*6：アザチオプリンの開始前にNUDT15遺伝子多型検査を行い，本剤の適応を判断すること．
・図には一般的な治療法を示してあり，個々の患者さんの状況には必ずしもあてはまるとは限らない．
・白矢印（⇨）は，MPAまたはGPAの診断，臓器障害・病態の評価が確定した場合，および寛解導入治療が有効であった場合を示す．
・実線矢印（→）・実線の四角（□）は，本診療ガイドラインの推奨文で推奨・提案した治療またはその代替治療を示す．
・点線矢印（⋯▶）は，それ以外の治療を表す．
文献7, p. xvより転載．

は高用量ではなく減量レジメンとする，もしくは，分子標的薬アバコパンをグルココルチコイドの代わりに使用することが考慮されます．重症臓器病変や腎機能障害がない場合には，csDMARDsとして，MTXまたはMMFが選択される場合があります．寛解達成後の維持療法としては，病態に応じてRTX，もしくは，AZAが選択されます．

● 抗CD20抗体の奏効性

MPAとGPAの寛解導入療法および維持療法として，B細胞を除去するRTXの有効性が示されていることは，これらの疾患病態が，自己抗体ANCAが重要な役割を果たす自己免疫疾患であることと矛盾しません（**第1部-1**参照）．

● C5aR拮抗薬の奏効性

C5aR拮抗薬アバコパンは，C5aの受容体を介した好中球のプライミングを阻害します（**表33**）．MPAとGPAのCYCまたはRTXによる寛解導入療法においてアバコパンが奏効することは，ANCA関連血管炎においては，活性化した好中球による組織傷害が重要な役割を果たすことと矛盾しません（**第1部3-5 ❹** 🔖memo参照）．

9) ANCA関連血管炎：EGPAに対して有効な薬剤

ANCA関連血管炎のうち好酸球性多発血管炎性肉芽腫症（EGPA）の寛解導入療法においては，重症（血清クレアチニン濃度1.58 mg/dL以上，1日尿蛋白1g以上，重症消化管病変，心筋病変，中枢神経病変のいずれかを満たす）の場合は，グルココルチコイドとCYCなどのcsDMARDsの併用療法，重症でなければグルココルチコイド単剤にて治療が行われます．そして，これらの治療が効果不十分，もしくは，再燃傾向を認める場合には，分子標的薬であるIL-5阻害薬のメポリズマブの併用が考慮されます（**表34**，**図11**）．寛解維持には，グルココルチコイド

表33　MPA，GPAに対するC5aR拮抗薬の使用例

薬剤名	標的分子	投与方法	1回投与量	投与間隔	コメント
アバコパン	C5aレセプター	経口	30 mg	1日2回	

表34　EGPAに対するIL-5阻害薬の投与例

薬剤名	標的分子	投与方法	1回投与量	投与間隔	コメント
メポリズマブ	IL-5	皮下注	300 mg	4週に1回	

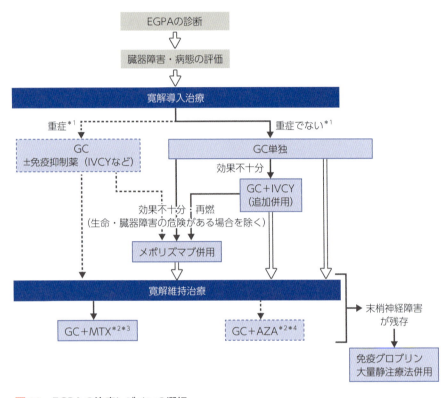

図11 EGPAの治療レジメンの選択

AZA：アザチオプリン，GC：グルココルチコイド，IVCY：静注シクロホスファミドパルス，MTX：メトトレキサート

*1：重症とは，1996 FFS ≧ 1，すなわち血清クレアチニン濃度 > 1.58mg/dL，1日尿蛋白量 > 1g，重症の消化管病変（出血，穿孔，梗塞，膵炎），心筋病変，中枢神経病変，のいずれかを満たす症例を指す．重症でないとは，これらのいずれも満たさない症例を指す．ただし，他にも重症と判断されうる臓器病変もある．

*2：グルココルチコイド単独で寛解導入された場合はグルココルチコイド単独，寛解導入治療でメポリズマブを使用した場合は，メポリズマブを継続することもある．

*3：保険適用外．使用上の注意（文献8 pii，p3）参照．

*4：アザチオプリンの開始前にNUDT15遺伝子多型検査を行い，本剤の適応を判断すること．

・白矢印（⇨）は，好酸球性多発血管炎性肉芽腫症の診断・臓器障害・病態評価が確定した場合，および寛解導入治療が有効であった場合を示す．

・実線矢印（→），実線の四角（▭）は，本治療の手引きの推奨文で提案した治療法またはその代替治療を示す．

・点線の四角（▭），点線矢印（--▶）はその他の治療を示す．

文献8，xiiiより転載．

にMTXまたはAZAの併用，神経障害が残存する場合には，免疫グロブリン大量静注療法の併用が考慮されます．

● IL-5阻害薬メポリズマブの奏効性

　IL-5は，好酸球の分化を誘導するサイトカインです．EGPAに対してIL-5を阻害するメポリズマブが奏効することは，EGPAが好酸球による組織障害がかかわる疾患であることを意味します．メポリズマブは，治療抵抗性の気管支喘息にも使用されますので，好酸球の関与という点では，気管支喘息とも共通する病態があることが理解できます．

10) CTD-ILDに対して有効な薬剤

　リウマチ膠原病に合併する間質性肺炎では，それぞれの疾患に応じた免疫抑制療法が行われますが，それらの原疾患の種類や免疫抑制療法にかかわらず肺の線維化が進行する場合があり，これを進行性線維化を伴う間質性肺炎（PF-ILD）とよびます．強皮症に伴うILD（SSc-ILD）やPF-ILDに対しては，線維化を標的とした分子標的薬であるチロシンキナーゼ阻害薬ニンテダニブの使用が考慮されます（図12）．

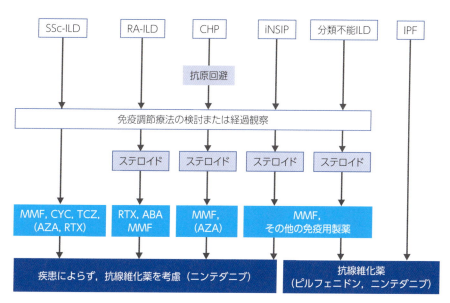

図12　PF-ILDに対する治療アルゴリズム
文献9，10より引用．
CHP：慢性過敏性肺炎，iNSIP：特発性非特異性間質性肺炎，IPF：特発性肺線維症．

●チロシンキナーゼ阻害薬（抗線維化薬）の有効性

抗線維化薬ニンテダニブが適応となる PF-ILD の定義はまだ定まっていませんが，24カ月以内に①% FVC が10%以上減少している場合，②% FVC の減少は5%以上10%未満だが，自覚症状，画像上の線維化所見，または% DL_{co} の低下（15%以上）を認める場合，③% FVC の減少を認めないが，画像所見と自覚症状の両者に悪化を認める場合，に考慮されます．ニンテタニブが奏効することは，膠原病に伴う間質性肺炎には，自己免疫による炎症病態に加えて，線維化の進行という特発性肺線維症とも共通する病態が加わっていることを示しています．

さいごに

本稿では，分子標的薬の奏効性という観点から，リウマチ膠原病疾患の病態について考察しました．リウマチ膠原病領域では，他にも肺高血圧症など分子標的薬が使用される病態がありますが，それらについては他書を参照してください．本稿を読んだ後に，他の稿を改めて読み返していただければ，それぞれの疾患病態をより深く理解していただけると思います．

なお，各薬剤の実際の使用法につきましては，添付文書を参照ください．

〈文献〉

1) 渡部 龍，他：関節リウマチ治療における JAK 阻害薬の役割．日内会誌，110：2160-2165, 2021
2) 「日本リウマチ学会 関節リウマチ診療ガイドライン 2024 改訂」（日本リウマチ学会 / 編），診断と治療社，2024
3) Coates LC, et al：Group for Research and Assessment of Psoriasis and Psoriatic Arthritis (GRAPPA): updated treatment recommendations for psoriatic arthritis 2021. Nat Rev Rheumatol, 18：465-479, 2022（PMID：35761070）
4) 「ベーチェット病診療ガイドライン 2020」（日本ベーチェット病学会 / 監，厚生労働科学研究費補助金（難治性疾患政策研究事業） ベーチェット病に関する調査研究班・厚生労働科学研究費補助金（難治性疾患政策研究事業） 難治性炎症性腸管障害に関する調査研究班 / 編），診断と治療社，2020
5) Fanouriakis A, et al：EULAR recommendations for the management of systemic lupus erythematosus: 2023 update. Ann Rheum Dis, 83：15-29, 2024（PMID：37827694）
6) 厚生労働科学研究成果データベース：（資料4）全身性強皮症診療ガイドライン（2023 年版〔予定〕）
https://mhlw-grants.niph.go.jp/system/files/report_pdf/202211005B-sonota4_0.pdf（2024 年7月閲覧）

7)「ANCA関連血管炎診療ガイドライン2023」（難治性血管炎の医療水準・患者QOL向上に資する研究班 針谷正祥，難治性腎障害に関する調査研究班　成田一衛，びまん性肺疾患に関する調査研究班，須田隆文／編），診断と治療社，2023

8)「抗リン脂質抗体症候群・好酸球性多発血管炎性肉芽腫症・結節性多発動脈炎・リウマトイド血管炎の治療の手引き2020」（針谷正祥／編），診断と治療社，2021

9) Wijsenbeek M & Cottin V：Spectrum of Fibrotic Lung Diseases. N Engl J Med, 383：958-968, 2020（PMID：32877584）

10)千葉弘文，錦織博貴：進行性線維化を伴う間質性肺疾患．日内会誌，111：1099-1105，2022

（橋本　求）

おわりに

　私は米国にて内科，感染症およびリウマチ膠原病のトレーニングを受け，リウマチ膠原病専門医として米国で診療しています．日本でも5年間リウマチ診療しておりました．その際，橋本　求先生からお声がけいただき，日米のリウマチ診療のよいところをだしあって教科書をつくろう！ということから本書の執筆がはじまりました．主要徴候からリウマチ膠原病疾患をどのようにアプローチしていくか，特に非専門医である内科や研修医の先生方にとって簡潔に，しかしときには網羅的に学んでいただけるようにこだわりました．

　日米の診療を比較したとき，検査のしかた，治療薬の選択などさまざまな相違点があります．しかしながら，問診，診察，一般採血やレントゲン結果から筋道立てて診断に至るアプローチは異なる医療システムにおいても共有できるものがあると思っています．関節炎を7つに分類することや主要徴候からこんな膠原病が考えられるということを本書から勉強してもらえれば，どのように問診していけばよいのかイメージしやすくなると思います．ケースシリーズの稿では実際に私が経験した症例を提示し，どのように関節疾患を鑑別していくかに焦点をあてました．これらの症例を勉強してもらえれば，日常診療で遭遇する関節炎はかなりカバーできると思います．

　本書の1つの特徴として関節の診察の方法の稿があります．一般内科医や研修医の先生が関節疾患に遭遇した際にどのように診察をすればよいのか，効率的に学んでいただけるように簡潔にまとめました．主要な関節疾患を内科医の先生がある程度診断できれば，患者さんのQOL向上に貢献できます．例えば，リウマチ性多発筋痛症を早期に診断することができれば，寝たきりにならなくてよかった！と患者さんやご家族から感謝されると思いますよ．

　最後に今回の執筆のお声がけをいただいた橋本　求先生，眼科領域の監修をしていただいた楠原仙太郎先生，膨大な量の編集を行っていただいた大家有紀子さん，横内和葉さん，恩師であるボストン大学の Eugene Kissin 先生，故 Burt Sack 先生，米国で臨床医をしたいという挑戦をずっと応援してくれた母親，亡き父に深い感謝を捧げます．

Queens Medical Center, University of Hawaii Department of Medicine

神野定男

巻末付録

診断基準，分類基準，治療アルゴリズム

　近年，リウマチ膠原病領域では，臨床試験への組み入れを目的として，診察所見・検査結果をスコア化して算出する分類基準が多数発表されています．それらは大変有用なものではありますが，疾患の病態を思い浮かべる場合には，旧来の診断基準の方が理解しやすい場合もあります．そのため，本書では旧診断基準もあわせて紹介しています．

1 関節リウマチ（RA）

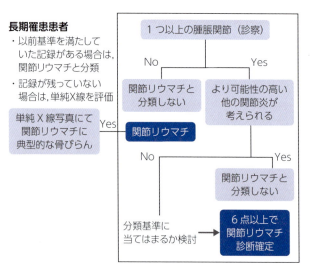

図1　関節リウマチの診断アルゴリズム
文献1をもとに作成．

腫脹又は圧痛関節数（0～5点）	
1個の中～大関節**	0
2～10個の中～大関節**	1
1～3個の小関節*	2
4～10個の小関節*	3
11関節以上（少なくとも1つは小関節*）	5
血清学的検査（0～3点）	
RFも抗CCP抗体も陰性	0
RFか抗CCP抗体のいずれかが低値の陽性	2
RFか抗CCP抗体のいずれかが高値の陽性	3
滑膜炎の期間（0～1点）	
6週間未満	0
6週間以上	1
急性期反応（0～1点）	
CRPもESRも正常値	0
CRPかESRが異常値	1

スコアが6以上であればRAと分類される
* ：MCP，PIP，MTP2-5，1st IP，手首を含む
** ：肩，肘，膝，股関節，足首を含む
*** ：DIP，1st CMC，1st MTPは除外
低値の陽性：基準値上限より大きく上限の3倍
　　　　　　以内の値
高値の陽性：基準値の3倍より大きい値

図2　2010 ACR/EULAR RA分類基準
文献1，2より引用.

2　脊椎関節炎（SpA）

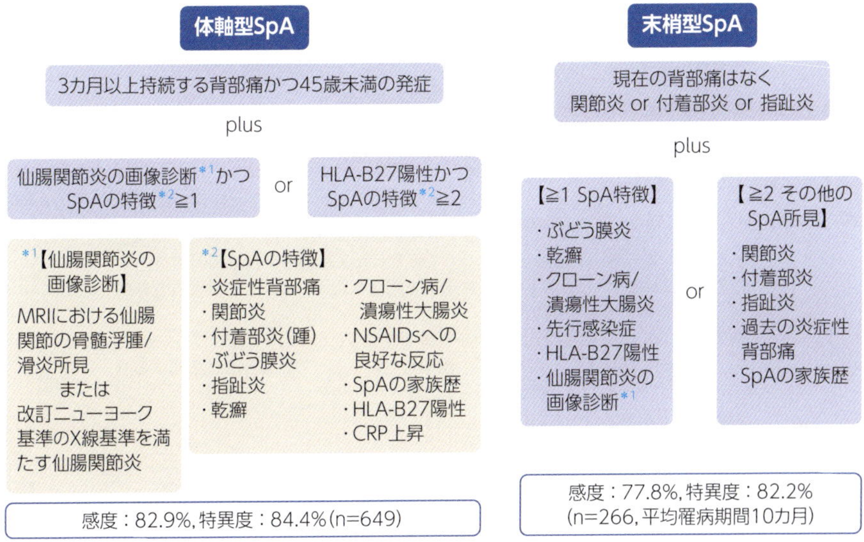

体軸型SpA

3カ月以上持続する背部痛かつ45歳未満の発症

plus

仙腸関節炎の画像診断[*1]かつ　or　HLA-B27陽性かつ
SpAの特徴[*2]≧1　　　　　　SpAの特徴[*2]≧2

[*1]【仙腸関節炎の
　　画像診断】
MRIにおける仙腸
関節の骨髄浮腫/
滑液所見
　　または
改訂ニューヨーク
基準のX線基準を満
たす仙腸関節炎

[*2]【SpAの特徴】
・炎症性背部痛
・関節炎
・付着部炎(踵)
・ぶどう膜炎
・指趾炎
・乾癬
・クローン病/
　潰瘍性大腸炎
・NSAIDsへの
　良好な反応
・SpAの家族歴
・HLA-B27陽性
・CRP上昇

感度：82.9%，特異度：84.4%（n=649）

末梢型SpA

現在の背部痛はなく
関節炎 or 付着部炎 or 指趾炎

plus

【≧1 SpA特徴】
・ぶどう膜炎
・乾癬
・クローン病/
　潰瘍性大腸炎
・先行感染症
・HLA-B27陽性
・仙腸関節炎の
　画像診断[*1]

or

【≧2 その他の
　SpA所見】
・関節炎
・付着部炎
・指趾炎
・過去の炎症性
　背部痛
・SpAの家族歴

感度：77.8%，特異度：82.2%
（n=266，平均罹病期間10カ月）

図3　体軸性SpAと末梢性SpA
文献3，4をもとに作成.

診断基準，分類基準，治療アルゴリズム　　377

表1　ASの改訂ニューヨーク基準（1984）

1. 臨床基準
a. 運動によって改善するが，安静では改善しない，3カ月以上持続する腰痛およびこわばり b. 腰椎可動域制限（Schober試験で5 cm以下） c. 年齢および性別に応じた正常値と比較した，胸郭拡張制限
2. X線検査基準
仙腸関節炎（グレード2以上で両側性またはグレード3〜4で片側性）
X線検査基準＋臨床基準の1項目以上を伴っていれば，強直性脊椎炎と診断確定する

文献5より引用.

3ヵ月以上持続する背部痛があり，発症時の年齢が45歳未満の患者

仙腸関節炎の画像所見*
＋
1項目以上のSpA徴候

または

HLA-B27
＋
その他2項目以上のSpA徴候

SpAの徴候
・炎症性背部痛
・関節炎
・腱付着部炎（踵痛）
・ぶどう膜炎
・指炎
・乾癬
・クローン病/潰瘍性大腸炎
・NSAIDsに対する良好な反応
・SpAの家族歴あり
・HLA-B27
・CRP上昇

45歳未満で発症した慢性腰背部痛を有する患者649例**：

全体
感度：82.9%；特異度84.4%

画像所見のみ
感度：66.2%；特異度97.3%

臨床所見のみ
感度：56.6%；特異度83.3%

図4　体軸性SpAの診断基準

*仙腸関節炎の画像所見
　・SpAに関連する仙腸関節炎を強く示唆するMRI上の活動性（急性）の炎症
　・改訂ニューヨーク基準にもとづいて確定したX線検査陽性仙腸関節炎
**対象：25施設から参加した45歳未満で発症した3カ月以上の慢性腰背部痛
　　　を要する患者649例
　方法：axSpAに関するASAS分類新基準の精度について，対象となった649
　　　例の臨床データ，検査値，画像所見にもとづき，ASASに所属するリ
　　　ウマチ専門医が評価を行った.
文献3より引用.

表2　PsA診断のためのCASPERのcriteria

必須項目 末梢関節炎，脊椎関節症または腱付着部炎の存在 必須項目があり， 以下5項目で3点（3項目ではない）以上あればPsAと診断	①現在の乾癬	2点
	乾癬の既往	1点
	乾癬の家族歴	1点
	②爪病変の存在（陥凹，剥離）	1点
	③指炎	1点
	④リウマトイド因子陰性	1点
	⑤（手・足）レントゲンで関節周囲の骨増殖像	1点

文献6より引用.

表3　CASPAR分類基準

炎症性筋骨格系疾患（関節，脊椎，または付着部）があり，下記5項目で3点以上であれば，PsAと診断する（感度91.4％，特異度98.7％）

1. 乾癬の証拠 （a，b，cのうちの1つ）	a. 現存する乾癬	（2点）	皮膚科医あるいはリウマチ医によって診断された乾癬性の皮疹や頭皮症状が認められる
	b. 乾癬の既往歴	（1点）	患者の申告，かかりつけ医，皮膚科医，リウマチ医あるいは他の医療従事者により乾癬の既往が確認されている
	c. 乾癬の家族歴	（1点）	第一親等，第二親等の家族に乾癬の既往歴がある
2. 爪乾癬		（1点）	爪甲剥離，点状陥凹，爪甲下角質増殖などの典型的な乾癬性爪病変が認められる
3. リウマトイド因子（RF）陰性		（1点）	リウマトイド因子陰性（基準値以下） 測定はラテックス法以外のELISA法または比濁法が好ましい
4. 指趾炎 （aかbのどちらか）	a. 現存する指趾炎	（1点）	指全体の腫脹が認められる
	b. 指趾炎の既往歴	（1点）	リウマチ医によって診断・記録された既往歴がある
5. 関節近傍部の骨新生の画像所見		（1点）	手足の単純X線画像所見で関節辺縁近くに境界不明瞭な骨形成（骨棘形成は除く）が認められる

© 日本皮膚科学会

文献6をもとに作成，文献7より転載.

診断基準，分類基準，治療アルゴリズム

表4 ReAの診断基準（1999 the 4th International Workshop on Reactive Arthritis）

大基準	（1）以下の3つのうち2つを伴う関節炎： ・非対称 ・単関節炎または少数関節炎 ・下肢関節の炎症 （2）先行する感染症で次の所見の1つまたは2つがある： ・腸炎（関節炎発症の3日から6週間前に，短くとも1日の下痢があった） ・尿道炎（関節炎発症の3日から6週間前に，短くとも1日の排尿障害または排膿があった）
小基準	（1）感染の引き金となる証拠： ・尿素リガーゼ反応または尿道/子宮頸部ぬぐいでクラミジアトラコマチスが陽性 ・便培養で反応性関節炎に関連する腸内病原体が陽性 （2）持続的な滑膜感染の証拠（クラミジアが免疫細織学またはPCRで検出）

確診：大基準1と2を満たし小基準を少なくとも1つ満たす．
疑い：大基準1と2を満たすが小基準を満たさない．または，大基準を1つ満たし小基準を少なくとも1つ
　　　満たす．
文献8をもとに作成．

表5 BenhamouらによるSAPHO症候群の診断基準

診断項目	1　重度のざ瘡を伴う関節病変 2　掌蹠膿疱症を伴う関節病変 3　四肢，脊椎，胸鎖・胸肋関節の骨肥厚症 4　体軸もしくは末梢の慢性再発性多発性骨髄炎
判定	上記4項目中1項目を満たし，下記除外項目がない場合に診断される
除外項目	化膿性骨髄炎，感染による胸壁の関節炎，感染性掌蹠膿疱症，手掌角化症，びまん性特発性骨増殖症（DISH），レチノイド療法に伴う骨関節病変

文献9より引用．

3 結合組織疾患（CTD）

1）ANA関連CTD

表6 SLE診断基準（1997 ACR）

皮膚症状	頬部紅斑，円盤状皮疹，日光過敏，口内潰瘍
関節症状	関節炎（2カ所以上，末梢性）
腎症状	尿蛋白＞0.5 g/dまたは細胞性円柱
神経症状	痙攣または精神症状
血液異常	WBC＜4,000/μL or リンパ球数1,500/μL，溶血性貧血，血小板数＜10万/μL
漿膜炎	胸膜炎または心膜炎
免疫異常	抗dsDNA抗体または抗Sm抗体場性，または，抗リン脂質抗体陽性
抗核抗体	抗核抗体陽性
青字の11項目中4項目以上でSLEと診断	

文献10をもとに作成．

表7 SLE分類基準（2019 ACR/EULAR）

エントリー基準	抗核抗体80倍以上（Hep-2細胞または同等の検査）が一度でも陽性
追加基準	● SLEよりも他により説明しやすい病態が考えられる場合には該当スコアは算定しない ● 各基準については一度でもあればよい ● 少なくとも臨床的基準の1項目を含む10点以上でSLEと分類される ● 各基準は同時に満たさなくともよい ● 各領域の最高点数のみを合計スコアに算定する

臨床的領域と基準	点数	免疫学的領域と基準	点数
全身症状 　発熱（>38.3℃）	2	抗リン脂質抗体 　抗カルジオリピン抗体中等度以上 　陽性 or 　抗β_2GPⅠ抗体陽性*or 　ループスアンチコアグラント陽性	2
血液症状 　白血球減少（4,000/μL未満） 　血小板減少（100,000/μL未満） 　自己免疫性溶血性貧血	3 4 4		
神経精神症状 　せん妄 　精神病症状 　けいれん	2 3 5	補体 　C3低値またはC4低値 　C3低値かつC4低値	3 4
皮膚粘膜症状 　非瘢痕性脱毛 　口腔潰瘍 　亜急性皮膚エリテマトーデスまたは 　円板状ループス 　急性皮膚エリテマトーデス 　（蝶形紅斑または紅斑丘疹型ループス）	2 2 4 6	特異抗体 　抗dsDNA抗体陽性または 　抗Sm抗体陽性	6
漿膜炎症状 　胸水または心嚢液貯留 　急性心膜炎	5 6		
筋骨格症状 　関節症状： ①2つ以上の関節における滑膜炎（腫脹 　または関節液貯留）または ②2つ以上の関節における圧痛かつ30分 　以上の朝のこわばり	6		
腎症状 　蛋白尿>0.5g/日 　腎生検でⅡ型orⅤ型のループス腎炎 　腎生検でⅢ型orⅣ型のループス腎炎	4 8 10		

＊本邦で測定可能なのはβ_2GPⅠ依存性抗カルジオリピン抗体だが、抗β_2GPⅠ抗体と同じものを測定している可能性が高い.

文献11より引用.

診断基準，分類基準，治療アルゴリズム　381

表8 シェーグレン症候群（SjS）改訂診断基準（厚生労働省研究班，1999年）

1. 生検病理組織検査で次のいずれかの陽性所見を認めること
   A）口唇腺組織でリンパ球浸潤が4 mm²当たり1 focus以上
   B）涙腺組織でリンパ球浸潤が4 mm²当たり1 focus以上
2. 口腔検査で次のいずれかの陽性所見を認めること
   A）唾液腺造影でstage I（直径1 mm以下の小点状陰影）以上の異常所見
   B）唾液分泌量低下（ガムテスト10分間で10 mL以下，またはサクソンテスト2分間2 g以下）があり，かつ唾液腺シンチグラフィーにて機能低下の所見
3. 眼科検査で次のいずれかの陽性所見を認めること
   A）シルマー（Schirmer）試験で5 mm/5分以下で，かつローズベンガルテスト（van Bijsterveld スコア）で陽性
   B）シルマー（Schirmer）試験で5 mm/5分以下で，かつ蛍光色素（フルオレセイン）試験で陽性
4. 血清検査で次のいずれかの陽性所見を認めること
   A）抗SS-A抗体陽性
   B）抗SS-B抗体陽性

【診断】以上1，2，3，4のいずれか2項目が陽性であればシェーグレン症候群と診断する

文献12より引用.

表9 原発性シェーグレン分類基準（2016 ACR/EULAR）

【組み入れ基準】があり，【除外基準】のない場合で，スコア4点以上を分類する

項目	点数
口唇唾液腺生検でリンパ球性の唾液腺炎をfocusスコアで1 focus/4 mm²以上[*1]	3
抗SS-A/Ro抗体陽性	3
少なくとも片眼で眼球染色スコア[*2]が5点以上 （もしくはvan Bijsterveld スコア[*3]が4点以上）	1
少なくとも片眼でシルマー試験が5 mm/5分以下	1
刺激しない唾液分泌試験で0.1 mL/分以下[*4]	2

【組み入れ基準】次の1つ以上がある
・眼球もしくは口腔乾燥症状（いずれか1つの質問にあてはまる，①3カ月以上毎日持続し困っている眼乾燥症状，②眼に砂や砂利が入ったような感じが反復して起こる，③人工涙液点眼を1日3回以上使用する，④3カ月以上毎日口渇を感じる，⑤乾いた食べ物を飲み込むのに飲み物が必要になることがよくある）がある
・European league against rheumatism SS disease activity index questionnaire でシェーグレン症候群疑い

【除外基準】①頭頚部の放射線治療の既往，②PCRで確定した活動性のC型肝炎，③AIDS，④サルコイドーシス，⑤アミロイドーシス，⑥移植片対宿主病，⑦IgG4関連疾患

[*1]文献13，[*2]文献14，[*3]文献15，[*4]文献16.
文献17より引用.

巻末付録

表10　Bohan & Peter の PM/DM の診断基準

1. 四肢近位筋，頚部屈筋の対称性筋力低下
2. 筋原性酵素の上昇
3. 定型的筋電図所見
   ① polyphasic, short, small, motor unit potentials
   ② fibrillation, positive sharp waves, increased insertional irritability
   ③ bizarre high frequency, repetitive discharge
4. 定型的筋病理組織所見（筋線維の変性，壊死，萎縮，再生，炎症細胞浸潤）
5. 定型的皮膚症状
   （ヘリオトロープ疹，ゴットロン丘疹，ゴットロン徴候，関節伸側の落屑性紅斑）

確実例：4項目以上，疑い例：3項目以上（皮膚筋炎の場合は5を含む）

文献18より引用.

表11　2017 EULAR/ACR の炎症性筋疾患の分類基準

	項目	生検なし	生検あり
発症年齢	疾患に関連すると思われる最初の症状の発現年齢が18歳以上40歳未満	1.3	1.5
	疾患に関連すると思われる最初の症状の発現年齢が40歳以上	2.1	2.2
筋力低下	通常は進行性の上肢近位筋の客観的な対称性筋力低下	0.7	0.7
	通常は進行性の下肢近位筋の客観的な対称性筋力低下	0.8	0.5
	頚部伸筋より頚部屈筋が相対的に低下	1.9	1.6
	下肢では遠位筋より近位筋が相対的に低下	0.9	1.2
皮膚症状	ヘリオトロープ疹	3.1	3.2
	ゴットロン丘疹	2.1	2.7
	ゴットロン徴候	3.3	3.7
臨床症状	嚥下障害または食道運動障害	0.7	0.6
検査所見	抗Jo-1抗体陽性	3.9	3.8
	血清CK，LDH，AST，ALTなどの正常上限以上の上昇	1.3	1.4
筋生検	筋線維内には侵入しない筋線維周囲の単核球の浸潤：	−	1.7
	筋周囲あるいは血管周囲の単核球の浸潤	−	1.2
	筋束周辺部の萎縮	−	1.9
	縁取り空胞	−	3.1

筋生検なしで7.5以上，筋生検ありで8.7以上では確率90%以上に相当し，definite IIM.
筋生検なしで5.5以上，筋生検ありで6.7以上では確率55%以上に相当し，probable IIM.
筋生検なしで5.3以上5.5未満，筋生検ありで6.5以上6.7未満では確率50%以上55%未満に相当し，possible IIM.
文献19より一部抜粋し引用.

診断基準，分類基準，治療アルゴリズム　　383

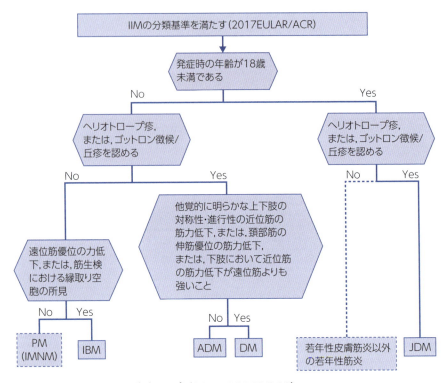

図5 炎症性筋疾患のサブグループ（2017 ACR/EULAR）

文献19より引用.
IIM：炎症性筋疾患，PM：多発性筋炎，IMNM：免疫介在性壊死性ミオパチー，IBM：封入体筋炎，ADM：無筋症性皮膚筋炎，DM：皮膚筋炎，Juvenile myositis other than JDM：若年性皮膚筋炎以外の若年性筋炎，JDM：若年性皮膚筋炎.

表12 SSc診断基準

大基準	手指あるいは足趾を越える皮膚硬化*
小基準	1）手指あるいは足趾に限局する皮膚硬化 2）手指尖端の陥凹性瘢痕，あるいは指腹の萎縮** 3）両側性肺基底部の線維症 4）抗Scl-70（トポイソメラーゼⅠ）抗体，抗セントロメア抗体，抗RNAポリメラーゼⅢ抗体陽性
大基準，あるいは小基準1）かつ2）～4）の1項目以上を満たせば全身性強皮症と診断	

*限局性強皮症（いわゆるモルフィア）を除外する
**手指の循環障害によるもので，外傷などによるものを除く
文献20より引用.

巻末付録

表13　ACR/EULAR 2013のSSc分類基準

項目	副項目	点数
両手指のMCP関節より近位の皮膚硬化	–	9
手指の皮膚所見（高得点をカウント）	手指腫脹（Puffy fingers）	2
	MCP関節からPIP関節の皮膚硬化	4
指尖の皮膚病変（高得点をカウント）	指尖部潰瘍	2
	指尖部陥凹性瘢痕	3
毛細血管拡張症	–	2
爪郭毛細血管異常	–	2
肺病変（いずれか）	肺動脈性肺高血圧症 間質性肺疾患	2
レイノー現象	–	3
SSc関連自己抗体（いずれか）	抗セントロメア抗体 抗Scl-70/トポイソメラーゼI抗体 抗RNAポリメラーゼIII抗体	3
*合計9点以上で全身性強皮症と分類する		

*手指硬化のない場合や，強皮症に類似する疾患（腎性全身性線維症，全身性のモルフィア，好酸球性筋膜
　炎，糖尿病性浮腫性硬化症，硬化性粘液水腫，肢端紅痛症，ポルフィリア，硬化性苔癬，GVHD，糖尿
　病性手関節症など）には適応しない.
文献21より引用.

診断基準，分類基準，治療アルゴリズム　　385

限局皮膚硬化型SSc (lcSSc：limited cutaneous SSc)					sine scleroderma (ssSSc)
皮膚硬化の進行が緩徐：約70％を占める	肘関節より遠位	皮膚硬化	肘関節より近位	皮膚硬化の進行が急速：約30％を占める	皮膚硬化はみられない臓器病変のみを呈す
	緩徐（皮膚硬化から5年以上）	進行	急速（皮膚硬化から2年以内）		
	レイノー現象が先行	レイノー現象と皮膚硬化	ほぼ同時か皮膚硬化が先行		
	毛細血管の蛇行，拡張	毛細血管顕微鏡	毛細血管の脱落		
	多数	爪上皮出血点	進行期には消失		
	（−）	腱摩擦音	（＋）日本人では少ない		
	軽度	関節拘縮	高度		
	多い	石灰沈着	稀		
	肺高血圧症（日本人では稀），食道	主要臓器病変	肺，腎（日本人では稀），心，食道		
	抗セントロメア抗体抗U1RNP抗体	主要抗核抗体	抗トポイソメラーゼI抗体抗RNAポリメラーゼⅢ抗体		
	94％	5年生存率	86％		
	82％	10年生存率	72％		

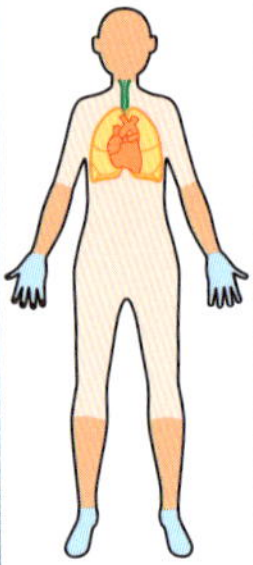

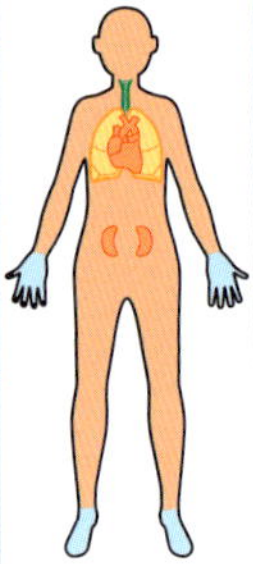

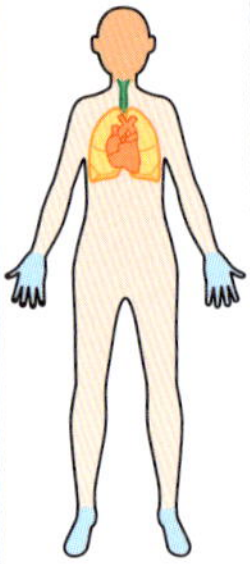

図6 lcSScとdcSScの分類

文献22，23をもとに作成．

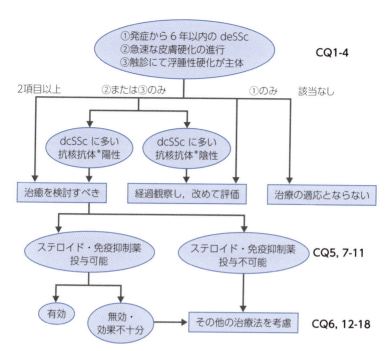

*抗トポイソメラーゼI抗体，抗RNAポリメラーゼ抗体，（抗U3RNP抗体，保険未収載）

図7 皮膚硬化に対する治療アルゴリズム
文献24より引用．

表14　MCTD改訂診断基準2019

Ⅰ．共通所見
1．レイノー現象 2．指ないし手背の腫脹

Ⅱ．免疫学的所見
抗U1-RNP抗体陽性

Ⅲ．特徴的な臓器所見
1．肺動脈性高血圧症 2．無菌性髄膜炎 3．三叉神経障害

Ⅳ．混合所見
A．全身性エリテマトーデス様所見 　1．多発関節炎 　2．リンパ節腫脹 　3．顔面紅斑 　4．心膜炎または胸膜炎 　5．白血球減少（4,000/μL以下）または血小板減少（100,000/μL以下） B．全身性強皮症様所見 　1．手指に限局した皮膚硬化 　2．間質性肺炎 　3．食道蠕動低下または拡張 C．多発性筋炎/皮膚筋炎様所見 　1．筋力低下 　2．筋原性酵素上昇 　3．筋電図における筋原性異常所見

Ⅰ，Ⅱ，Ⅲの各1つ以上が陽性．または，Ⅰ，Ⅱの各1つ以上が陽性，かつⅣのA，B，C項より2項目以上でそれぞれ1所見以上が陽性．（難病医療費助成の臨床調査個人票は後者の基準のみ）

小児の場合は，Ⅰ，Ⅱの各1つ以上が陽性，かつⅣのA，B，C項より1項目以上でそれぞれ1所見以上が陽性．

予後や臓器障害と関与する疾患標識抗体（抗dsDNA抗体，抗Sm抗体，抗ScI-70抗体，抗RNAポリメラーゼⅢ抗体，抗ARS抗体，抗MDA5抗体）が陽性の場合はMCTDの診断は慎重に行う．無菌性髄膜炎はウイルスなどによる感染性髄膜炎や薬剤性髄膜炎，腫瘍関連髄膜炎などを十分に鑑別する．

文献25より引用．

2）自己炎症性疾患

表15　厚生労働省ベーチェット病診断基準（2016年小改訂）〈主要項目〉

主症状	1. 口腔粘膜の再発性アフタ性潰瘍 2. 皮膚症状 　（a）結節性紅斑様皮疹　（b）皮下の血栓性静脈炎　（c）毛嚢炎様皮疹，痤瘡様皮疹 　参考所見：皮膚の被刺激性亢進 3. 眼症状 　（a）虹彩毛様体炎　（b）網膜ぶどう膜炎（網脈絡膜炎） 　（c）以下の所見があれば（a）（b）に準じる 　　　（a）（b）を経過したと思われる虹彩後癒着，水晶体上色素沈着，網脈絡膜萎縮， 　　　視神経萎縮，併発白内障，続発緑内障，眼球癆 4. 外陰部潰瘍
副症状	1. 変形や硬直を伴わない関節炎　　　2. 精巣上体炎（副睾丸炎） 3. 回盲部潰瘍で代表される消化器病変　4. 血管病変　5. 中等度以上の中枢神経病変
病型診断の 基準	1. 完全型：経過中に4主症状が出現したもの 2. 不全型： 　（a）経過中に3主症状，あるいは2主症状と2副症状が出現したもの 　（b）経過中に定型的眼症状とその他の1主症状，あるいは2副症状が出現したもの 3. 疑い：主症状の一部が出現するが，不全型の条件を満たさないもの，および定型的な副 　症状が反復あるいは増悪するもの 4. 特殊病変：完全型または不全型の基準を満たし，下のいずれかの病変を伴う場合を特殊 　型と定義し，以下のように分類する 　（a）腸管（型）ベーチェット病─内視鏡で病変（部位を含む）を確認する 　（b）血管（型）ベーチェット病─動脈瘤，動脈閉塞，深部静脈血栓症、肺塞栓のいずれ 　　かを確認する 　（c）神経（型）ベーチェット病─髄膜炎，脳幹脳炎など急激な炎症性病態を呈する急性 　　型と体幹失調，精神症状が緩徐に進行する慢性進行型のいずれかを確認する

文献26より引用．

表16　成人スチル病のYamaguchi criteria（1992）

除外基準を除外したうえで下記のうち5つ以上に該当し， そのうち少なくとも2つがmajorを満たすものを成人スチル病と分類する	
major criteria	● 1週間以上続く39℃を超える発熱 ● 2週間以上続く関節痛・関節炎 ● 典型的皮疹 ● 白血球＞10,000/μLかつ多核球数＞80％
minor criteria	● 咽頭痛 ● 最近の著明なリンパ節腫大 ● 肝腫大または脾腫大 ● 肝機能異常 ● 抗核抗体陰性かつリウマトイド因子（IgM）陰性
除外基準	● 感染症 ● 悪性疾患（主に悪性リンパ腫） ● 他のリウマチ疾患（主に全身性血管炎）

文献27より引用．

表17　AOSDの重症度分類

成人スチル病重症度スコア						
漿膜炎	無	0	□	有	1	□
播種性血管内凝固（DIC）	無	0	□	有	2	□
血球貪食症候群	無	0	□	有	2	□
好中球比率増加（85%以上）	無	0	□	有	1	□
フェリチン高値（3,000 ng/mL以上）	無	0	□	有	1	□
著名なリンパ節腫脹	無	0	□	有	1	□
ステロイド治療抵抗性（プレドニゾロン換算で0.4 mg/kg以上で治療抵抗性の場合）	無	0	□	有	1	□
スコア合計点	0〜9点 成人スチル病重症度基準 　重症　：3点以上 　中等症：2点以上 　軽症　：1点以下					

文献28より引用.

表18　再発性多発軟骨炎に関するMcAdamらの診断基準（1976）

（A）	1　両側耳介軟骨炎 2　非びらん性血清陰性性多関節炎 3　鼻軟骨炎（鞍鼻） 4　眼炎症（結膜炎，角膜炎，上強膜炎，ぶどう膜炎） 5　気道軟骨炎（喉頭，気管） 6　前庭蝸牛機能障害（感音性難聴，耳鳴，めまい）
（B）	生検による病理組織学的所見

（A）の6項目中3項目以上と（B）の病理組織学的所見を満たせば診断確定
文献29より引用.

すべての臨床医が知っておきたいリウマチ・膠原病の診かた

表19 FMFの診断基準

必須項目	12時間から72時間続く38度以上の発熱を3回以上くり返す．発熱時にはCRPや血清アミロイドA（SAA）などの炎症検査所見の著明な上昇を認める．発作間歇期にはこれらが消失する．
補助項目	1 発熱時の随伴症状として，以下のいずれかを認める．
	a 非限局性の腹膜炎による腹痛，b 胸膜炎による胸背部痛
	c 関節炎
	d 心膜炎，e 精巣漿膜炎，f 髄膜炎による頭痛
	2 コルヒチンの予防内服によって発作が消失あるいは軽減する．
\multicolumn{2}{l}{必須項目と，補助項目のいずれか1項目以上を認める症例を臨床的にFMF典型例と診断する．FMFを疑わせるが，典型例の基準を満たさない（くり返す発熱のみ，補助項目の1項目以上のみを有する，等）症例については，図8のフローチャートに従い診断する．ただし，感染症，自己免疫疾患，他の自己炎症疾患，悪性腫瘍などの発熱の原因となる疾患を除外する．}

CRP：C-reactive protein，SAA：serum amyloid A
文献30より引用．

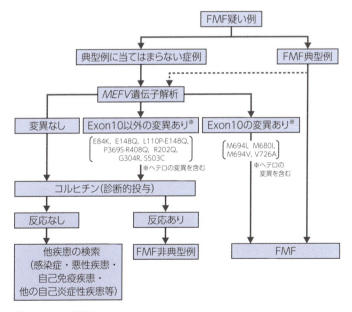

図8 FMF診断フローチャート
文献30より引用．

3）血管炎症候群

表20　厚生労働省によるMPA診断基準

〈診断基準〉 確実，疑い例を対象とする

【主要項目】

(1) 主要症候
　①急速進行性糸球体腎炎
　②肺出血，もしくは間質性肺炎
　③腎・肺以外の臓器症状：紫斑，皮下出血，消化管出血，多発性単神経炎など
(2) 主要組織所見
　細動脈・毛細血管・後毛細血管細静脈の壊死，血管周囲の炎症性細胞浸潤
(3) 主要検査所見
　①MPO-ANCA陽性
　②CRP陽性
　③蛋白尿・血尿，BUN，血清クレアチニン値の上昇
　④胸部X線所見：浸潤陰影（肺胞出血），間質性肺炎
(4) 判定
　①確実（definite）
　　(a) 主要症候の2項目以上を満たし，組織所見が陽性の例
　　(b) 主要症候の①及び②を含め2項目以上を満たし，MPO-ANCAが陽性の例
　②疑い（probable）
　　(a) 主要症候の3項目以上を満たす例
　　(b) 主要症候の1項目とMPO-ANCA陽性の例
(5) 鑑別診断
　①結節性多発動脈炎
　②多発血管炎性肉芽腫症（旧称：ウェゲナー肉芽腫症）
　③好酸球性多発血管炎性肉芽腫症（旧称：アレルギー性肉芽腫性血管炎/チャーグ・ストラウス症候群）
　④川崎動脈炎
　⑤膠原病（SLE，RAなど）
　⑥IgA血管炎（旧称：紫斑病血管炎）

【参考事項】

(1) 主要症候の出現する1〜2週間前に先行感染（多くは上気道感染）を認める例が多い．
(2) 主要症候①，②は約半数例で同時に，その他の例ではいずれか一方が先行する．
(3) 多くの例でMPO-ANCAの力価は疾患活動性と平行して変動する．
(4) 治療を早期に中止すると，再発する例がある．
(5) 除外項目の諸疾患は壊死性血管炎を呈するが，特徴的な症候と検査所見から鑑別できる．

文献31より引用．

巻末付録

表21 ACR/EULARによるMPA分類基準（2022年）

臨床上，中小型血管炎と診断した際に適応し，5点以上でMPAと分類する．
(1) 症候
● 血性鼻汁，鼻腔内潰瘍・痂皮，鼻粘膜うっ血，鼻閉，鼻中隔穿孔：－3点
(2) 検査・画像・生検
● p-ANCA または MPO-ANCA 陽性：＋6点 ● 胸部画像検査：線維化，間質性肺炎：＋3点 ● Pauci-immune 型糸球体腎炎：＋3点 ● c-ANCA または PR3-ANCA 陽性：－1点 ● 血液好酸球数≧1,000/μL：－4点

文献32をもとに作成．

診断基準，分類基準，治療アルゴリズム　　393

表22　厚生労働省によるGPA診断基準（2002年改訂）

1. 主要症状

（1）上気道（E）の症状

E：鼻（膿性鼻漏，出血，鞍鼻），眼（眼痛，視力低下，眼球突出），耳（中耳炎），口腔・咽頭痛（潰瘍，嗄声，気道閉塞）

（2）肺（L）の症状

L：血痰，咳嗽，呼吸困難

（3）腎（K）の症状

血尿，蛋白尿，急速に進行する腎不全，浮腫，高血圧

（4）血管炎による症状

①全身症状：発熱（38℃以上，2週間以上），体重減少（6カ月以内に6 kg以上）
②臓器症状：紫斑，多関節炎（痛），上強膜炎，多発性神経炎，虚血性心疾患（狭心症・心筋梗塞），消化管出血（吐血・下血）胸膜炎

2. 主要組織所見

①E，L，Kの巨細胞を伴う壊死性肉芽腫性炎
②免疫グロブリン沈着を伴わない壊死性半月体形成腎炎
③小細動脈の壊死性肉芽腫性血管炎

3. 主要検査所見

Proteinase 3-ANCA（PR3-ANCA）（蛍光抗体法でcytoplasmic pattern，C-ANCA）が高率に陽性を示す

4. 判定

（1）確実（definite）

（a）上気道（E），肺（L），腎（K）のそれぞれ1臓器症状を含め主要症状の3項目以上を示す例
（b）上気道（E），肺（L），腎（K），血管炎による主要症状の2項目以上及び，組織所見①，②，③の1項目以上を示す例
（c）上気道（E），肺（L），腎（K），血管炎による主要症状の1項目以上と組織所見①，②，③の1項目以上及びC（PR-3）ANCA陽性の例

（2）疑い（probable）

（a）上気道（E），肺（L），腎（K），血管炎による主要症状のうち2項目以上の症状を示す例
（b）上気道（E），肺（L），腎（K），血管炎による主要症状のいずれか1項目及び，組織所見①，②，③の1項目を示す例
（c）上気道（E），肺（L），腎（K），血管炎による主要症状のいずれか1項目とC（PR-3）ANCA陽性を示す例

5. 参考となる検査所見

1　白血球，CRPの上昇
2　BUN，血清クレアチニンの上昇

6. 識別診断

①E，Lの他の原因による肉芽腫性疾患（サルコイドーシスなど）
②他の血管炎症候群〔顕微鏡的多発血管炎，好酸球性多発血管炎性肉芽腫症（Churg-Strauss症候群），結節性多発動脈炎など〕

文献33より引用.

巻末付録

表23　ACR/EULARによるGPA分類基準（2022年）

臨床上，中小型血管炎と診断した際に適応し，5点以上でGPAと分類する．

（1）症候

- 血性鼻汁，鼻腔内潰瘍・痂皮，鼻粘膜うっ血，鼻閉，鼻中隔穿孔：＋3点
- 鼻・鼻軟骨炎，嗄声，気管支内病変，鞍鼻：＋2点
- 伝導性または感音性難聴：＋1点

（2）検査・画像・生検

- cANCAまたはPR3-ANCA陽性：＋5点
- 胸部画像検査：肺結節，腫瘤，空洞病変：＋2点
- 生検：肉芽腫，血管外肉芽腫性炎症，巨細胞：＋2点
- 鼻・副鼻腔炎，浸潤影，液体貯留，乳突炎：＋1点
- Pauci-immune型糸球体腎炎：＋1点
- pANCAまたはMPO-ANCA陽性：－1点
- 血液好酸球数≧1,000/μL：－4点

文献34より引用．

診断基準，分類基準，治療アルゴリズム　　395

表24　厚生労働省によるEGPA診断基準

1. 主要臨床所見
（1）気管支喘息あるいはアレルギー性鼻炎 （2）好酸球増加 （3）血管炎による症状；発熱（38℃以上，2週間以上），体重減少（6カ月以内に6kg以上），多発性単神経炎，消化管出血，紫斑，多関節痛（炎），筋肉痛（筋力低下）
2. 臨床経過の特徴
主要臨床所見（1），（2）が先行し，（3）が発症する．
3. 主要組織所見
（1）周囲組織に著明な好酸球浸潤を伴う細小血管の肉芽腫性またはフィブリノイド壊死性血管炎の存在 （2）血管外肉芽腫の存在
4. 判定
（1）確実（definite）
（a）1.の主要臨床所見のうち，気管支喘息あるいはアレルギー性鼻炎，好酸球増加および血管炎による症状のそれぞれ1つ以上を示し，3.の主要組織所見の1項目を満たす場合 （b）1.の主要臨床項目3項目を満たし，2.の臨床経過の特徴を示した場合
（2）疑い（probable）
（a）1.の主要臨床所見1項目および3.の主要組織所見の1項目を満たす場合 （b）1.の主要臨床所見を3項目満たすが，2.の臨床経過の特徴を示さない場合
5. 参考となる所見
（1）白血球増加（≧1万/μL） （2）血小板増加（≧40万/μL） （3）血清IgE増加（≧600 U/ml） （4）MPO-ANCA陽性 （5）リウマトイド因子陽性 （6）肺浸潤陰影

文献35より引用．

巻末付録

表25　ACR/EULARによるEGPAの分類基準（2022年）

EGPA（7項目，計6点以上でEGPAと分類）
臨床
1　閉塞性気道病変（＋3） 2　鼻茸（＋3） 3　多発性単神経炎（＋1）
検査
1　血中好酸球≧1,000/μL（＋5） 2　生検：血管外の好酸球主体の炎症（＋2） 3　cANCA or PR3-ANCA陽性（－3） 4　血尿（－1）

文献36より引用.

表26　ANCA関連血管炎性中耳炎診断基準2015

以下のA），B），C）の全てが該当する場合，ANCA関連血管炎性中耳炎〔Otitis Media with ANCA-Associated Vasculitis（OMAAV）〕と診断する.
A）臨床経過（以下の2項目のうち，1項目以上が該当）
1．抗菌薬または鼓膜換気チューブが奏効しない中耳炎 　2．進行する骨導閾値の上昇
B）所見（以下4項目のうち，1項目以上が該当）
1．既にANCA関連血管炎と診断されている. 　2．血清PR3-ANCAまたは血清MPO-ANCAが陽性. 　3．生検組織で血管炎として矛盾のない所見（①②のいずれか）がみられる. 　　①巨細胞を伴う壊死性肉芽腫性炎，②小・細動脈の壊死性血管炎 　4．参考となる所見，合併症または続発症（①～⑤のうち，1項目以上が該当） 　　①耳以外の上気道病変，強膜炎，肺病変，腎病変，②顔面神経麻痺，③肥厚性硬膜炎，④多発性単神経炎，⑤副腎皮質ステロイド（プレドニゾロン換算で0.5～1 mg/kg）の投与で症状・所見が改善し，中止すると再燃する.
C）鑑別疾患（下記の疾患が否定される）
①結核性中耳炎，②コレステリン肉芽腫，③好酸球性中耳炎，④腫瘍性疾患（癌，炎症性線維芽細胞腫など），⑤真珠腫性中耳炎，⑥悪性外耳道炎，頭蓋底骨髄炎，⑦ANCA関連血管炎以外の自己免疫疾患による中耳炎および内耳炎

文献37より引用.

診断基準，分類基準，治療アルゴリズム　　397

表27　EULAR/PRINTO/PRES の IgA 血管炎の分類基準（2008）

1．下肢優位の紫斑（必須項目）
2．以下のうち1つ
● 腹痛
● 病理組織での IgA 沈着
● 関節痛，関節炎
● 腎障害

文献38より引用.

表28　クリオグロブリン血症血管炎の暫定分類基準

12週間以上の間隔をあけて2回以上 CG 陽性の患者において，問診，臨床，検査の3つの項目のうち2項目以上が陽性の場合，CV と分類する.

（i）問診項目：少なくとも2つ以上を満たす.	
・皮膚（とくに下肢）に小さな赤い斑点を認めたことが1回以上ありますか？	
・下肢に出現した赤い斑点が自然に消失し茶色くなったことがありますか？	
・医師からウイルス性肝炎だと言われたことがありますか？	

（ii）臨床項目：少なくとも3つ以上を満たす.（現在あるいは過去に）	
・全身症状	倦怠感 微熱（37-37.9℃，10日以上，原因不明） 発熱（＞38℃，原因不明） 線維筋痛症
・関節症候	関節痛 関節炎
・血管症候	紫斑 皮膚潰瘍 壊死性血管炎 過粘稠度症候群 レイノー現象
・神経症候	末梢性ニューロパチー 脳神経症候 血管炎症性中枢神経症候

（iii）検査項目：少なくとも2つ以上を満たす.（現在）
・血清 C4 低下
・血清リウマトイド因子陽性
・血清 M 成分陽性

CG：クリオグロブリン，CV：クリオグロブリン血症性血管炎
文献39より引用.

表29　結節性多発動脈炎の厚生労働省診断基準（2006年）

【主要項目】	
1. 主要症候	
①発熱（38℃以上，2週以上）と体重減少（6カ月以内に6 kg以上）	⑥胸膜炎
②高血圧	⑦消化管出血，腸閉塞
③急速に進行する腎不全，腎梗塞	⑧多発性単神経炎
④脳出血，脳梗塞	⑨皮下結節，皮膚潰瘍，壊疽，紫斑
⑤心筋梗塞，虚血性心疾患，心膜炎，心不全	⑩多関節痛（炎），筋痛（炎），筋力低下
2. 組織所見	
中・小動脈のフィブリノイド壊死性血管炎の存在	
3. 血管造影所見	
腹部大動脈分枝（特に腎内小動脈）の多発小動脈瘤と狭窄・閉塞	
4. 判定	
①確実（definite）	
主要症候2項目以上と組織所見のある例	
②疑い（probable）	
a）主要症候2項目以上と血管造影所見の存在する例 b）主要症候のうち①を含む6項目以上存在する例	
5. 参考となる検査所見	
①白血球増加（10,000/μL以上）	③赤沈亢進
②血小板増加（400,000/μL以上）	④CRP強陽性
6. 鑑別診断	
①顕微鏡的多発血管炎	④川崎病動脈炎
②多発血管炎性肉芽腫症（旧称：ウェゲナー肉芽腫症）	⑤膠原病（SLE，RAなど）
③好酸球性多発血管炎性肉芽腫症（旧称：アレルギー性肉芽腫性血管炎）	⑥IgA血管炎（旧称：紫斑病性血管炎）
【参考事項】	
● 組織学的にⅠ期変性期，Ⅱ期急性炎症期，Ⅲ期肉芽期，Ⅳ期瘢痕期の4つの病期に分類される ● 臨床的にⅠ，Ⅱ病期は全身の血管の高度の炎症を反映する症候，Ⅲ，Ⅳ期病変は侵された臓器の虚血を反映する症候を呈する ● 除外項目の諸疾患は壊死性血管炎を呈するが，特徴的な症候と検査所見から鑑別できる	

文献40より引用.

表30 巨細胞性動脈炎の分類基準（1990年，米国リウマチ学会）

1．50歳以上で初発症状あるいは所見が出現．
2．初めて経験する，あるいはいままで経験したことがないタイプの局所の頭痛．
3．頸動脈の動脈硬化と因果関係のない側頭動脈に沿った圧痛あるいは拍動低下．
4．ESR 50 mm/時以上．
5．動脈への著明な単核細胞浸潤あるいは肉芽腫像と，通常，多核性巨細胞を伴う血管炎所見を認める．
上記5項目中少なくとも3項目以上が認められる場合，巨細胞性動脈炎と判定する（感度93.5%，特異度91.2%）．

文献41より引用．

表31 2022年ACR/EULAR巨細胞性動脈炎分類基準

必須	診断時年齢が50歳以上
臨床	肩または首の朝のこわばり（＋2）
	突然の視覚障害（＋3）
	顎または舌の跛行（＋2）
	新たな側頭部痛（＋2）
	頭皮の圧痛（＋2）
	側頭動脈の異常（脈圧消失，圧痛，索状など）（＋2）
検査	治療前でESR ≧ 50 mm/hまたはCRP ≧ 1.0 mg/dL（＋3）
	側頭動脈生検で陽性または超音波で側頭動脈ハローサインが陽性（＋5）
	画像（CT，MRI，カテーテル）での両側腋窩病変（狭窄，閉塞，動脈瘤），エコー検査によるハローサイン，FDG-PETで取り込み（＋2）
	大動脈全体でFDG-PETで活動性（例えば目視で肝臓より高輝度）（＋2）

文献42より引用．

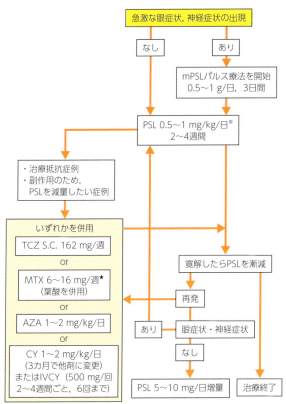

★保険適用外
※急激な眼症状，神経症状の出現の場合は1 mg/kg/日

図9 巨細胞性動脈炎の治療フローチャート

日本循環器学会：血管炎症症候群の診療ガイドライン（2017年改訂版）．https://www.j-circ.or.jp/cms/wp-content/uploads/2020/02/JCS2017_isobe_h.pdf（2024年7月閲覧）より転載．

表32　高安動脈炎の診断基準

A. 症状

1. 全身症状：発熱，全身倦怠感，易疲労感，リンパ節腫脹（頚部），若年者の高血圧（140/90 mmHg以上）

2. 疼痛：頚動脈痛（carotidynia），胸痛，背部痛，腰痛，肩痛，上肢痛，下肢痛

3. 眼症状：一過性又は持続性の視力障害，眼前明暗感，失明，眼底変化（低血圧眼底，高血圧眼底）

4. 頭頚部症状：頭痛，歯痛，顎跛行[※a]，めまい，難聴，耳鳴，失神発作，頚部血管雑音，片麻痺

5. 上肢症状：しびれ感，冷感，拳上困難，上肢跛行[※b]，上肢の脈拍及び血圧異常（橈骨動脈の脈拍減弱，消失，10 mmHg以上の血圧左右差），脈圧の亢進（大動脈弁閉鎖不全症と関連する）

6. 下肢症状：しびれ感，冷感，脱力，下肢跛行，下肢の脈拍及び血圧異常（下肢動脈の拍動亢進あるいは減弱，血圧低下，上下肢血圧差[※c]）

7. 胸部症状：息切れ，動悸，呼吸困難，血痰，胸部圧迫感，狭心症状，不整脈，心雑音，背部血管雑音

8. 腹部症状：腹部血管雑音，潰瘍性大腸炎の合併

9. 皮膚症状：結節性紅斑

[※a] 咀嚼により痛みが生じるため間欠的に咀嚼すること
[※b] 上肢労作により痛みや脱力感が生じるため間欠的に労作すること
[※c] 「下肢が上肢より10〜30 mmHg高い」から外れる場合

B. 検査所見

画像検査所見：大動脈とその第一次分枝[※a]の両方あるいはどちらかに検出される，多発性[※b]またはびまん性の肥厚性病変[※c]，狭窄性病変（閉塞を含む）[※d]あるいは拡張性病変（瘤を含む）[※d]の所見

[※a] 大動脈とその一次分枝とは，大動脈（上行，弓行，胸部下行，腹部下行），大動脈の一次分枝（冠動脈を含む），肺動脈とする．
[※b] 多発性とは，上記の2つ以上の動脈または部位，人動脈の2区域以上のいずれかである．
[※c] 肥厚性病変は，超音波（総頚動脈のマカロニサイン），造影CT，造影MRI（動脈壁全周性の造影効果），PET-CT（動脈壁全周性のFDG取り込み）で描出される．
[※d] 狭窄性病変，拡張性病変は，胸部X線（下行大動脈の波状化），CT angiography，MR angiography，心臓超音波検査（大動脈弁閉鎖不全），血管造影で描出される．上行大動脈は拡張し，大動脈弁閉鎖不全を伴いやすい．慢性期には，CTにて動脈壁の全周性石炭化，CT angiography，MR angiographyにて側副血行路の発達が描出される．

画像診断上の注意点：造影CTは造影後期相で撮影．CT angiographyは造影早期相で撮影，三次元画像処理を実施．血管造影は通常，血管内治療，冠動脈・左室造影などを同時目的とする際に行う．

C. 鑑別診断

動脈硬化症，先天性血管異常，炎症性腹部大動脈瘤，感染性動脈瘤，梅毒性中膜炎，巨細胞性動脈炎（側頭動脈炎），血管型ベーチェット病，gG4関連疾患

＜診断のカテゴリー＞

Definite：Aのうち1項目以上＋Bのいずれかを認め，Cを除外したもの．

（参考所見）
1. 血液・生化学所見：赤沈亢進，CRP高値，白血球増加，貧血
2. 遺伝学的検査：HLA-B＊52またはHLA-B＊67保有

日本循環器学会：血管炎症候群の診療ガイドライン（2017年改訂版）．https://www.j-circ.or.jp/cms/wp-content/uploads/2020/02/JCS2017_isobe_h.pdf（2024年8月閲覧）より転載．

表33　2022年ACR/EULAR高安動脈炎分類基準

必須	診断時年齢が60歳以下	
	画像検査（CT，カテーテル，MRI，エコー，PETなど）で血管炎の証拠がある	
臨床	女性（＋1）	
	狭心症（＋2）	
	四肢の跛行（＋2）	
	血管雑音（大動脈，頸，鎖骨下，腋窩，上腕，腎，腸骨，大腿動脈）（＋2）	
	上肢（腋窩，上腕，橈骨動脈）の脈圧低下や消失（＋2）	
	頸動脈の脈圧異常や圧痛（＋2）	
	腕間の血圧差が20 mmHg以上（＋1）	
検査	罹患血管が9領域（胸部，腹部大動脈，腸間膜，左右総頸，左右鎖骨下，左右腎）のうち，1領域（＋1），2領域（＋2），3領域以上（＋3）	
	両側の動脈の病変（両側の頸，鎖骨下，腎動脈などの狭窄，閉塞，動脈瘤）（＋1）	
	腹部大動脈に加えて，腎または腸間膜動脈の病変（狭窄，閉塞，動脈瘤）（＋3）	

文献43より引用．

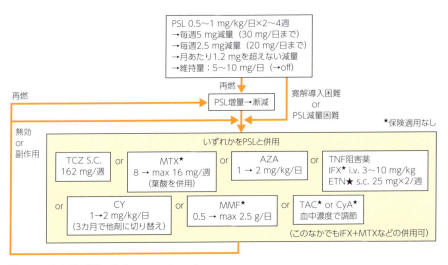

図10　高安動脈炎の治療フローチャート

日本循環器学会：血管炎症候群の診療ガイドライン（2017年改訂版）．https://www.j-circ.or.jp/cms/wp-content/uploads/2020/02/JCS2017_isobe_h.pdf（2024年7月閲覧）より転載．

4 リウマチ性多発筋痛症（PMR）

表34 BirdのPMR診断基準

1. 両側肩の痛み　および/または　こわばり
2. 初発から症状完成まで2週間以内
3. 初診時，血沈40 mm/時以上
4. 朝のこわばり（頚，肩甲骨，腰帯）1時間以上
5. 年齢65歳以上
6. うつ状態　および/または　体重減少
7. 両側上腕の圧痛

- 上記3項目以上，または上記1項目＋臨床的・病理学的に側頭動脈異常がある場合にprobable PMR とする．
- PMRに特異的な所見はなく除外診断が必要で，本基準のみで確定することはできない．
- PMRの診断をさらに確実にするために，プレドニゾロンによる診断的治療が有用である．

文献44より引用．

表35 PMRの分類基準（2012年ACR/EULAR）

必須項目：年齢≧50歳，両肩疼痛，ESR/CRP異常		
項目	点数（超音波検査なし）	点数（超音波検査あり）
朝のこわばり＞45分	2	2
股関節痛 or 可動域制限	1	1
リウマトイド因子，抗CCP抗体が陰性	2	2
他の関節痛がない	1	1
超音波検査 ● 三角筋下滑液包炎 &/or 二頭筋腱鞘炎 &/or 肩甲上腕関節滑膜炎を伴う肩関節が少なくとも1つある（ND 滑膜炎 &/or 転子部滑液包炎を伴う股関節が少なくとも1つある） ● 両肩関節に三角筋下滑液包炎，二頭筋腱鞘炎，肩甲上腕関節滑膜炎のいずれかがある	－ －	1 1

（超音波検査なし）4点以上でPMR：感度72％・特異度65％
（超音波検査あり）5点以上でPMR：感度71％・特異度70％
文献45より引用．

5 その他

表36　2020改訂 IgG4関連疾患包括診断基準

項目1	臨床的および画像的診断 単一*または複数臓器に特徴的なびまん性あるいは限局性腫大，腫瘤，結節，肥厚性病変を認める（*リンパ節のみの単独病変の場合は除く）．
項目2	血清学的診断 高 IgG4 血症（135 mg/dL 以上）を認める．
項目3	病理学的診断 以下の3項目中2つを満たす． ①著明なリンパ球・形質細胞の浸潤と線維化を認める． ②IgG4 陽性形質細胞浸潤：IgG4/IgG 陽性細胞比 40％以上かつIgG4 陽性形質細胞が10/hpfを超える． ③特徴的な線維化，特に花筵状線維化あるいは閉塞性静脈炎のいずれかを認める．

項目1＋2＋3を満たすもの：確診群（definite）．
項目1＋3を満たすもの：準確診群（probable）．
項目1＋2を満たすもの：疑診群（possible）．
Hpf：高倍率視野．
文献46をもとに作成．

〈文献〉

1) Aletaha D, et al：2010 rheumatoid arthritis classification criteria: an American College of Rheumatology/European League Against Rheumatism collaborative initiative. Ann Rheum Dis, 69：1580-1588, 2010（PMID：20699241）

2) 日本リウマチ学会：新RA分類基準
https://www.ryumachi-jp.com/info/120115_table3.pdf（2024年4月閲覧）

3) Rudwaleit M, et al：The development of Assessment of SpondyloArthritis international Society classification criteria for axial spondyloarthritis（part II）: validation and final selection. Ann Rheum Dis, 68：777-783, 2009（PMID：19297344）

4) Rudwaleit M, et al：The Assessment of SpondyloArthritis International Society classification criteria for peripheral spondyloarthritis and for spondyloarthritis in general. Ann Rheum Dis, 70：25-31, 2011（PMID：21109520）

5) van der Linden S, et al：Evaluation of diagnostic criteria for ankylosing spondylitis. A proposal for modification of the New York criteria. Arthritis Rheum, 27：361-368, 1984（PMID：6231933）

6) Taylor W, et al：Classification criteria for psoriatic arthritis: development of new criteria from a large international study. Arthritis Rheum, 54：2665-2673, 2006（PMID：16871531）

7) 朝比奈昭彦, 他：乾癬性関節炎診療ガイドライン 2019. 日皮会誌, 129：2675-2733, 2019

8) Sieper J, et al：Report on the Fourth International Workshop on Reactive Arthritis. Arthritis Rheum, 43：720-734, 2000（PMID：10765916）

9) Benhamou CL, et al：Synovitis-acne-pustulosis hyperostosis-osteomyelitis syndrome（SAPHO）. A new syndrome among the spondyloarthropathies? Clin Exp Rheumatol, 6：109-112, 1988（PMID：2972430）

10) Hochberg MC：Updating the American College of Rheumatology revised criteria for the classification of systemic lupus erythematosus. Arthritis Rheum, 40：1725, 1997（PMID：9324032）

11) Aringer M, et al：2019 European League Against Rheumatism/American College of Rheumatology classification criteria for systemic lupus erythematosus. Ann Rheum Dis, 78：1151-1159, 2019（PMID：31383717）

12) 厚生労働省：シェーグレン症候群（SjS）改訂診断基準, 1999
https://www.mhlw.go.jp/file/06-Seisakujouhou-10900000-Kenkoukyoku/0000089906.pdf（2024年4月閲覧）

13) Daniels TE, et al：Associations between salivary gland histopathologic diagnoses and phenotypic features of Sjögren's syndrome among 1,726 registry participants. Arthritis Rheum, 63：2021-2030, 2011（PMID：21480190）

14) Whitcher JP, et al：A simplified quantitative method for assessing keratoconjunctivitis sicca from the Sjögren's Syndrome International Registry. Am J Ophthalmol, 149：405-415, 2010（PMID：20035924）

15) van Bijsterveld OP：Diagnostic tests in the Sicca syndrome. Arch Ophthalmol, 82：10-14, 1969（PMID：4183019）

16) Navazesh M & Kumar SK：Measuring salivary flow: challenges and opportunities. J Am Dent Assoc, 139 Suppl：35S-40S, 2008（PMID：18460678）18) Shiboski CH, et al：2016 American College of Rheumatology/European League Against Rheumatism classification criteria for primary Sjögren's syndrome: A consensus and data-driven methodology involving three international patient cohorts. Ann Rheum Dis, 76：9-16, 2017（PMID：27789466）

17) Shiboski CH, et al：2016 American College of Rheumatology/European League Against Rheumatism classification criteria for primary Sjögren's syndrome: A consensus and data-

driven methodology involving three international patient cohorts. Ann Rheum Dis, 76：9-16, 2017（PMID：27789466）

18）Bohan A & Peter JB：Polymyositis and dermatomyositis（first of two parts）. N Engl J Med, 292：344-347, 1975（PMID：1090839）

19）Lundberg IE, et al：2017 European League Against Rheumatism/American College of Rheumatology classification criteria for adult and juvenile idiopathic inflammatory myopathies and their major subgroups. Ann Rheum Dis, 76：1955-1964, 2017（PMID：29079590）

20）厚生労働省：全身性強皮症・診断基準 2010 年
https://www.mhlw.go.jp/content/10905000/001173543.pdf（2024 年 4 月閲覧）

21）van den Hoogen F, et al：2013 classification criteria for systemic sclerosis: an American college of rheumatology/European league against rheumatism collaborative initiative. Ann Rheum Dis, 72：1747-1755, 2013（PMID：24092682）

22）Nihtyanova SI, et al：Prediction of pulmonary complications and long-term survival in systemic sclerosis. Arthritis Rheumatol, 66：1625-1635, 2014（PMID：24591477）

23）浅野善英，他：全身性強皮症 診断基準・重症度・診療ガイドライン．日皮会誌，126：1831-1896，2016

24）厚生労働科学研究成果データベース：（資料 4）全身性強皮症診療ガイドライン（2023 年版〔予定〕）
https://mhlw-grants.niph.go.jp/system/files/report_pdf/202211005B-sonota4_0.pdf（2024 年 7 月閲覧）

25）厚生労働省：混合性結合組織病（MCTD）改訂診断基準 2019（自己免疫疾患に関する調査研究班 田中良哉，他）

26）ベーチェット病研究斑：厚生労働省ベーチェット病診断基準（2016 年小改訂）
https://www.nms-behcet.jp/patient/behcet/standerd.html

27）Yamaguchi M, et al：Preliminary criteria for classification of adult Still's disease. J Rheumatol, 19：424-430, 1992（PMID：1578458）

28）厚生労働科学研究費補助金難治性疾患政策研究事業：自己免疫疾患に関する調査研究（研究代表：住田孝之）https://mhlw-grants.niph.go.jp/system/files/download_pdf/2016/201610040B.pdf（2024 年 8 月閲覧）

29）McAdam LP, et al：Relapsing polychondritis: prospective study of 23 patients and a review of the literature. Medicine（Baltimore）, 55：193-215, 1976（PMID：775252）

30）厚生労働省：平成 26 年度 自己炎症性疾患とその類縁疾患の診断基準，重症度分類，診療ガイドライン確立に関する研究（研究代表：平家俊男）
https://mhlw-grants.niph.go.jp/system/files/2015/153051/201510054A/201510054A0003.pdf（2024 年 7 月閲覧）

31）厚生労働省：顕微鏡的多発血管炎
https://www.mhlw.go.jp/file/06-Seisakujouhou-10900000-Kenkoukyoku/0000089893.pdf（2024 年 4 月閲覧）

32）Suppiah R, et al：2022 American College of Rheumatology/European Alliance of Associations for Rheumatology Classification Criteria for Microscopic Polyangiitis. Arthritis Rheumatol, 74：400-406, 2022（PMID：35106973）

33）厚生労働省：多発血管炎性肉芽腫症
https://www.mhlw.go.jp/file/06-Seisakujouhou-10900000-Kenkoukyoku/0000089937.pdf（2024 年 4 月閲覧）

34）Robson JC, et al：2022 American College of Rheumatology/European Alliance of Associations for Rheumatology Classification Criteria for Granulomatosis With Polyangiitis. Arthritis Rheumatol, 74：393-399, 2022（PMID：35106964）

35）厚生労働省：好酸球性多発血管炎性肉芽腫症
https://www.mhlw.go.jp/file/06-Seisakujouhou-10900000-Kenkoukyoku/0000089895.pdf
（2024年4月閲覧）

36）Grayson PC, et al：2022 American College of Rheumatology/European Alliance of Associations for Rheumatology Classification Criteria for Eosinophilic Granulomatosis With Polyangiitis. Arthritis Rheumatol, 74：386-392, 2022（PMID：35106968）

37）吉田尚弘，他：ANCA関連血管炎性中耳炎（Otitis media with ANCA-associated vasculitis：OMAAV）診断基準2015とその解説. Otol Jpn，26：37–39，2016

38）Ozen S, et al：EULAR/PRINTO/PRES criteria for Henoch-Schönlein purpura, childhood polyarteritis nodosa, childhood Wegener granulomatosis and childhood Takayasu arteritis: Ankara 2008. Part II: Final classification criteria. Ann Rheum Dis, 69：798-806, 2010（PMID：20413568）

39）De Vita S, et al：Preliminary classification criteria for the cryoglobulinaemic vasculitis. Ann Rheum Dis, 70：1183-1190, 2011（PMID：21571735）

40）厚生労働省：結節性多発動脈炎
https://www.mhlw.go.jp/file/06-Seisakujouhou-10900000-Kenkoukyoku/0000089886.pdf
（2024年4月閲覧）

41）Hunder GG, et al：The American College of Rheumatology 1990 criteria for the classification of giant cell arteritis. Arthritis Rheum, 33：1122-1128, 1990（PMID：2202311）

42）Ponte C, et al：2022 American College of Rheumatology/EULAR classification criteria for giant cell arteritis. Ann Rheum Dis, 81：1647-1653, 2022（PMID：36351706）

43）Grayson PC, et al：2022 American College of Rheumatology/EULAR Classification Criteria for Takayasu Arteritis. Arthritis Rheumatol, 74：1872-1880, 2022（PMID：36349501）

44）Bird HA, et al：An evaluation of criteria for polymyalgia rheumatica. Ann Rheum Dis, 38：434-439, 1979（PMID：518143）

45）Dasgupta B, et al：2012 Provisional classification criteria for polymyalgia rheumatica: a European League Against Rheumatism/American College of Rheumatology collaborative initiative. Arthritis Rheum, 64：943-954, 2012（PMID：22389040）

46）梅原久範，他：2020年 改訂 IgG4関連疾患包括診断基準 －The 2020 Revised Comprehensive Diagnostic（RCD）Criteria for IgG4-RD －. 日内会誌，110：962-969，2021

索 引

数 字

1型INF阻害薬 ………… 363
1型インターフェロン（INF）
………… 105

欧 文

A

A1 Pulley ………… 154
AAION ………… 279
ADM ………… 333
AION ………… 279
amyopathic DM ………… 333
ANA関連CTD ………… 53, 72
ANA関連疾患特異的自己抗体
………… 74
ANCA ………… 76
ANCA関連血管炎 ……… 59, 77,
138, 215, 236, 258, 285, 324
ANCA関連血管炎性中耳炎
………… 288
AOSD ………… 56, 136, 305
asymmetrical oligo-arthritis
………… 45

B

Bacterial ………… 30, 48
BAFF阻害薬 ………… 364
ballottement test ………… 169
bare area ………… 87
BD ………… 56, 136
bDMARDs ………… 345
bone marrow edema ……… 121
Bulge test ………… 169

C

CADM ………… 333
capillary loop ………… 241
CAPS ………… 287
carpal tunnel syndrome … 144
clinically amyopathic DM
………… 333
CMC関節 ………… 43, 153
connective tissue diseases
………… 15
costophrenic angle ……… 307
CP angle ………… 307
CPK ………… 334
Crowned dens症候群 …… 107
CRP ………… 78
Crystal ………… 22, 30, 48
CTD ……… 22, 28, 38, 46
CTD-ILD ………… 309
CTLA4-Ig ………… 352
Cytoplasmic ………… 73

D

dactylitis ………… 36, 124
DAD ………… 311
dcSSc ………… 136
DIC ………… 256
digital ulcer ………… 243
DIP関節 ………… 43, 152
Discrete speckled ………… 73
DLH ………… 311
DM ……… 53, 135, 332
double contour sign ……… 117
DPP4阻害薬誘発関節炎 … 147

E

ecchymosis ………… 196, 254
ECU ………… 110
EGPA ……77, 138, 258, 288, 324
empty can test ………… 161
enthesitis ………… 212
enthesophyte ………… 98
entrapment neuropathy … 144
erosion ……… 87, 111, 122
erosive OA ………… 131, 208
erythema ………… 254
ESR ………… 78
extensor carpi ulnaris …… 110

F・G

FMF ………… 56, 137, 305
GCA ………… 59
gloves and socks syndrome
………… 62
GPA ……… 77, 138, 258
GS ………… 110
gull wing ………… 96

H

Hawkinsテスト ………… 161
Heerfordt症候群 ………… 299
HLA ………… 84
HLA-A26 ………… 84
HLA-B27 ………… 84, 219
HLA-B51 ………… 84
HLA-B52 ………… 84
HOA ………… 144
Homogeneous ………… 73, 225
Hypertrophic osteoarthropathy ………… 144

索引　409

I

IBD-SpA ·········· 133
IFN ·········· 105
IgA血管炎 ·········· 138, 258
IgG4RD ·········· 298
IgG4関連疾患 ·········· 287, 297
IgM型RF ·········· 68
IL-17 ·········· 98
IL-12/23阻害薬 ·········· 354
IL-17阻害薬 ·········· 354, 355
IL-1阻害薬 ·········· 361
IL-23 ·········· 98
IL-23阻害薬 ·········· 356
IL-6 ·········· 97
IL-6阻害薬 ·········· 351, 360
ILD ·········· 309
IMNM ·········· 333
Infectious ·········· 23, 30
insidious onset ·········· 29
interminated ·········· 254
interstitial pneumonia with autoimmune features ·········· 311
ION ·········· 279
IPAF ·········· 311
IPF ·········· 309
irAE関節炎 ·········· 145
ITP ·········· 256

J・K

Jaccoud arthropathy ·········· 38
JAK阻害薬 ·········· 352, 356
JIA ·········· 58
joint space narrowing ·········· 89
JSN ·········· 90
KD ·········· 59

L

lcSSc ·········· 136

Löfgren症候群 ·········· 147, 250
lift off test ·········· 162
Lightの基準 ·········· 304
LIP ·········· 311
lobular panniculitis ·········· 249
Log rollテスト ·········· 171
Lupus profundus ·········· 250

M

maculopapular rash ·········· 196
marginal erosion ·········· 87, 130
MCP関節 ·········· 43, 151
MCTD ·········· 38, 53, 136, 243
MHC class-I-opathy ·········· 57
MMP-3 ·········· 79
modified total sharp score ·········· 90
Morton病 ·········· 144
MPA ·········· 77, 138, 215, 258, 324
MRI ·········· 120
MTP関節 ·········· 43, 44
mTSS ·········· 90

N

NAION ·········· 280
Neerテスト ·········· 161
non-radiograhic axial SpA ·········· 132, 220
NSIP ·········· 311
NTM ·········· 229
Nucleolar ·········· 73

O

OA ·········· 21, 35, 43, 48
OMAAV ·········· 288
OP ·········· 311
osteophyte ·········· 95
Otitis Media with ANCA-Associated Vasculitis ·········· 288

overhanging edge ·········· 106

P

painful arc sign ·········· 161
Palmer fasciitis and polyarthritis Syndrome ·········· 144
palmoplantar pustulosis ·········· 102
palpable purpura ·········· 255, 262
PAN ·········· 59
PAO ·········· 102, 134
PD ·········· 110
PDE4阻害薬 ·········· 357
pencil in cup ·········· 96
periarticular osteoporosis ·········· 86
Peripheral ·········· 73
peritenon extensor tendon inflammation ·········· 115, 212
periungual erythema ·········· 242
petechiae ·········· 196, 254
PFAPA ·········· 294
PFPAS ·········· 144
PION ·········· 279
PIP関節 ·········· 43, 152
pitting scar ·········· 243, 264
PM ·········· 53, 135, 332
PMR ·········· 22, 29, 47, 191, 330
PPP ·········· 102
Prayer's sign ·········· 155
PsA ·········· 133
PTI ·········· 115, 212
puffy finger ·········· 243
punched out ·········· 106
purpura ·········· 254
pustulotic arthro-osteitis ·········· 102

R

RA ·········· 21, 26, 34, 42, 264, 305
Ray pattern ·········· 45
ReA ·········· 133, 223

410　すべての臨床医が知っておきたいリウマチ・膠原病の診かた

RF ································· 66
rheumatic diseases ········· 15
Row pattern ·················· 43
RP ·························· 56, 137
RS3PE ····· 39, 40, 47, 125, 145

S

SAPHO 症候群 ······· 102, 134
Schober テスト ············· 163
scleroderma ················· 243
sclerodactyly ··············· 243
septal panniculitis ········· 249
shoulder and hip girdle pain
···························· 39, 61
SLE ····· 53, 135, 225, 237, 264,
294, 304
SpA ············· 22, 28, 36, 222
Speckled ····················· 73
SS ························· 53, 135
SSc ························ 53, 135
STIR 像 ····················· 124
straight leg raising test ··· 164
subacute onset ·············· 29
subchondral bone cyst ····· 94
subchondral bone sclerosis
····························· 93
symmetrical polyarthritis
····························· 45
syndesmophyte ············· 99
systemic autoimmune dis-
eases ······················ 16

T

TA ····························· 59
telangiectasia ········· 243, 319
TNF ··························· 97
TNF 阻害薬 ··· 351, 354, 355, 359
tsDMARDs ·················· 345
T-spot ······················ 251
TTP ·························· 256

Tzanck テスト ··············· 295

U〜Z

UIP ··························· 311
undifferentiated peripheral
SpA ························ 132
uSpA ························ 134
vasculopathy ··············· 241
VEXAS 症候群 ···· 58, 137, 287
Viral ···················· 30, 46
whiskering ·················· 98
X 線 ·························· 86
Z deformity ················· 150

和　文

あ

悪性関節リウマチ ··········· 264
悪性腫瘍 ···················· 297
朝のこわばり ················· 34
アダリムマブ
············ 351, 354, 356, 359, 362
アナフィラクトイド紫斑 ····· 258
アニフロルマブ ·············· 364
アバタセプト ·········· 352, 362
アフタ性口内炎 ·············· 291
アプレミラスト ········ 357, 360
アロマターゼ阻害薬誘導関節炎
···························· 146

い・う

イキセキヌマブ ·············· 354
異所性石灰化 ················ 105
陰部潰瘍 ····················· 56
インフリキシマブ
················ 351, 354, 356, 359
ウイルス感染症 ·············· 195
ウイルス性関節炎 ······· 46, 141

ウステキヌマブ ·············· 355
ウパダシチニブ ········ 352, 357

え・お

壊死性血管炎 ················ 256
エタネルセプト ········ 351, 362
炎症性関節炎 ··········· 33, 128
炎症性腸炎 ··················· 52
炎症性腸疾患 ················ 248
炎症性腸疾患関連関節炎 ····· 133
炎症性腰背部痛 ········ 132, 218
炎症反応 ····················· 78
オーバーラップ症候群 ········ 334
オゾラリズマブ ·············· 351

か

潰瘍瘢痕 ·············· 243, 264
顎跛行 ······················· 61
隔壁性脂肪織炎 ·············· 249
下肢伸展挙上テスト ·········· 164
鵞足滑液包炎 ················ 167
家族性地中海熱 ····· 56, 137, 305
滑液包炎 ·············· 116, 143
滑膜炎 ················ 122, 130
カナキヌマブ ················ 361
化膿性関節炎
················ 48, 128, 141, 181
ガマ腫 ······················ 297
川崎病 ······················· 59
間質性肺炎 ············· 308, 333
肝障害 ······················· 62
関節液 ······················ 127
関節エコー ···· 109, 184, 191, 204
関節炎 ······················· 20
関節外症状 ··················· 50
間接蛍光抗体法 ··············· 72
関節リウマチ
··········· 15, 21, 26, 34, 42, 264
関節裂隙狭小化 ····· 89, 93, 131

乾癬 ························· 51, 150
乾癬性関節炎 ······· 133, 212
感染性関節炎 ········· 23, 30

き

器質化肺炎 ····················· 311
偽痛風 ················· 106, 199
急性間質性腎炎 ············· 338
急性多関節炎
··········· 26, 191, 195, 198, 204
急性単関節炎
··············· 26, 178, 181, 184
キュットナー腫瘍 ··········· 299
胸鎖関節炎 ····················· 218
胸水 ····························· 304
強直 ······························· 92
強直性脊椎炎 ·········· 132, 292
強皮症 ··············· 15, 53, 243
胸膜 ····························· 303
強膜炎 ················· 50, 275
棘下筋 ························· 159
棘上筋 ························· 159
虚血性視神経症 ······· 279, 280
巨細胞性動脈炎
················· 59, 139, 236, 280
筋逸脱酵素 ····················· 334
筋腱炎 ························· 116
筋力低下 ····················· 330

く

グセルクマブ ·········· 355, 356
屈曲拘縮 ························· 38
クリオグロブリン血管炎
················· 139, 259
クリオグロブリン血症 ······ 324
クリオピリン周期性症候群 ··· 287
グレースケール ··············· 110

け

血管炎症候群 ··· 22, 53, 263, 330

結合組織疾患
··············· 15, 22, 28, 38, 46
血小板減少 ····················· 195
血小板減少性紫斑病 ········· 256
結晶誘発性関節炎
················· 22, 30, 48, 178, 199
結節性紅斑 ········· 52, 56, 247
結節性紅斑様皮疹 ··········· 250
結節性多発動脈炎 ··· 15, 59, 139
血栓性血小板減少症 ········· 256
結膜下出血 ····················· 271
血流感染 ····················· 182
腱周囲炎症 ·········· 113, 123
腱鞘滑膜炎 ··················· 116
顕微鏡的多発血管炎 ··· 77, 138

こ

抗CCP抗体 ············· 66, 69
抗CD20抗体 ·········· 364, 366
抗MDA-5抗体陽性 ··· 264, 314
抗Mi-2抗体 ················· 334
抗TIF1-γ抗体 ··········· 334
抗核抗体 ····················· 72
抗核抗体関連膠原病 ········· 22
抗菌薬 ························· 204
膠原病関連の間質性肺疾患
························· 308
虹彩毛様体炎 ·········· 51, 219
好酸球性筋膜炎 ··········· 329
好酸球性多発血管炎性肉芽腫症
························· 77, 138
抗体製剤 ····················· 345
更年期関節症 ··············· 146
紅斑 ························· 62
後部虚血性視神経症 ········· 279
絞扼性神経障害 ··········· 144
抗リン脂質抗体症候群 ······ 264
高齢発症関節リウマチ
··············· 47, 188, 191
骨棘 ············· 95, 112, 131

骨髄浮腫 ····················· 121
骨性腫脹 ····················· 131
ゴットロン徴候 ··············· 264
骨びらん ········· 87, 111, 122
ゴリムマブ ··················· 351
ゴルフ肘 ·········· 143, 157
混合性結合組織病 ··· 136, 243

さ

細菌感染 ····················· 229
再発性アフタ性口内炎 ·· 56, 291
再発性多発軟骨炎 ····· 56, 137
サリルマブ ··················· 351
サルコイドーシス
··············· 147, 248, 269, 297

し

シェーグレン症候群
················· 53, 135, 297
シェーンライン・ヘノッホ紫斑病
························· 258
糸球体腎炎 ·········· 81, 337
自己炎症 ····················· 22
自己炎症症候群 ··········· 294
自己炎症性疾患 ······· 17, 53
自己抗体 ····················· 65
自己免疫疾患 ··············· 17
自己免疫性溶血性貧血 ····· 81
指趾炎 ········ 36, 124, 212, 218
指先潰瘍 ····················· 243
膝蓋骨前滑液包炎 ··········· 167
疾患活動性 ··················· 67
疾患特異性 ··················· 66
紫斑 ··········· 62, 254, 262
脂肪抑制T2強調画像 ······ 121
ジャクー関節症 ······· 38, 104
尺側手根伸筋腱 ··········· 110
若年性特発性関節炎 ········· 58
手関節 ·············· 43, 153
手根管症候群 ··············· 144

412　すべての臨床医が知っておきたいリウマチ・膠原病の診かた

INDEX

手指腫脹	243
小血管炎	59
掌蹠膿疱症	102
掌蹠膿疱症性骨関節炎	102, 134
漿膜炎	225, 303
小葉性脂肪織炎	249
上腕骨外側上顆炎	143, 157
上腕骨内側上顆炎	143, 157
上腕二頭筋	116
初期 RA	46
視力障害	61
心外膜	303
針筋電図	334
深在性ループス	250
滲出性	304
靱帯骨化	98
靱帯骨棘	99

す・せ

頭痛	61, 194
スパーリングテスト	164
すりガラス様の軟部陰影	106
スワンネック変形	150
成人スチル病	56, 136, 237
生物学的製剤	228, 345
脊椎関節炎	22, 28, 36, 45, 222, 294
セクキヌマブ	354, 356
赤血球円柱	338
セルトリズマブ・ペゴル	351, 354
線維筋痛症	148, 157
線維性腫脹	299
全身消耗症状	215
全身性エリテマトーデス	15, 53, 135, 225, 264, 294
全身性強皮症	135
全身性自己免疫疾患	16, 53
前部虚血性視神経症	279

そ

造影 MRI	120
爪郭毛細血管異常	241
臓器特異的自己免疫疾患	16
爪周囲紅斑	242
爪上皮出血点	242
ソーセージ様手指腫脹	38
続発性結節性紅斑	248
側弯	163

た

大関節	191
大血管炎	59
体軸性脊椎関節炎	219
対称性多関節炎	45
大腿骨頚部骨折	185
大動脈弁閉鎖不全症	52
唾液腺腫脹	297
高安動脈炎	59, 139, 237
多発血管炎性肉芽腫症	77, 138
多発性筋炎	15, 53, 135
多発性単神経炎	324

ち・つ

中間型紫斑	254
中血管炎	59
中耳炎	285
腸脛靱帯炎	168
通常型間質性肺炎	311
痛風	106, 179
痛風結節	61, 157
低分子分子標的治療薬	345

て・と

テニス肘	143, 157
デュピュイトラン拘縮	154
デング熱	195
点状紫斑	254

点状出血	196
動脈炎性前部虚血性視神経症	279
特発性結節性紅斑	247
特発性肺線維症	309
ドケルバン病	153
トシリズマブ	351, 360, 362
トファシチニブ	352

な 行

軟骨下骨硬化像	93, 131
軟骨下骨囊胞	94
軟骨石灰化像	106
軟骨の菲薄化	112
尿検査	337
尿酸結晶	106, 128
尿蛋白	226, 337
抜き打ち様の骨破壊像	106
粘液貯留囊胞	297

は

肺高血圧症	318
バザン硬結性紅斑	250
播種性血管内凝固症候群	256
花筵様線維化	299
バリシチニブ	352
バルジテスト	169
バロットメントテスト	169
パワードップラー	110
斑状丘疹状発疹	196
斑状紫斑	254
斑状出血	196
反応性関節炎	52, 133

ひ

非炎症性関節炎	33, 128
非結核性抗酸菌症	229
非対称性少関節炎	45
肥大性骨関節症	144

索引　413

非動脈炎性前部虚血性視神経症 ……… 280

非特異性間質性肺炎 ……… 311

皮膚潰瘍 ……… 262

皮膚筋炎 ……… 15, 53, 135, 145, 264

皮膚クローン病 ……… 250

皮膚硬化 ……… 243

皮膚サルコイド ……… 250

びまん性肺胞障害 ……… 311

ビメキズマブ ……… 354

日和見感染症 ……… 229

ピロリン酸カルシウム結晶 ……… 128

ふ

フィブリノイド変性 ……… 15

フィルゴチニブ ……… 352

封入体筋炎 ……… 334

腹水 ……… 304

副鼻腔炎 ……… 285

腹膜 ……… 303

付着部炎 ……… 52, 113, 123, 132, 212

ぶどう膜炎 ……… 56, 219, 273

不明熱 ……… 233

ブロダルマブ ……… 354

閉塞性静脈炎 ……… 299

へ・ほ

ベーカー囊胞 ……… 168

ベーチェット病 ……… 55, 136, 237, 248, 269, 293

ペフィシチニブ ……… 352

ベリムマブ ……… 364

辺縁部侵食 ……… 87

変形性関節症 ……… 21, 27, 35, 43, 210

変形赤血球 ……… 338

偏光顕微鏡 ……… 199, 204

変性壊死 ……… 229

蜂窩織炎 ……… 203

傍関節骨粗鬆症 ……… 86

補体 ……… 80, 81

ボタン穴変形 ……… 150

ま行

マックマレーテスト ……… 169

末梢神経障害 ……… 323

マトリックスメタロプロテイナーゼ-3 ……… 79

慢性硬化性唾液腺炎 ……… 299

慢性多関節炎 ……… 26, 187, 208, 212, 215, 222, 225

慢性単関節炎 ……… 26, 187, 228

ミクリッツ病 ……… 299

未分類末梢性SpA ……… 134

無筋症性間質性肺炎 ……… 264

メカニカルストレス ……… 19

メポリズマブ ……… 371

免疫介在性壊死性ミオパチー ……… 333

毛細血管拡張 ……… 243, 319

や・ゆ・よ

薬剤誘発性関節炎 ……… 146

有痛弧徴候 ……… 161

溶血性貧血 ……… 62

溶血性連鎖球菌 ……… 247

腰椎椎間板ヘルニア ……… 165

ら行

ライム病 ……… 196

ランナー膝 ……… 168

リウマチ性疾患 ……… 15

リウマチ性多発筋痛症 ……… 22, 29, 47, 191, 329

リウマチ熱 ……… 15

リウマトイド因子 ……… 66

リウマトイド血管炎 ……… 259, 264, 305

リウマトイド結節 ……… 50, 157

リサンキズマブ ……… 355

リツキシマブ ……… 364, 366, 367

リマトイド因子 ……… 16

淋菌性関節炎 ……… 63

リンパ節腫脹 ……… 62

ループス腎炎 ……… 307, 340

レイノー現象 ……… 202, 225, 240

労作時呼吸困難 ……… 320

漏出性 ……… 304

肋骨横隔膜角 ……… 307

わ

ワクチン誘発性関節炎 ……… 146

◆ 著者プロフィール

橋本　求（Motomu Hashimoto）
大阪公立大学大学院医学研究科膠原病内科学

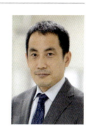

　2000年京都大学医学部卒業．京都大学医学部附属病院・内科研修医，国立京都病院（現・京都医療センター）総合内科レジデントを経て，2004年京都大学大学院医学研究科・臨床免疫学講座（三森経世教授）に入局．大学院でリウマチ膠原病の研鑽を積むとともに基礎研究にも従事．2008年大阪大学免疫学フロンティア研究センター（坂口志文教授）特任研究員．2011年京都大学大学院医学研究科リウマチ性疾患制御学講座・特定助教．京都大学リウマチセンターの立ち上げに携わる．2020年同リウマチ性疾患先進医療学講座・特定講師．2021年大阪市立大学大学院医学研究科膠原病内科学・教授．関西では3番目となるリウマチ膠原病の単科講座の立ち上げに携わる．2022年より現職（大阪市立大学と府立大学の合併に伴い名称変更）．日本リウマチ専門医・指導医・評議員．日本リウマチ学会J-STAR（Japanese Scientists to Advance Rheumatology）委員会・委員長．一般社団法人ANSWER（Kansai consortium for well-being of rheumatic disease patients）コホートコンソーシアム・代表理事．

　最近，なぜ自己免疫疾患が生まれたのかについて人類史の観点から考察した一般書「遺伝子が語る免疫学夜話」（晶文社）を執筆しました．マラリアやペスト，コウモリやツェツェバエ，農耕革命に産業革命など，文理横断的なおもしろいトピックを含んでいますので，ご興味がありましたらぜひご覧ください．

神野定男（Sadao Jinno）
Queens Medical Center, University of Hawaii Department of Medicine

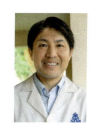

　2002年に神戸大学医学部卒業後，神戸大学附属病院，在沖縄米国海軍病院での研修を経てアメリカ医師免許を取得後，2005年に渡米．ハワイ大学内科レジデント，ケース・ウェスタン・リザーブ大学病院感染症内科フェロー，ボストン大学病院リウマチ膠原病内科フェローを経て，ボストン大学リウマチ膠原病内科にてスタッフ医師，指導医．その後，2017年に帰国し，リウマチ専門医として大同クリニック，神戸大学，済生会中津病院などで診療．2022年よりハワイ大学アシスタントプロフェッサー，Queens Medical Centerリウマチ膠原病内科．神戸大学膠原病リウマチ内科・非常勤講師．大阪公立大学膠原病内科学・非常勤講師．

　日本リウマチ学会リウマチ専門医，米国リウマチ膠原病内科専門医．米国関節エコー専門医．米国感染症内科専門医，米国内科専門医．ハーバード大学公衆衛生大学院臨床疫学修士修了．

　趣味：旅行，テニス

すべての臨床医が知っておきたい
リウマチ・膠原病の診かた
これならわかる！主要徴候から導く鑑別診断のポイント

2024年11月1日　第1刷発行	著　者	橋本　求，神野定男
	発行人	一戸裕子
	発行所	株式会社　羊　土　社
		〒101-0052 東京都千代田区神田小川町2-5-1 TEL 03 (5282) 1211 FAX 03 (5282) 1212 E-mail eigyo@yodosha.co.jp URL www.yodosha.co.jp/
ⓒ YODOSHA CO., LTD. 2024 Printed in Japan	表紙立体イラスト	Kamihasami
ISBN978-4-7581-2419-5	印刷所	日経印刷株式会社

本書に掲載する著作物の複製権，上映権，譲渡権，公衆送信権（送信可能化権を含む）は（株）羊土社が保有します．
本書を無断で複製する行為（コピー，スキャン，デジタルデータ化など）は，著作権法上での限られた例外（「私的使用のための複製」など）を除き禁じられています．研究活動，診療を含み業務上使用する目的で上記の行為を行うことは大学，病院，企業などにおける内部的な利用であっても，私的使用には該当せず，違法です．また私的使用のためであっても，代行業者等の第三者に依頼して上記の行為を行うことは違法となります．

[JCOPY] ＜（社）出版者著作権管理機構 委託出版物＞
本書の無断複写は著作権法上での例外を除き禁じられています．複写される場合は，そのつど事前に，（社）出版者著作権管理機構（TEL 03-5244-5088，FAX 03-5244-5089，e-mail：info@jcopy.or.jp）の許諾を得てください．

乱丁，落丁，印刷の不具合はお取り替えいたします．小社までご連絡ください．